MÁS PATATAS

y menos prozac

La alimentación como clave para mejorar
nuestro estado de ánimo y superar
la adicción al azúcar.

Las recomendaciones que se ofrecen en este libro no tienen la intención de reemplazar o entrar en conflicto con el consejo que te haya dado tu médico u otro profesional de la salud. Si tienes algún problema de salud o psicológico preexistente, o si estás tomando medicamentos, debes consultar con tu médico antes de poner en práctica los consejos y procedimientos contenidos en este libro. El hecho de proceder según los consejos alimentarios que se ofrecen en esta obra puede afectar el efecto de ciertos tipos de medicamentos; cualquier modificación de las dosis debe efectuarse de acuerdo con el médico que los recetó.

Título original: POTATOES NOT PROZAC: Simple Solutions for Sugar Addiction
Traducido del inglés por Francesc Prims Terradas
Diseño de portada: Editorial Sirio, S.A.
Maquetación de interior: Toñi F. Castellón

www.editorialsirio.com
sirio@editorialsirio.com

I.S.B.N.: 978-84-18531-04-0
Depósito Legal: MA-1496-2020

Impreso en Imagraf Impresores, S. A.
c/ Nabucco, 14 D - Pol. Alameda
29006 - Málaga

Impreso en España

Puedes seguirnos en Facebook, Twitter, YouTube e Instagram.

Dra. **Kathleen**
DesMaisons

MÁS PATATAS

y menos prozac

La alimentación como clave para mejorar nuestro estado de ánimo y superar la adicción al azúcar.

EDITORIAL
SIRIO

Más patatas y menos Prozac está dedicado a las incontables personas cuyo enorme afán por sanar nos conduce a todos nosotros a profundizar en la búsqueda de una solución capaz de cambiarles la vida.

AGRADECIMIENTOS

La idea de este libro comenzó hace muchos años con un grupo de hombres y mujeres que, en el norte de California, participaron en un programa de tratamiento para conductores ebrios tras no haber obtenido resultados con su participación en otros programas. Lo habían intentado todo, se sentían muy mal y estaban dispuestos a abordar su curación de una manera nueva. Su búsqueda de recuperación me llevó a la mía. El viaje que compartimos fue el inicio de lo sucedido durante los más de veinte años transcurridos desde que *Potatoes Not Prozac* se publicó por primera vez.*

Cuando vio la luz la primera edición, me propuse crear una comunidad de curación en línea para facilitar que personas de todo el mundo compartieran sus experiencias entre sí. Diez años después, había leído más de medio millón de cartas y correos electrónicos llegados de todas partes. Ahora, veinte años más tarde, esta cantidad se aproxima al millón, ya que el poder de los pasos originales sigue cambiando la vida de la gente. Muchos de los que empezaron con el programa por aquel entonces siguen por aquí, presentes y ayudando a otras personas.

* El volumen que tienes en tus manos es la traducción de la edición revisada y actualizada del libro original (N. del T.).

Y lo que es aún más importante, la curación continúa. Carolyn Reidy, de Simon & Schuster, tuvo la visión desde el inicio de esta, y su disposición a crecer con ella es un regalo para todos. Mi nueva editora, Emily Graff, puso el corazón en el desarrollo de esta nueva edición (en inglés), que muestra lo lejos que podemos llegar con el paso 7 todos los que creemos que la comida es un recurso sanador.

Un *golden retriever* en proceso de entrenamiento aún yace a mis pies por la mañana mientras vuestras voces se entrelazan como palabras escritas. El diálogo continúa y la sabiduría ha aumentado. Mi gratitud es extensa y profunda.

ÍNDICE

PRÓLOGO

Aunque pensamos que el azúcar es un alimento, en realidad es una droga, una sustancia externa que actúa, en el cerebro y el resto del cuerpo, sobre los receptores celulares diseñados para recibir una sustancia química interna llamada glucosa. Dado que la glucosa suele ser el único combustible que el cerebro puede usar y es fundamental para la claridad mental, los estados de ánimo y la liberación controlada de energía en el organismo, me asombra la generosidad con la que ponemos su sustituto inferior, el azúcar, en todo, desde la comida que va a ser el desayuno de nuestros hijos hasta el kétchup. Si se quisiera introducir el azúcar en el mercado en la actualidad, probablemente sería difícil que superara los requisitos establecidos por la Administración de Medicamentos y Alimentos estadounidense (FDA, por sus siglas en inglés).

Al igual que muchas drogas que actúan a través de receptores, el azúcar tiene un efecto paradójico caracterizado por dos fenómenos. En primer lugar, cuanta más droga se ingiere, menos producen el cerebro y el resto del cuerpo el análogo interno de esa droga. En segundo lugar, los receptores del azúcar o de cualquier otra droga se vuelven menos sensibles, y a veces disminuyen en número, como protección contra esa sustancia que los bombardea. Es fácil que nos volvamos físicamente dependientes del azúcar exógeno para estimular el estado de ánimo, pero nuestro hábito ahora nos induce depresión en lugar de bienestar y nos produce agotamiento y ansiedad en lugar de proporcionarnos una explosión de energía. Hace tiempo que sospecho que el aumento de la depresión clínica en nuestra sociedad está relacionado con el incremento del consumo de azúcar.

Por tanto, experimenté una gran emoción cuando conocí los esfuerzos de Kathleen DesMaisons para desarrollar una hipótesis de trabajo sobre la sensibilidad al azúcar y su papel en el comportamiento adictivo. He estado al tanto de su trabajo durante muchos años. Su visión, su calidez personal y su compromiso apasionado con la búsqueda de respuestas siempre me han conmovido. Ahora, con *Más patatas y menos Prozac*, traslada su visión a una guía concreta y específica que lleva sus habilidades clínicas a un público más amplio.

La doctora DesMaisons tiene un don único para tomar ideas muy complejas y hacerlas accesibles para las personas normales que intentan sentirse mejor. Su tesis es persuasiva. Su combinación de experiencia clínica, honestidad personal y curiosidad científica ha aportado verdaderos beneficios a sus pacientes. Si bien los casos siguen siendo anecdóticos desde una perspectiva científica, son potentes. Como sugiere la doctora DesMaisons, algo está sucediendo en la relación entre la alimentación y el comportamiento, algo que está más allá de lo que las investigaciones científicas ya han demostrado sobre la relación entre la bioquímica y el estado de ánimo.

Como científica, nunca podría considerar que el tamaño de la bolsa para los dulces de Halloween que llevaba de niña pudiese tener algún significado. Pero como mujer que ha lidiado con algunos de los problemas de los que habla la doctora DesMaisons, no descartaría sus ideas con tanta rapidez. A veces, la ciencia se ve impulsada por pioneros que organizan los estudios de nuevas maneras y hacen preguntas desde perspectivas inesperadas. Los aspectos científicos se pondrán a prueba en el laboratorio, pero el impacto diario de *Más patatas y menos Prozac* se comprobará en los corazones y los cuerpos de aquellos que responden al perfil que la doctora DesMaisons ha descrito tan bien.

Los alimentos pueden actuar como drogas, y debemos ser conscientes de cómo nuestros estados de ánimo y nuestra fisiología –mental y física– están tan inextricablemente entrelazados que lo que comemos y cómo lo comemos puede tener un enorme impacto en nuestra vida. Recomiendo encarecidamente *Más patatas y menos Prozac*, pues creo que contiene información novedosa e importante para todos, desde el nutricionista más perfeccionista hasta el individuo de a pie que está comenzando a darse cuenta de que lo que comemos y la forma en que comemos ayuda a explicar por qué nos sentimos como nos sentimos.

Candace B. Pert (1946-2013)
Autora de *Molecules of Emotion: Why You Feel the Way You Feel* [Moléculas de la emoción: por qué te sientes como te sientes].
C. B. Pert fue neurocientífica y farmacóloga, profesora de investigación del Departamento de Fisiología y Biofísica del Centro Médico de la Universidad de Georgetown

INTRODUCCIÓN

Antes que nada, permíteme ponerte en antecedentes en cuanto a mi programa destinado a curar la sensibilidad al azúcar. A la hora de decidir si confiar o no en un programa terapéutico, es útil conocer el contexto. ¿Cómo puedes saber si este programa funciona? La ciencia, así como veinte años de experiencia directa, tienen la respuesta. Es un programa fiable, maduro y probado, y funciona como ningún otro.

La ciencia

La ciencia es una herramienta emocionante y valiosa para ayudarte a comprender el cuerpo humano. Miles de hombres y mujeres trabajan en laboratorios de todo el mundo para responder preguntas sobre cómo funciona. Cada conjunto de experimentos requiere una cuidadosa reflexión, ya que los científicos deben diseñar estudios para evaluar claramente las hipótesis y elaborar respuestas fiables. Cada vez que se publica un resultado en una revista profesional se añade una pequeña pieza al puzle de la historia que explica cómo funciona tu cuerpo.

El punto fuerte de este proceso reside en las pruebas rigurosas y el diálogo científico que tienen lugar a lo largo del tiempo. Sin embargo, una de las limitaciones que presenta es que se basa en datos más que en personas reales que viven vidas complejas y desordenadas. Los científicos a menudo examinan un solo aspecto en cada ocasión, mientras que los médicos que atienden a pacientes trabajan con el «caos» de la vida cotidiana.

Cuando inicié este programa, estaba dedicada al ejercicio práctico de la medicina en el terreno de la adicción. Puse años de escucha sobre la mesa. Había trabajado en los campos de la salud mental, la nutrición y las políticas públicas. Había puesto en marcha y administrado un centro de tratamiento para las adicciones y había trabajado con varios miles de pacientes.

Luego, empecé a investigar los aspectos científicos que hay detrás de la adicción al azúcar. Fue todo un proceso.

Mi formación no era tradicional; era interdisciplinaria. En lugar de entrar en un campo, quería crear uno. En lugar de limitar mi trabajo académico a responder una pregunta, quería encontrar la respuesta a varias. Abordé la literatura científica desde una perspectiva no ortodoxa y comencé a leer la que se publicaba en varios campos: las adicciones, la psicología, la nutrición y la neurociencia. Aquí están los hechos que reuní y sobre los que comencé a escribir en la primera edición de este libro:

- El cerebro de los alcohólicos es diferente de otros cerebros. Esta configuración especial se hereda.
- Hay personas que son sensibles a los carbohidratos y pasan a tener más azúcar en sangre de lo normal al comerlos.
- Cuando es necesario, el cerebro libera opioides, y estos pueden afectar a nuestras elecciones alimentarias.
- El azúcar actúa como una droga opioide (como la morfina y la heroína) en el cerebro.
- Los tipos de alimentos que comemos y el momento en que los comemos pueden influir en nuestro estado de ánimo.

En 1996 todos estos hechos ya habían sido establecidos por la literatura científica, pero la naturaleza misma de la investigación científica, que analiza un solo aspecto en cada ocasión, implicaba que quienes realizaban los estudios sobre el alcohol no miraban los hallazgos obtenidos en el campo de la nutrición, y que quienes investigaban sobre nutrición no atendían a las cuestiones genéticas. Nadie había dado el salto de considerar que el azúcar era *la* droga de entrada para otras sustancias adictivas.

Debido a que mi experiencia clínica se basaba en escuchar las historias de los pacientes sobre sus vidas complejas y desordenadas, que no se podían dividir claramente en categorías científicas separadas, pude concebir una teoría que tuviese en cuenta todas las disciplinas relevantes. Mi hipótesis de trabajo era esta:

- Existe una afección bioquímica hereditaria llamada *sensibilidad al azúcar* que tiene unos efectos predecibles y específicos sobre el cerebro y el comportamiento de la persona. Qué alimentos come un individuo sensible al azúcar y cuándo los come lo afecta profundamente.
- El azúcar tiene, en el cuerpo humano, el mismo efecto analgésico y euforizante que los medicamentos opioides. Estos efectos farmacológicos del azúcar son mayores en las personas sensibles al azúcar. La adicción al azúcar, como la adicción a las drogas, es real y puede abrir la puerta a otras adicciones.
- Cambiar lo que come una persona sensible al azúcar y cuándo lo come puede tener un gran efecto en su bienestar y su comportamiento.

Usando este modelo de trabajo, escribí *Potatoes Not Prozac*, cuyo tema, a pesar del título, era el tratamiento de la adicción al azúcar y curar la sensibilidad al azúcar. Desde la primera edición del libro en inglés, en 1998, han cambiado muchas cosas. La ciencia continuó haciendo preguntas y encontrando respuestas. A principios del año 2000, Bartley G. Hoebel, investigador jefe en la Universidad de Princeton, se enteró de la hipótesis que yo había desarrollado sobre la sensibilidad al azúcar y decidió ponerla a prueba en su laboratorio. En 2002, Carlo Colantuoni, alumno universitario de Hoebel, publicó un artículo en el que confirmaba que un conjunto de ratas se habían vuelto adictas al azúcar. Lo tituló «Pruebas de que la ingesta intermitente y excesiva de azúcar causa dependencia endógena respecto de los opioides». Al año siguiente, Nicole Avena, una de las alumnas de Hoebel recién licenciadas, empezó su carrera profesional centrándose en la adicción al azúcar. Desde entonces ha publicado más de setenta artículos sobre el tema y está a la vanguardia del planteamiento de preguntas clave sobre neurociencia nutricional.

Y se siguieron realizando estudios. En 2005, Cyrilla Wideman, profesora de la Universidad John Carroll, publicó los resultados de un estudio que demostraban que los efectos de la adicción al azúcar, su abstinencia y su recaída son similares a la adicción a las drogas, su abstinencia y su recaída. (El artículo se tituló «Implicaciones en la salud humana de un modelo animal de adicción al azúcar, abstinencia y recaída»). Actualmente no solo se usa la denominación *adicción al azúcar* en revistas científicas revisadas por pares, sino que se usa sin problema con los humanos. Una revisión actual de la literatura habla de la adicción al azúcar como un hecho conocido en las investigaciones realizadas con animales y humanos; además, explora el impacto de la adicción al azúcar en el comportamiento.

En 2015, los científicos mapearon las variaciones genéticas en los receptores opioides *mu* y su relación con la adicción a la heroína. Resulta que la heroína y el azúcar afectan a los mismos neurotransmisores.

El azúcar afecta al sistema opioide endógeno, los analgésicos propios del cerebro que mencioné en la primera edición de este libro. Candace Pert, la mujer que identificó por primera vez esos receptores, escribe en el prólogo de esta obra: «El impacto diario de *Más patatas y menos Prozac* se comprobará en los corazones y los cuerpos de aquellos que responden al perfil que la doctora DesMaisons ha descrito tan bien». Acuñé la denominación *sensibilidad al azúcar* en la primera edición de este libro para referirme a los humanos que son especialmente sensibles a los efectos del azúcar. Esta sustancia es una droga, y para quienes son sensibles a ella, la adicción al azúcar puede ser mortal.

Mientras la ciencia se ponía al día, la primera edición ofreció a sus lectores una forma de comprender lo que estaba sucediendo en su cuerpo sensible al azúcar y una manera de curarse a sí mismos. La gente encontró el libro y empezó a conectar conmigo y entre sí a través de mi sitio web Radiant Recovery® ('recuperación radiante'). El gran éxito que había visto con los alcohólicos en mi clínica lo estaba viendo ahora con adictos al azúcar, individuos que comían compulsivamente, personas que padecían el efecto yoyó al hacer dieta o pacientes con trastornos alimentarios, que sufrían depresión o que habían recibido muchos otros diagnósticos. Todos ellos se sintieron enormemente aliviados al descubrir que su adicción al azúcar era real, que no eran solo «golosos». Igual que ocurrió cuando Alcohólicos Anónimos redefinió el alcoholismo como una enfermedad, cuando expliqué que la adicción al azúcar es causada por un desequilibrio químico, y no tiene nada que ver con un defecto del carácter, los individuos sensibles al azúcar quedaron repentinamente libres de la condena social (y la autocondena). Pero los aspectos científicos solamente eran una parte de la historia.

La experiencia

La experiencia de las personas que han seguido mi programa ha demostrado que la adicción al azúcar no es solo un problema de nutrición, también tiene un impacto profundo en el comportamiento. Los siete pasos del programa no inciden tan solo en el cambio de dieta (como comer suficientes proteínas en cada comida), sino que implican participar en un *proceso* que convierte los comportamientos adictivos en habilidades de recuperación. Al seguir el programa curarás tu cerebro desequilibrado, sensible al azúcar, y lograrás más, mucho más que esto: sanarás tu comportamiento adictivo y empezarás a manifestar una recuperación radiante.

Nacer sensible al azúcar significa estar «chiflado» desde una edad temprana. Ya en la niñez puede ser que te muestres malhumorado, impulsivo, callado, retraído, terco, dramático o reactivo. Al mantenerse una alimentación inapropiada, estas respuestas tempranas se establecen como patrones de comportamiento. La gente piensa que eso es tu personalidad. Tú te lo crees, y a medida que te vas haciendo mayor, estos comportamientos van incluyendo también el pensamiento en términos de todo o nada, el ensimismamiento, la grandiosidad, la impotencia y un profundo sentimiento de inferioridad, a pesar de las apariencias externas. Desarrollas la dicotomía del doctor Jekyll y el señor Hyde de la que hablaré en el capítulo uno.

Seguir los pasos que se exponen en *Más patatas y menos Prozac* lentamente, en orden y como se describe, significa seguir un proceso que propicia el cambio de comportamiento y la curación bioquímica. Este es el camino hacia la recuperación. Aprenderás a escucharte a ti mismo y escuchar a los demás. Aprenderás a esperar, a tener paciencia, a planificar y a ir despacio, todo lo cual es posible que te resulte odioso ahora mismo. Aprenderás a ver las consecuencias de tus elecciones; podrás ver la conexión que hay entre lo que comes y lo que sientes. Aprenderás a pedir ayuda y a dejar que otros te guíen. Saldrás del aislamiento y descubrirás que no eres el único que tiene este problema, y que el cambio es posible. Lo que pensabas que era tu personalidad no es quien eres en absoluto. Era el resultado de tu funcionamiento bioquímico sensible al azúcar, tu desequilibrio orgánico y la forma que tenías de comer.

Cada uno de los siete pasos se basa en el anterior. El proceso es gradual. Nunca se te da más de lo que puedes hacer. A medida que trabajas con los pasos, el proceso te cura. Tu «personalidad» cambia. Disfrutarás de ser alguien inteligente, intuitivo, compasivo, tenaz, divertido, reflexivo y muy muy hábil. Te gustarás mucho a ti mismo. Y sin contrapartes negativas. Tu vida será cada vez mejor, simplemente.

Lo maravilloso es que no tienes que trabajar en todos estos aspectos del comportamiento uno por uno. No tienes que dominar tu nivel de azúcar en sangre, tu serotonina y tu betaendorfina; solamente debes «hacer la comida». Cuando «haces la comida», tu cuerpo se encarga del resto. En la primera edición original del libro, el paso 7 se presentaba como una «promesa»; ahora, es una realidad documentada. Lo que comenzó siendo una creencia intuitiva acerca de lo que podría aportar la recuperación ahora está totalmente demostrado por los años de experiencia que atesoran los miembros de la comunidad. «Hicieron la comida», permanecieron en contacto y no dejaron de hablar sobre cómo cambió su vida.

Originalmente, definimos el paso 7 como «crear una nueva vida». Hemos aprendido que la trayectoria de desarrollo sigue expandiéndose. Curamos la vieja y profunda vergüenza, así como viejas heridas y traumas. Aprendimos a vivir con alegría y a jugar. Lo que consideramos que era nuestro defecto más grande, nuestra adicción al azúcar incontrolada, se convirtió en la inspiración que ahora nos permite regirnos por nuestros puntos fuertes.

Esta edición (tercera en inglés, primera en castellano) contiene unas recomendaciones más específicas, y se ha ampliado para reflejar otros diez años de experiencia con personas sensibles al azúcar que «han hecho la comida» y han seguido el programa. Ya no estamos abriendo un nuevo camino: estamos en un camino claramente definido hacia el éxito.

Capítulo I

EL DOCTOR JEKYLL Y EL SEÑOR HYDE

¿Eres consciente de ti mismo, inteligente y sensible a los sentimientos de los demás? ¿Estás comprometido con tu propio crecimiento personal? ¿Te importan mucho las cosas? ¿Te valoran tus amigos y respetan tu opinión? ¿Te va bien en el trabajo? ¿Sueles estar confiado y esperanzado acerca de tu futuro?

Y... ¿ocurre a veces que tu confianza se va y te deja en medio de la duda y la desesperación? ¿Te parece una «locura» que puedas gozar de tanta claridad un día y estar tan desesperado al día siguiente? Y, peor aún, ¿puedes caer de las alturas a las profundidades el mismo día, casi como si hubiera otra persona dentro de ti?

Odias admitirlo, pero puedes ser un individuo malhumorado e impulsivo. Quieres acabar las cosas, pero tu atención se desvía. Pierdes energía y te cansas. Tienes antojos de azúcar y recurres a dulces y tentempiés para volver a ponerte manos a la obra. A veces comes de forma compulsiva. Has subido de peso. Parece que no tienes autodisciplina. A menudo te sientes deprimido y abrumado.

Es posible que hayas consultado con tu médico o que hayas buscado consejo de tu sacerdote o pastor, o de un psicoterapeuta. Probablemente te hayan recetado Prozac o algún otro antidepresivo. Tal vez las cosas mejoraron un poco durante un tiempo. Pero algo sigue yendo mal. Tu vida aún no es como quieres que sea y parece que no puedes encontrar una respuesta efectiva.

Si esta descripción se ajusta a tu caso, quizá seas sensible al azúcar. Es posible que tu organismo responda a los azúcares y ciertos carbohidratos (como el pan, las galletas, los cereales y la pasta) de manera diferente a como lo hace el organismo de otras personas. Esta diferencia, de tipo bioquímico, puede tener un gran efecto en tu estado de ánimo y tu comportamiento. La forma en que te sientes está *fisiológicamente* relacionada con lo que comes... y cuándo lo comes.

Conozcamos la historia de Emily:

> Tenía sobrepeso, estaba deprimida y me sentía exhausta todo el tiempo. Tenía mucho que agradecer en mi vida, pero algo iba mal. ¿Por qué no me sentía mejor conmigo misma? ¿Por qué no podía vencer en mi batalla contra esos nueve kilos de más? ¿Por qué no tenía energía para hacer más en la vida? Estaba muy desanimada.
>
> Bebía varias tazas de café al día, tomaba ositos de gominola como tentempié y comía alimentos saludables como pasta, verduras y frutas. Evitaba las grasas y los postres ricos en calorías. A veces picaba durante todo el día; en otras ocasiones, me saltaba comidas y comía una sola vez al día. Aunque había probado muchas dietas, siempre recuperaba el peso perdido. Empezaba un programa de ejercicio, lo mantenía durante unas semanas, y finalmente dejaba la dieta y también el ejercicio. Aún tenía sobrepeso, y odiaba que esto fuera así. Me sentía una fracasada en esta área de mi vida y me avergonzaba por ello.
>
> A menudo no podía dormir y me invadían sensaciones de ansiedad. A veces mi corazón comenzaba a latir aceleradamente sin ningún

> motivo. Tenía estallidos de llanto o ira repentinos. Probé con ir a terapia, pensando que todo lo que ocurría era que yo «no estaba bien». Pero no fue suficiente.
>
> Entonces fui a mi médica y le conté mi larga lista de problemas. Pareció preocupada y encargó una serie de exámenes. Yo también estaba preocupada. Tal vez se me había adelantado la menopausia; incluso temía que pudiese tener un tumor cerebral. Una semana después me llamó. «Tengo buenas y malas noticias –me dijo–. La buena noticia es que no estás entrando en la menopausia y que tampoco tienes un tumor cerebral. La mala noticia es que no sé lo que está pasando. Los resultados de las pruebas de laboratorio y del examen físico son normales».

Frustrada y deprimida, Emily entró en mi consulta privada, en la que atendía casos de adicciones alimentarias. Me dijo que era una exalcohólica que hacía nueve años que no bebía y que había oído que yo usaba la nutrición para ayudar a las personas que tenían síntomas como los suyos. Tras escuchar su historia y hacerle algunas preguntas sobre sus antecedentes y sus hábitos alimentarios, supe cuál era el problema. Era el mismo que había detectado una y otra vez en mujeres y hombres que entraban por la puerta buscando ayuda para combatir la ingesta compulsiva, el alcoholismo, la drogadicción o el mismo conjunto extraño de síntomas que tenía Emily, síntomas que no habían respondido a otros tratamientos.

Emily no padecía depresión clínica ni estaba sufriendo los efectos de una mala infancia. No tenía una voluntad débil ni era perezosa. Era sensible al azúcar. Había heredado un tipo de química corporal que hacía que fuese más vulnerable que sus amigos a las alteraciones del estado de ánimo de los alimentos dulces y los productos elaborados con harina refinada. Estaba atrapada en un círculo vicioso de altibajos emocionales controlados por sus niveles de azúcar en sangre y su química cerebral. El cuerpo de Emily respondía al azúcar como si fuera una droga.

La sensibilidad al azúcar

La sensibilidad al azúcar te convierte en el doctor Jekyll y el señor Hyde. Es como si dos personas diferentes estuviesen viviendo en el mismo cuerpo. De un momento a otro, la aguda sensibilidad y la apertura del individuo se convierten en mal humor e irritabilidad. La confianza y la creatividad se esfuman y son reemplazadas por la baja autoestima y la desesperanza. La visión en cuanto al futuro se disipa en la frustración derivada de no ser capaz de seguir adelante.

Este pimpón emocional permanece inexplicable si no se entiende la sensibilidad al azúcar. Al igual que Emily, millones de personas que han heredado un cuerpo sensible al azúcar están atrapadas en el dolor de no entender un problema que controla sus vidas. Quienes son sensibles al azúcar parecen saber instintivamente que algo está mal, pero desconocen qué puede ser.

¿Te sientes así? En este caso, tu intuición puede ser acertada. Si eres sensible al azúcar, no eres inherentemente alguien carente de voluntad o autodisciplina. Tu comportamiento refleja una química corporal desequilibrada que has tratado de corregir inconscientemente «automedicándote» con azúcares y carbohidratos simples.

Tu sensibilidad al azúcar es un problema que has heredado. No lo creaste tú. No es culpa tuya. Además, es un problema que se puede resolver. Tengo una respuesta que llevas mucho tiempo buscando. La solución a la sensibilidad al azúcar tiene mucho sentido. Cuando vayas comprendiendo cómo funcionan tus niveles de azúcar en sangre y las sustancias químicas de tu cerebro y cómo interactúan, comenzarás a apreciar el poder de tu propio cuerpo. En lugar de que tu química corporal lleve la voz cantante, empezarás a decidir tu propia vida. Encontrarás una explicación directa al comportamiento con el que has tenido problemas durante tanto tiempo y hallarás una solución basada en darle a tu cuerpo los tipos de alimentos que necesita para mantener tus emociones en equilibrio y tener una buena vida.

Este libro cuenta la historia de la sensibilidad al azúcar y cómo encontrar el brillo derivado de tener la bioquímica corporal equilibrada y al propio servicio.

Ponerle nombre al problema

La historia de la sensibilidad al azúcar proviene de mi propia historia personal y de mi trabajo con miles de pacientes en tratamiento por sus adicciones. Después de una larga carrera en el ámbito de la salud pública, creé un centro de tratamiento de las adicciones en 1988. Quería hacer algo que tuviese repercusión en la vida de la gente. La tasa de recuperación típica del alcoholismo era, y sigue siendo, muy baja. Quienes seguían un tratamiento recaían, una, otra y otra vez. Aunque los expertos en adicciones habían probado muchas alternativas, el panorama seguía siendo bastante sombrío. Una tasa de éxito del 25 % se consideraba buena. Pero no estaba dispuesta a aceptar la idea de que no podría ayudar a tres de cada cuatro personas que acudieran a mi clínica. Sabía que tenía que haber una mejor manera, y me propuse encontrarla.

Mi determinación de superar las probabilidades tenía su origen en mi historia personal. Cuando tenía dieciséis años, mi padre murió de alcoholismo a los cincuenta y uno. Era un hombre brillante y sensible que no supo abandonar la bebida. Dicen que le encantaba irse de juerga cuando era joven; cuando llegó a la mediana edad, se bebía una botella de vodka de 750 ml todos los días.

Mi padre estuvo sin beber durante un año, el de mi undécimo cumpleaños. Era militar de carrera en la Fuerza Aérea estadounidense y sus superiores habían amenazado con inhabilitarlo si no dejaba de beber. Siguió un programa de desintoxicación y rehabilitación por primera vez. De hecho, fue la única vez que siguió uno. Recuerdo bien ese año. Estando sobrio mi padre, la vida era mucho mejor para todos nosotros. Todo lo que había soñado en secreto estaba sucediendo, y finalmente vivíamos como una familia normal.

Un año después, a pesar de estar sobrio, lo dieron de baja de la Fuerza Aérea por alcoholismo. Las evaluaciones laborales anteriores lo habían perseguido y la Fuerza Aérea no reconoció su compromiso con la sobriedad, o tal vez no le dio crédito. Al perder su trabajo, la cuerda de salvamento de mi padre fue cortada. Su sobriedad y la nueva estabilidad de nuestra familia degeneraron rápidamente. Cinco años después estaba muerto.

Me llevó veinticinco años llorar la pérdida de mi padre. En ese momento solo sentí alivio: ya no tendría que seguir sintiendo vergüenza a causa de su alcoholismo. Todo lo que quería entonces era una vida adolescente normal. Después de la muerte de mi padre, todos colaboramos para crear el mito familiar de que había muerto repentinamente de pancreatitis. En realidad, el alcoholismo lo había ido deteriorando a lo largo de cinco años, pero en la familia nunca hablamos de eso. Nos limitamos a seguir adelante con nuestras vidas, ocultando nuestras heridas; cada uno tratamos de encontrarle sentido a la tragedia por nuestra cuenta.

«No hables de ello, no sientas, no lo compartas»

Mi historia me ha moldeado profundamente. Debido al comportamiento alcohólico de mi padre, aprendí a prestar mucha atención a las dinámicas interpersonales que me rodean. Aprendí a «leer» inmediatamente la temperatura emocional de casi cualquier situación. Aprendí a madurar temprano, a convertirme en una triunfadora, a ser la heroína de mi familia. Y, sobre todo, aprendí las reglas inviolables de una familia marcada por el alcoholismo:

«Lo que ves no está ocurriendo en realidad».
«Todo está bien, aunque sientas otra cosa».
«No hables de ello. No sientas. No lo compartas».

Aprendí a vivir en medio de la contradicción. Seguí confrontando la discrepancia entre lo que la gente que me rodeaba decía que era verdad y lo que experimentaba en mi cuerpo y en mi corazón. Me enfrenté a mi madre por las mentiras que impregnaban nuestra vida en familia. Me enfrenté a mis maestros religiosos por la diferencia que había entre lo que decía la Iglesia y la forma en que actuaban las personas. No paraba de hacer preguntas sobre la distancia que había entre lo ideal y lo real. Estudié todo lo que pude en mi esfuerzo por encontrar una solución a esta discrepancia. Quería vivir según lo que creía y quería que el mundo hiciera lo mismo.

A los diecinueve años, soñando todavía con la familia perfecta, me casé y tuve tres bebés muy seguidos. Pero la distancia entre mi vida ideal y mi vida real aún era grande: aunque era inteligente y me iba bien tanto en la universidad como en mi papel de madre, experimentaba cambios de humor extremos y caídas de energía repentinas. A veces rebosaba confianza en mí misma, tenía la mente clara y no experimentaba problemas de concentración. En otras ocasiones entraba en una especie de realidad imaginaria y me olvidaba de comprar leche para los niños. Mi marido pensó que se había casado con la doctora Jekyll y que también había acabado conviviendo con la señora Hyde. Se preguntaba cómo era posible que tuviese unos cambios de conducta tan rápidos. En cuanto a mí, no me daba cuenta de mis propios comportamientos, en realidad. Estaba bien entrenada para pasar por alto las disfunciones, incluidas las mías.

Mi matrimonio dejó de funcionar cuando mi hijo pequeño tenía seis meses. Ni mi joven marido ni yo sabíamos cómo hacer que una relación funcionase, y tampoco cómo pedir ayuda, por lo que el divorcio parecía la opción lógica. De nuevo soltera, regresé a la universidad, me puse a trabajar a jornada completa y abordé la tarea de criar a mis hijos. Por la noche, después de acostarlos, me sentaba en el sofá con un cubalibre y palomitas de maíz, leía filosofía y doblaba la ropa.

A los veintiséis años, padecí una mononucleosis que me dañó el hígado. Como mi hígado no estaba bien, me sentía fatal cuando tomaba alcohol y dejé de beber. Fue una decisión drástica, pero probablemente me salvó la vida. Como la mayoría de los hijos de alcohólicos, era una presa fácil para el alcoholismo. La química de mi cuerpo estaba condicionada a necesitar el alcohol; sin embargo, si hubiera seguido bebiendo, habría dejado de usarlo para consolarme, habría entrado en un estado de dependencia y habría acabado siendo alcohólica.

Refugiarse en el azúcar

Pero la abstinencia del alcohol me empujó a otro tipo de adicción. Las características de mi bioquímica cerebral y mi baja tolerancia al dolor seguían estando ahí aunque no tomase alcohol, y encontraron otra forma de manifestarse. El alcohol en sí aún no me había enganchado, pero sí lo habían hecho el azúcar, los helados, la pasta, el pan y los refrescos. Estos alimentos aparentemente inofensivos me envolvieron en un capullo tan espeso y adormecedor que nunca eché de menos el alcohol.

Cuando terminé la carrera universitaria, pasé a cursar un máster en administración y asesoramiento. Al ser hija de un alcohólico y presentar un alto rendimiento académico, me contrataron como directora de un programa no lucrativo incluso antes de terminar el máster. Dieciocho meses después me ascendieron y pasé a supervisar a cien miembros del personal. La imagen que ofrecía era la de una persona triunfadora, competente y cualificada, pero era totalmente adicta al azúcar. En mi interior, estaba huyendo de mis propios sentimientos. Había un enorme remolino de dolor debajo del desparpajo con el que me manejaba. No era consciente del impacto del alcoholismo de mi padre en mí y no tenía ni idea de que los aspectos bioquímicos estaban dirigiendo mi vida.

Finalmente, a los treinta años, no pude seguir ignorando mi dolor. Me di cuenta de que necesitaba ayuda y empecé a ir a terapia. No tenía los conocimientos que me permitiesen entender mi dolor, así que recurrí a los dónuts, me mudé a otra ciudad y conseguí un nuevo empleo. Pensé que quizá una nueva vida mejoraría las cosas. Pasé a vivir cerca del océano y encontré consuelo en el mar. Había una heladería al lado de mi nueva vivienda y hallé alivio en los helados. Engordé. Y seguía siendo la doctora Jekyll y la señora Hyde. Cuando era buena, era muy muy buena, y cuando no lo era, me desmoronaba. Hice todo lo posible para mantenerlo todo en orden, pero cuando llegué a los cuarenta, me di cuenta de que mi vida se vendría abajo si no encontraba la manera de afrontar mi dolor. La brecha que siempre había habido entre mis sentimientos internos y mi vida externa se había extendido hasta el límite.

Mi solución entonces fue mudarme a California, donde la suavidad de las colinas, el sonido del mar y la apertura de la gente me tranquilizaron. Reconecté con la niña que había dentro de mí a la que le encantaba nadar, bailar y reír. Empecé a sentirme bien conmigo misma, pero mi peso y mis cambios de humor continuaron atormentándome. Leí cientos de libros, asistí a docenas de grupos y seminarios y llené de poemas innumerables cuadernos. Pero por más trabajo interior que realizara, parecía estar librando una batalla perdida. Pensé que el problema era que me faltaba fuerza de voluntad. Cuando desarrollé la suficiente disciplina, pensé que todo iría bien; sin embargo, a medida que iba pasando el tiempo y las cosas no cambiaban, me fueron embargando sentimientos de ineptitud cada vez más profundos.

Lecciones del tratamiento de las adicciones

A pesar de, o quizá debido a, una sensación interna de desesperanza, seguí comprometida a ayudar a otros a sanar. El condado en el que trabajaba me pidió que pusiera en marcha un centro de tratamiento para alcohólicos y drogadictos. Me pareció que era como «volver a casa», y aproveché la oportunidad. Cuando la clínica estuvo operativa, a menudo salía de mi despacho para trabajar directamente con los pacientes. Los alcohólicos que acudían a nuestra clínica reflejaban tanto la historia de mi padre como la mía. Intentaban evitar que sus vidas se hundieran bajo sus pies.

Empecé a entender realmente el alcoholismo y la adicción a las drogas cuando oí las voces de esas personas y escuché sus dolorosas historias. Lo que aprendí fue que lo que estábamos haciendo (ofrecer asesoramiento y grupos de apoyo, y rogarles a los pacientes que optaran por la abstinencia) no funcionaba especialmente bien. Incluso el «buen» tratamiento dirigido por profesionales sensibles, atentos y capacitados no ayudaba mucho. Nuestros pacientes seguían recayendo a pesar de sus mejores intenciones de seguir el programa. Nuestra tasa de recuperación no superaba el promedio nacional. Necesitaba saber por qué.

Cuanto más escuchaba a nuestros pacientes, más me sorprendía la desconexión que percibía entre lo que les oía decir y lo que sentía. Sabía, en lo profundo, que la adicción al alcohol no tenía que ver con la falta de fuerza de voluntad. Sabía que la bebida no era solo una salida fácil, una forma de escapar de los sentimientos desagradables. Ocurría algo más. Y estaba convencida de que si descubría la razón de esa desconexión, nuestro programa de tratamiento del alcoholismo podría tener éxito.

Al mismo tiempo, había una discrepancia preocupante entre mi trabajo en la clínica y mi propia vida. Aunque llevaba dieciocho años sin tomar alcohol, nunca había estado en ningún tipo de programa de recuperación. No veía mi consumo compulsivo de azúcar y carbohidratos como una adicción; pensaba que mi sobrepeso derivaba de lo que había vivido en la primera infancia. Y mil dietas fallidas me habían convencido de que era un ser miserable que no podía hacerlo bien. Pero como tenía éxito en el exterior, escondía mis sentimientos de desesperación y dedicaba incluso más horas al trabajo.

Sin embargo, mientras trabajaba con nuestros pacientes, comencé a sentirme sutilmente atraída por la recuperación a otro nivel. No advertía que todas mis células estaban predispuestas al alcoholismo, pero que al estar ausente el alcohol, el *-ismo* se manifestaba de otras maneras. En aquel entonces no le había dado un nombre a mi historia todavía, pero comencé a ver que tendría que vivir los principios que estaba enseñando. No quería limitarme a enseñar a los demás a recuperarse; también quería recuperarme yo.

Esto significaba que tenía que afrontar mi pasado. Comencé a aprender lo que significaba ser la hija de un alcohólico, lo que significaba ser codependiente y cómo el hecho de interpretar el papel de heroína –asumir la responsabilidad de las necesidades de los demás en lugar de las propias– había moldeado mi desarrollo profesional. También me di cuenta de que el hecho de no beber no había sanado las cuestiones más profundas. Que hubiese acabado estando al cargo de un centro de tratamiento del alcoholismo no había sido accidental. Por la gracia de algo mucho más grande que yo, seguí con el proceso, trabajando en mí misma mientras trabajaba con los hombres y las mujeres que venían a la clínica. Y ello dio forma a mi propio proceso de desarrollo.

Cómo descubrí el poder curativo de la alimentación

Los doce pasos que se originaron en Alcohólicos Anónimos ponían énfasis en la rendición a un «poder superior». La idea de rendirme a un poder superior no funcionó en mi caso, pero rendirme a algo «más profundo» sí. Entregué mi vida a ese algo más profundo y pedí ayuda a partir de mi propia comprensión de lo divino.

Un día, de una forma que me pareció casual en ese momento, oí de boca de una amiga que había estado siguiendo un plan alimentario que le había ido muy bien. Lo probé. Empecé a perder peso, lo cual me sorprendió y me gustó. Pero aún más sorprendente fue lo que sucedió con mis antojos, mi estado de ánimo y mi comportamiento. Dejé de ansiar el dulce. Mis altibajos emocionales cesaron. Ya no me sentía confundida o espesa en ciertos momentos del día. Pasé a ser capaz de pensar con claridad. Lograba acabar lo que empezaba. Me ponía metas y avanzaba hacia ellas sin luchar constantemente por mantenerme enfocada.

Como había hecho tanto trabajo interior, sabía que los cambios que estaba experimentando no eran psicológicos. Eran *fisiológicos*. No había recuperado el control sin más. Había sucedido algo en mi cerebro y en el resto de mi cuerpo, y sentí como si hubiese encontrado la conexión perdida que había estado buscando. Había cambiado mi forma de alimentarme –ingería más proteínas y menos azúcares y almidones (de hecho, tomaba más alimentos que antes) y comía a intervalos regulares– y la consecuencia fue que experimenté un gran cambio en mi bienestar físico y emocional. Comencé a preguntarme si, siendo hija de un alcohólico, había heredado la química corporal de un alcohólico. Quizá los alcohólicos y los adictos al azúcar como yo eran hipersensibles al azúcar. Quizá mi cuerpo ansiaba fisiológicamente el azúcar de la misma manera que el cuerpo de mi padre había ansiado fisiológicamente el alcohol. En caso de ser así, razoné, ¿no sería esto también aplicable a mis pacientes alcohólicos y adictos?

Me dirigí a ellos. Al preguntarles a esos hombres y esas mujeres qué tipo de alimentos comían, sus respuestas no me sorprendieron. Los hábitos alimentarios de mis pacientes se parecían mucho a mis patrones alimentarios anteriores. ¡No es extraño que sintiera un vínculo tan grande con ellos! Casi ninguno desayunaba; pocos tomaban comidas regulares; la mayoría ingerían un porcentaje muy alto de pan blanco, pasta y cereales, y todos comían una gran cantidad de dulces. Cada vez que hablaba con pacientes que no habían podido mantenerse sobrios, descubría que estaban comiendo principalmente alimentos dulces.

Casi de inmediato, incorporé la conciencia nutricional como uno de los pasos hacia la recuperación en mi clínica. Elaboré un plan alimentario para las personas sensibles al azúcar, basado en proteínas, carbohidratos complejos (como el trigo integral, las patatas con piel y el arroz integral), frutas y verduras. Dicho plan alimentario era simple, fácil y asequible. Y continuamos con las otras partes del tratamiento, que incluían el trabajo de los doce pasos, el asesoramiento y la educación. Estaba segura de que el plan alimentario funcionaría. También incorporé un componente educativo, dirigido a sanar los comportamientos adictivos de mis pacientes.

Les informaba de que el plan de alimentación no era una dieta, sino una forma de comer de por vida. Les explicaba mi teoría sobre la sensibilidad al azúcar y cómo dicha sensibilidad podría estar predisponiéndolos al alcoholismo. Cuando les decía que comer azúcar podía ser que estuviese boicoteando su recuperación de la adicción al hacer que ansiaran el alcohol, prestaban atención. Después probaban el plan alimentario, y obtenían resultados notables.

Al cambiar su forma de alimentarse, la vida de los pacientes empezó a mejorar en varios aspectos. En comparación con otros que habíamos atendido en la clínica, superaban los síntomas de la abstinencia con mayor rapidez y les causaban menos molestias. Su estado de ánimo se apaciguó. Sus antojos disminuyeron. Su energía aumentó. Estaban más entusiasmados y comprometidos que nunca con su recuperación. Personas que nunca habían sido capaces de alcanzar la sobriedad comenzaron a lograr este objetivo y se mantuvieron sobrias.

Después de utilizar el plan de alimentación con varios cientos de alcohólicos y drogadictos, hombres y mujeres por igual, descubrí que estábamos consiguiendo un éxito inusual. Nuestros registros me indicaban que era hora de explicar científicamente los cambios que estaba obteniendo con mi plan alimentario. Decidí dejar el trabajo y vender la casa para comenzar a trabajar en mi doctorado.

Así averigüé por qué funcionaba el plan alimentario

Mi investigación para el doctorado me llevó a consultar revistas profesionales y libros de texto académicos sobre nutrición, endocrinología, psicofarmacología y psiquiatría, y también sobre las adicciones. Aprendí sobre el amplio abanico de efectos del azúcar en sangre y el potente impacto emocional de ciertas sustancias químicas cerebrales, que pueden desequilibrarse a causa del consumo excesivo de azúcar.

Una de estas sustancias químicas del cerebro, la serotonina, estaba adquiriendo cierta popularidad gracias a la aparición del Prozac, un antidepresivo que aumenta los niveles de serotonina y brinda sentimientos de optimismo, creatividad y tranquilidad. Para mi sorpresa, la otra sustancia química cerebral sobre la que me estaba informando, la betaendorfina, era tan crucial para el bienestar emocional como la serotonina, pero nadie hablaba de ella fuera de los círculos científicos. Mis lecturas me mostraron que la betaendorfina tiene un impacto directo en la autoestima, la tolerancia al dolor (incluido el dolor emocional), la sensación de conexión con los demás y la capacidad de asumir la responsabilidad personal de actuar. Más adelante te lo contaré todo sobre esta sustancia química cerebral tan increíble. Antes quiero relatarte el final de mi historia.

Mientras trabajaba en el doctorado, descubrí que todos los hechos bioquímicos que estaba aprendiendo coincidían con los resultados que había visto en mi centro de tratamiento, y que ello permitía narrar una historia bien escrita y convincente. Mi investigación confirmó mis sospechas y el nombre que le había dado a la historia de lo que vi: algunas personas eran realmente sensibles al azúcar, y la sensibilidad al azúcar tenía una base científica rigurosa. Me sorprendió que nadie se lo estuviera contando a la gente.

Para mi tesis doctoral, realicé un estudio con el fin de medir el efecto de mi plan alimentario con los participantes más difíciles que pude encontrar: los conductores ebrios reincidentes. Se trataba de personas, en su mayoría hombres de mediana edad, que no habían podido mantenerse sobrios a pesar de las grandes sanciones judiciales que se les habían impuesto y de la formación y el asesoramiento intensivos que habían recibido. Todos ellos habían pasado por un programa completo de cuarenta horas destinado a individuos que habían delinquido por primera vez, habían pagado miles de dólares en multas y honorarios, y ahora se les había quitado el carné de conducir durante dieciocho meses.

Trabajé con un grupo de treinta alcohólicos de estas características, «casos perdidos» aparentemente, durante cuatro meses, y al final de mi programa de tratamiento ambulatorio, que combinaba la nutrición con el tratamiento tradicional, *el 92 % de ellos habían alcanzado la sobriedad y se habían mantenido sobrios*. Ya no bebían. Por primera vez en su vida, a la vez permanecían sobrios y se estaban recuperando. Los encuesté dieciocho meses después, y solo unos pocos habían vuelto a beber en serio. El resto se habían mantenido sobrios o habían reducido significativamente su ingesta de alcohol en comparación con sus hábitos anteriores. Se siguieron obteniendo estos mismos resultados cuando el programa se expandió para atender a cerca de doscientas personas.

Mi éxito con la sensibilidad al azúcar fue mucho más allá de la ayuda a quienes querían dejar de beber. Al mismo tiempo que trabajaba con los conductores ebrios, mi consulta privada se llenó con varios perfiles de pacientes: mujeres y hombres con sobrepeso o que comían compulsivamente; hijos adultos de alcohólicos que se sentían cansados, perturbados y deprimidos, y exadictos y exalcohólicos que, aunque estaban curados y sobrios, todavía no se sentían bien.

Me llegaron a conocer como «la dama del último recurso». Cuando la gente lo había intentado todo y seguía encontrándose muy mal, acudía a mí. Les enseñaba cómo funcionaban sus niveles de azúcar en sangre y su química cerebral, y cómo usar mi plan alimentario. Cuando probaban dicho plan, experimentaban el mismo cambio milagroso que los conductores ebrios y yo habíamos experimentado. No es sorprendente que se corriera la voz. Cada vez más personas de todo el país me pedían ayuda. Prometí que escribiría un libro sobre la sensibilidad al azúcar y el papel determinante de la química cerebral.

Más patatas y menos Prozac es ese libro. Desde su primera publicación en 1998 se han vendido cientos de miles de ejemplares, y me han escrito personas de todo el mundo. Los mensajes son notablemente similares:

«Este libro me cambió la vida».
«Lloré cuando lo leí».
«Me vi en cada página. Parecía como si usted estuviera en mi cabeza».

La idea original que tenía mientras trabajaba con mi pequeño grupo de conductores ebrios ya la han puesto en práctica y aplaudido hombres, mujeres y niños de Australia a Londres, de Suecia a Chipre y de todos los estados de Estados Unidos.

Más patatas y menos Prozac te ofrece un programa sencillo para contrarrestar los efectos de la sensibilidad al azúcar y te muestra cómo hacer que este cambio milagroso tenga lugar en tu propia vida. Podrás hacer esto sin seguir otra dieta basada en la privación. No tendrás que tirar los alimentos que adoras. No te verás obligado a efectuar cambios radicales que te vayan a volver loco.

El programa de siete pasos que te enseñaré es un proceso suave y simple que respeta tu forma de ser y tus necesidades. Aprenderás a «leer» tu cuerpo y a diseñar un plan de alimentación que funcione para ti. Durante este proceso, te ayudaré a comprender la causa de sensaciones que nunca habías podido resolver. Llegarás a comprender lo que sabías intuitivamente pero no podías nombrar. Encontrarás la respuesta que has estado buscando. Y podrás aprovechar los treinta años de experiencia de nuestra comunidad para gozar de una recuperación alegre y efectiva.

Escribí este libro para todos los hijos de alcohólicos y para todos los hombres y mujeres que están cansados de presentar un buen aspecto mientras se sienten mal por dentro. Los destinatarios de esta obra son todos aquellos que están atrapados en la adicción, la depresión, la baja autoestima y el comportamiento compulsivo. Este libro es mi historia y es tu historia. Es la historia de todos los que hemos esperado tanto tiempo y nos hemos esforzado tanto por liberarnos de esos sentimientos y sensaciones perturbadores y de nuestros comportamientos «doctor Jekyll y el señor Hyde».

Capítulo 2

¿ERES SENSIBLE AL AZÚCAR?

A estas alturas es probable que ya te estés preguntando si tú también eres sensible al azúcar, y hasta qué punto lo eres. Hay dos formas de determinar esto, y uso ambas con mis pacientes. Algunas personas prefieren el enfoque informal; a otras les gusta usar la lista de verificación que se incluye más adelante en este capítulo. Empecemos con el procedimiento informal. Cuando un paciente viene a verme víctima de la ingesta compulsiva, empiezo por hacerle una sencilla pregunta:

> Imagina que llegas a casa y vas a la cocina. En la encimera hay un plato de galletas calientes con chispas de chocolate, recién salidas del horno. Su olor te impacta cuando entras. No tienes hambre. No hay nadie cerca. ¿Qué vas a hacer?

¿Te hace sonreír esta pregunta? Puedes pensar que la respuesta es obvia, pero las personas que no son sensibles al azúcar responden diciendo «voy a comprobar si tengo mensajes en el teléfono» o «subo las escaleras y me pongo el chándal». Algunas se detendrán y pensarán si van a comer una galleta. Otras pensarán, sin ninguna carga emocional, que podrían probar una. Quienes no son sensibles al azúcar tampoco tienen una respuesta emocional ante la *idea* de oler galletas con chispas de chocolate recién horneadas.

Las personas que sí son sensibles al azúcar se ríen cuando les hago la pregunta. Su cuerpo responde de inmediato a la sola idea de las galletas. Saben que devorarían una galleta; ¡probablemente más de una! De hecho, podrían comerse todo el plato, incluso sin tener hambre. En el caso del individuo sensible al azúcar, la motivación no es el hambre; lo que le suscita el deseo de comer es el olor de las galletas, la anticipación de las sensaciones que producirán en su boca y el calor y la dulzura del chocolate derretido. Incluso la sensación de tener una galleta en la mano le inspirará una asociación potente. Esas galletas significan amor y consuelo; son amigas y amantes.

Las personas que no son sensibles al azúcar piensan que esta respuesta a la pregunta de las galletas es extraña, tal vez incluso estúpida: «¿De qué demonios estás hablando? ¿Por qué iba a comer una galleta sin tener hambre?». Pero las sensibles al azúcar siempre saben perfectamente lo que significa esa pregunta.

Les he hecho esta pregunta a muchísimos grupos, y en todas las ocasiones he recibido las mismas respuestas. Mientras que una parte del grupo está esperando la frase final tras haberles preguntado si comerían una galleta, todas las personas sensibles al azúcar ya se están riendo. Su cuerpo está respondiendo a la imagen del plato lleno de galletas calientes que hay en la cocina. Haz este experimento con tus amigos y observa qué tipo de respuestas obtienes.

Esta es otra pregunta que hago, también muy potente:

> Cuando eras pequeño y tomabas arroz inflado para desayunar, ¿comías el cereal por sí mismo o lo hacías para poder llegar a la leche y el azúcar que había en el fondo del tazón?

Las personas que no son sensibles al azúcar piensan que la leche y el azúcar que hay en el fondo del tazón son desagradables; en cambio, las que son sensibles al azúcar sonríen. Recuerdan que su verdadero objetivo era llegar al residuo de leche y azúcar. Conseguían su «subidón» al inclinar el tazón de cereales hacia su boca y tomar el azúcar acumulado en el fondo.

Tu respuesta a estas dos preguntas tal vez te sirva para confirmar lo que ya sabías. Algunas personas están muy apegadas a los alimentos dulces, y es posible que seas una de ellas.

Hay muchas otras formas en las que puedes obtener pistas sobre tu sensibilidad al azúcar. Puedes recordar el tamaño que tenía la bolsa para los dulces que llevabas en Halloween. Los niños que no eran sensibles al azúcar llevaban unas pequeñas calabazas de plástico de color naranja. Otros llevábamos fundas de almohada. Los dulces de los primeros duraban hasta Pascua. Nosotros habíamos terminado los nuestros en tres días.

El diagnóstico de la sensibilidad al azúcar

Si aún te preguntas cómo puedes saber con certeza si eres sensible al azúcar, echa un vistazo a los problemas centrales asociados con la sensibilidad al azúcar. Pon una marca de verificación al lado de cada una de las declaraciones siguientes que puedan aplicarse a tu caso:

- ❑ Me gustan mucho los alimentos dulces.
- ❑ Como muchos dulces.
- ❑ Me gustan mucho el pan, los cereales, las palomitas de maíz o la pasta.
- ❑ Tengo en estos momentos, o he tenido alguna vez, un problema con el alcohol o las drogas.
- ❑ Uno de mis padres, o ambos, son o eran alcohólicos.
- ❑ A uno de mis padres, o a ambos, les encantaba especialmente el azúcar.

- ❑ Tengo sobrepeso y parece que no puedo perder los kilos de más fácilmente.
- ❑ No dejo de estar deprimido haga lo que haga.
- ❑ A menudo tengo reacciones exageradas frente al estrés.
- ❑ Tengo unos arrebatos de ira que a veces me sorprenden incluso a mí.

¿Cuántas marcas de verificación has puesto? Si has puesto tres o más, estás leyendo el libro correcto. Si has marcado las diez frases, estás en buena compañía. Cada una de estas declaraciones tiene relación con un aspecto de la sensibilidad al azúcar. Analicémoslas una por una para ver qué nos revelan.

Me gustan mucho los alimentos dulces

El solo hecho de marcar como cierta esta afirmación indica sensibilidad al azúcar. Si te gustan *mucho* los alimentos dulces, puede ser que te susciten una respuesta fisiológica intensa. Quienes son sensibles al azúcar responden al hecho de probar y comer esta sustancia de una manera más pronunciada que las demás. Una persona «normal» disfruta de los dulces, pero puede comer media galleta y dejar el resto para mañana. Una persona «normal» no se sienta a cenar pensando en el postre. Una persona «normal» no se siente más segura y poderosa después de tomar alimentos dulces.

Como muchos dulces

Es probable que las personas sensibles al azúcar coman muchos dulces. Aunque pienses que no deberías hacerlo, puede ser que comas dulces, galletas o helados. Tal vez el postre sea la parte más importante de tu comida. Puede ser que prescindas de los alimentos dulces durante el día y que te des atracones de ellos por la noche.

O puede ser que te encanten los alimentos dulces pero elijas no comerlos. Lindsay, una paciente mía alta y esbelta, era sensible al azúcar. Puesto que estaba preocupada por las calorías y las grasas, había dejado de comer helados con chocolate caliente, barras de caramelo y los otros dulces que solía ansiar. Pero a pesar de haber erradicado el azúcar obvio de su alimentación, los alimentos dulces siguieron encontrando la manera de llegar a su boca. Comía barritas energéticas para desayunar. Dejó de beber Coca-Cola y se pasó a los zumos de fruta. También descubrió que le encantaba el zumo de zanahoria. Y tomaba un vaso de vino con la cena como premio para compensar lo mucho que echaba de menos sus alimentos llenos de calorías.

Pero todos los alimentos sustitutorios mencionados contienen altas cantidades de azúcar. La constitución bioquímica sensible al azúcar de Lindsay ansiaba esta sustancia y la llevaba a ingerirla incluso sin que supiera lo que estaba haciendo. Sus barritas energéticas y muchos de los otros alimentos «saludables» bajos en grasas que comía tenían un contenido muy alto en lo que en las etiquetas se denominaba «carbohidratos». El azúcar está presente bajo muchas formas, y las personas sensibles al azúcar las encuentran. En el capítulo diez, en el apartado «Azúcares simples», examino con cierto detalle la cuestión de los distintos tipos de azúcares presentes en los alimentos.

Me gustan mucho el pan, los cereales, las palomitas de maíz o la pasta

Es posible que tu cuerpo responda a los alimentos elaborados con harina blanca como si fueran azúcares. Tal vez te sientas bien poco después de comerlos, pero muy mal algo más tarde. Quizá te encante el pan. Es posible que los cereales sean un alimento básico para ti. Por la noche, no sería raro que te acomodases en el sofá con un gran tazón de palomitas de maíz.

Puntúa del uno al diez tu apego a cualquiera de estos alimentos. Tal vez te sorprenda descubrir que aunque no ingieras «azúcar» tienes un vínculo emocional muy potente con el pan, la pasta, los cereales o las palomitas de maíz. Matarías por conseguir pan francés. Y conoces todos los lugares en los que se vende pasta casera. No te asustes; es normal que te sientas así. Tu apego a estos alimentos solo nos indica lo fuerte que es tu bioquímica sensible al azúcar.

Tengo en estos momentos, o he tenido alguna vez, un problema con el alcohol o las drogas

Si has dado muestras de un comportamiento adictivo con el alcohol o las drogas en algún momento de tu vida, es muy probable que tengas una química corporal que responda más intensamente al alcohol o las drogas que la de otras personas. Tu apego al azúcar te predispone, desde el punto de vista bioquímico, a consumir alcohol, e incluso ciertas drogas, de forma adictiva.

Si te estás recuperando de la adicción al alcohol o las drogas, la sensibilidad al azúcar puede afectar a la forma en que te sientes. Esto explica gran parte del llamado *síndrome de la borrachera seca*. Las reacciones desproporcionadas y el comportamiento impulsivo pueden ser causados por lo que comes y cuándo lo comes. Muchos de los síntomas físicos y emocionales inexplicables que las personas dan por supuestos en la recuperación de la adicción, como la irritabilidad, los antojos, los cambios de humor y los trastornos del sueño, son el resultado de ser sensible al azúcar. Además, los sentimientos de baja autoestima pueden seguir presentes mucho después de que hayan dejado de estar justificados racionalmente. Por ejemplo, Christine, que dejó el alcohol hace cinco años, esperaba sentirse mucho más feliz y saludable de como se encuentra. Tiene un trabajo fantástico, que le encanta, la han ascendido tres veces en dos años y gana veinte mil dólares más al año que antes, pero aún le preocupa encontrarse en la indigencia en su vejez. El problema es que Christine dejó de beber pero no cambió su alimentación para compensar la sensibilidad al azúcar que experimentaba su cuerpo. Qué comes y cuándo comes puede hacer que te sientas muy mal o maravillosamente bien.

Uno de mis padres, o ambos, son o eran alcohólicos

Si tus padres bebían en exceso o como lo hacen los alcohólicos, es posible que hayas heredado un tipo específico de respuesta química cerebral al alcohol que hace que llores con facilidad y estés deprimido y emocionalmente abrumado (o enojado y beligerante) cuando te encuentras «bajo la influencia» del azúcar. También es posible heredar otros aspectos de la sensibilidad al azúcar. Tal vez tus padres eran sensibles al azúcar mucho antes de que comenzaran a beber. El 78 % de los conductores ebrios que participaron en el programa que dirigí señalaron que sus padres eran alcohólicos y que a sus madres les encantaban los dulces. Esta combinación de un padre alcohólico y una madre sensible al azúcar (o viceversa) incrementa al máximo la posibilidad de que nacieras con un cuerpo sensible al azúcar.

A uno de mis padres, o a ambos, les encantaba especialmente el azúcar

Las personas sensibles al azúcar a menudo crecen en hogares en los que abundan los dulces. Recuerdo nuestro ritual familiar consistente en ir a la heladería del barrio en las noches de verano. Los helados no solo creaban un recuerdo agradable sino que, además, había una carga emocional tremenda asociada a ellos. Hasta el día de hoy, el recuerdo de esas golosinas dulces, frías y cremosas evoca una respuesta potente y agradable en mi cuerpo.

Como ocurre con la pregunta sobre las galletas con chispas de chocolate, quienes no son sensibles al azúcar no responden de esta manera. Puede ser que tengan el recuerdo de infancia de haber ido a la heladería, pero el contenido emocional de dicho recuerdo es diferente. Su cuerpo no evoca la sensación del helado en la boca con la misma intensidad. Busca una persona que no sea sensible al azúcar y pregúntale qué recuerda sobre la comida de su infancia. Después pregúntale lo mismo a una persona sensible al azúcar. Te garantizo que sus respuestas serán muy diferentes.

Tengo sobrepeso y parece que no puedo perder los kilos de más fácilmente

Las personas sensibles al azúcar a menudo ansían carbohidratos. Este no es un antojo emocional sino fisiológico causado por la manera en que su química corporal reacciona de forma exagerada a los dulces y los carbohidratos. Les resulta difícil hacer dieta y, a menudo, no les sirve de nada a largo plazo. Restringir la ingesta calórica no las lleva a perder peso, como debería ser. Las personas sensibles al azúcar pueden comer ochocientas calorías al día solamente, pero si la fuente de esas calorías son los carbohidratos, seguirán engordando. Es posible que probaran a seguir una dieta baja en carbohidratos y les fuera bien al principio, pero probablemente, con el tiempo, empezaran a sentirse inquietas e incómodas. Luego «tuvieron un desliz» y volvieron a comer carbohidratos, no pudieron retomar la dieta y experimentaron un desastroso efecto rebote. Conoces bien el «síndrome del yoyó»: pierdes cinco kilos y recuperas siete; pierdes siete y recuperas nueve.

No dejo de estar deprimido haga lo que haga

Es posible que a las personas sensibles al azúcar les cueste activarse. Tal vez te sientas triste o apático a menudo. Quizá estés deprimido y te arrastres durante el día, con muy poca energía. En el caso de las mujeres, la depresión puede empeorar justo antes de la menstruación. A menudo, las personas sensibles al azúcar se sienten abatidas en invierno, porque la disminución de la luz del día afecta a sus sustancias químicas cerebrales ya alteradas. Es posible que te «automediques» contra la depresión ingiriendo alimentos dulces, ya que los dulces son una de las pocas cosas que te hacen sentir mejor, aunque sea temporalmente. O puede que estés tomando un antidepresivo como el Prozac pero que sigas teniendo síntomas de depresión. Si este es el caso, es probable que la sensibilidad al azúcar tenga que ver, en parte, con tu depresión, sin que tú ni tu médico lo sepáis.

A menudo tengo reacciones exageradas frente al estrés

Los niveles inestables del azúcar en sangre hacen que las personas sensibles al azúcar sean irritables y reactivas. Puede ser que pierdas los estribos o llores por cualquier cosa. Los sentimientos conflictivos que albergas no parecen tener sentido. Por ejemplo, mi paciente Shirley trabajaba como directiva en una agencia gubernamental. Era respetada, trabajaba muy bien y le gustaba su empleo. La mayoría de las veces era una persona estable y gozaba de claridad, pero había ocasiones en las que se abrumaba y quería sentarse a llorar cuando su jefe le daba su opinión sobre su trabajo. También la sorprendía el poder de su ira, que parecía salir a flote procedente de la nada. Como Shirley, tal vez pienses que eres una persona realmente agradable, y la mayoría de las veces lo eres. Pero en otras ocasiones pierdes totalmente el control. Estos cambios de humor pueden deberse a la sensibilidad al azúcar.

Tengo unos arrebatos de ira que a veces me sorprenden incluso a mí

Las personas sensibles al azúcar pueden sufrir episodios de ira que parecen sobrepasarlas sin ninguna razón. Tal vez te sientas como el doctor Jekyll y el señor Hyde. Tu lado oscuro permanece oculto la mayor parte del tiempo, pero las personas cercanas a ti saben que está ahí. Te enciendes por poca cosa y no puedes contenerte. La intensidad de tus emociones es especialmente aterradora porque no parece corresponderse con tu personalidad «real».

¿Están empezando a resultarte familiares estos patrones? ¿Coincide con tu experiencia el perfil del individuo sensible al azúcar? Las personas sensibles al azúcar a menudo se sienten reconfortadas cuando responden las preguntas enumeradas anteriormente. Ciertos patrones que no tenían sentido para ellas empiezan a encajar de pronto.

La sensibilidad al azúcar es una teoría, una hipótesis de trabajo, que se sostiene en tres pilares: mi propia observación de cómo responden al azúcar mis pacientes adictos o compulsivos, mi exhaustiva investigación de los sólidos estudios científicos que se han realizado sobre la sensibilidad a los carbohidratos y el papel que tienen las sustancias químicas cerebrales en el alcoholismo, la adicción y la nutrición.

Las investigaciones científicas llevadas a cabo desde la publicación original de este libro en 1998 han demostrado la fisiología de la adicción al azúcar y han apoyado, incidentalmente, mi hipótesis original de la sensibilidad al azúcar. Las historias que escuché al principio en boca de mis pacientes en California y las que cuenta ahora la comunidad Radiant Recovery®, en la que hay gente de todo el mundo, indican que mi teoría está bien encaminada y que mi programa puede realmente ayudarte a sanar tu adicción al azúcar y tu desequilibrio bioquímico. A mediados de la década de los noventa, ponerle un nombre al problema de la sensibilidad al azúcar y ofrecer una solución era demasiado importante para esperar la aprobación de las autoridades científicas. Ahora, los hallazgos de los investigadores están confirmando la visión que tuve hace veinte años. Desde entonces, cientos de miles de personas han utilizado el programa que he creado para curar su sensibilidad al azúcar y entrar en el mundo de lo que llamamos *recuperación radiante*.

Antes de continuar, quiero subrayar que no hay nada «malo» en tener una bioquímica sensible al azúcar. Cuanto más puedas disipar los mensajes negativos que siempre has recibido sobre tu comportamiento, más libre serás para emprender este proceso de curación. Recuerda que hay millones de personas como tú: personas que saben que algo va mal, que bromean acerca de ser «adictas» al chocolate, pero que rara vez hablan de lo que está sucediendo realmente en su interior.

A medida que exploras el poder de tu sensibilidad al azúcar, te convendrá hacerte algunas preguntas. Intenta no juzgarte al hacer esto. Permítete aproximarte a tu «adicción» de una forma un poco humorística. Tal vez no mientas directamente cuando respondes a la pregunta de si comes dulces o cuándo los comes, pero ¿mientes por omisión? ¿Comes dulces cuando no hay nadie cerca solamente? ¿Pones la bolsa de golosinas dentro de otro recipiente para que los demás no puedan ver lo que llevas? ¿Estacionas tu automóvil en un lugar apartado para mordisquear tu dulce especial? ¿Escondes los envoltorios de dulces debajo de los otros desperdicios para que tu cónyuge no sepa lo que has comido? ¿Te comes las galletas de tus hijos y luego dices que no sabes lo que ha pasado con ellas? ¿Vas a los grandes almacenes, adquieres ingentes cantidades de dulces y te dices que has hecho una buena compra? ¿Te sabes el horario de la bombonería?

¿Es posible ser adicto al azúcar?

A estas alturas, deberías tener bastante clara la respuesta a esta pregunta. Sí, se puede ser adicto al azúcar, a los alimentos dulces y a los productos elaborados con harina blanca, a los que el cuerpo responde como si fuesen azúcar. Esta adicción es fisiológica y afecta a los mismos sistemas bioquímicos corporales que se ven afectados por drogas como la morfina y la heroína. De hecho, es posible tener un «colocón» de azúcar. Comerlo puede hacer que la persona se sienta eufórica inmediatamente después, y si no cuenta con su dosis regular, puede experimentar síntomas de abstinencia. Sí, es posible volverse *fisiológicamente* dependiente del efecto que los azúcares tienen en el organismo.

Ser sensible al azúcar significa que la química corporal funciona de forma diferente a la de las personas que tienen un funcionamiento químico «normal» en relación con el azúcar. Si presentas esta característica, tu corazón se alegra al ver una caja de dulces recién abierta; tus moléculas parecen prestar atención cuando hueles a chocolate. Esta sensación de que tu cuerpo presta atención no tiene que ver con la codicia; es la respuesta fisiológica natural de una persona sensible al azúcar cuyo cerebro acaba de liberar una potente sustancia química llamada betaendorfina en respuesta a cierto olor.

Cuando comes chocolate, ¿hay una parte de ti que siente un mayor grado de autoestima? Puede parecer una idea extravagante que el chocolate mejore la autoestima, pero el chocolate libera betaendorfina, y esta hace que los sentimientos de autoestima mejoren. Tu relación con los alimentos dulces se procesa en el ámbito celular; es mucho más potente de lo que pensabas.

En el pasado, nunca entendí por qué me sentía mucho mejor después de comer dulces. Sabía que era una actividad emocionalmente reconfortante, pero no tenía sentido que me sintiera tan bien después de hacer algo tan «malo». A veces me daba un atracón y empezaba a hacer conjeturas sobre lo que podía hacer con mi vida imbuida de una sensación de posibilidad. Escribía planes en mi diario, hacía listas y me sentía segura de que el mundo estaba bien. Unas horas más tarde, me venía abajo y sentía que nunca me iba a ocurrir nada bueno, que no se produciría ningún cambio y que terminaría siendo una vagabunda que no habría hecho nada en la vida.

Estaba muy confundida. ¿Cómo podía sentir cosas tan contradictorias en tan poco tiempo? Recuerdo el día que me senté en la biblioteca para trabajar en mi doctorado y leí por primera vez sobre el impacto de la betaendorfina en la autoestima. Se me erizó el pelo de la nuca. De pronto, vi la conexión: estaba comiendo chocolate como «automedicación» para obtener autoconfianza. En lugar de sentir que mi comportamiento era totalmente estúpido, comencé a ver que había sabiduría en él. Conscientemente quería sentirme mejor y más segura, e inconscientemente sabía que había una relación entre el chocolate y la confianza en uno mismo. Por supuesto, recurría al chocolate cuando me sentía abatida.

El problema es que la autoestima inducida por el azúcar no dura mucho. Y hacer que la autoestima desaparezca con tanta rapidez es una forma bastante frágil de vivir. La buena noticia es que puedes evocar la autoestima vinculada a la betaendorfina sin experimentar los efectos negativos y adictivos del chocolate. ¡No necesitas el chocolate! Necesitas una autoestima basada en una sensación interna de bienestar procedente del equilibrio bioquímico, la claridad y la sensación de estar sano. Lo que comes puede tener un gran efecto en lo que sientes. Te mostraré cómo diseñar un plan alimentario que pueda ayudarte a superar los inconvenientes del cuerpo sensible al azúcar que heredaste.

Puedes entender lo que está sucediendo en tu organismo. Saber más sobre la sensibilidad al azúcar te dará una perspectiva que hará que dejes de experimentar la carga negativa que has llevado todos estos años en relación con tu forma de alimentarte. Pasarás de pensar que tienes defectos de carácter a comprender que tienes unos niveles de azúcar en sangre muy inestables y unos niveles de betaendorfina y serotonina bajos. Comprenderás que tu cerebro y el resto de tu cuerpo tienen una reacción especialmente intensa frente a los alimentos dulces y que, en efecto, es posible que seas adicto al azúcar. Descubrirás que muchos de los comportamientos que odias de ti mismo derivan directamente de tu sensibilidad al azúcar. Y aprenderás cómo cambiar todo esto en función de lo que comes y cuándo lo comes.

La buena noticia en cuanto a la conducta de base bioquímica es que puede cambiar y que esto puede ocurrir en poco tiempo. No tienes que ir a psicoterapia durante años para obtener resultados. Puedes empezar a comprender tus comportamientos hoy mismo tan solo averiguando qué alimentos te afectan negativamente y por qué. Puedes comenzar a cambiar lo que comes y sentirte mejor ahora mismo. Puedes descubrir lo que muchos miles de personas han descubierto y me han dicho sobre la relación que han encontrado entre el hecho seguir el plan alimentario y los cambios profundos que han experimentado en su vida.

Pero ¿por qué no dejar que algunos de los que han seguido el programa te lo cuenten con sus propias palabras? A continuación se muestra una transcripción real de uno de nuestros chats en línea. Las mujeres con las que estaba chateando eran del Reino Unido, Dinamarca y Suecia. La que llevaba menos tiempo con el programa llevaba seis meses con él, y la que más, cinco años.

Kathleen	Me gustaría hablar sobre cómo era «antes» y cómo han cambiado las cosas. ¿Cómo eran antes del paso 1?
Anna Marie	Enojada, violenta, salvaje, fuera de control, ciclos de picos de BE [betaendorfina] todo el rato.
Marti	Acidez estomacal.
Shelley	Me sentía loca.
Chris	Totalmente chiflada.
Shelley	Ansiedad, depresión, atracones.
Diane	Caídas del azúcar en sangre; de algunas no me enteraba.
Ivy	Estoy demasiado cerca del «antes», así que creo que solo voy a escuchar :-)
Anna Marie	Deprimida, con pensamientos suicidas, angustiada.
Heidi	Oh cielos, ¿antes del paso 1? Era muy mental. Berrinches, crisis, depresión, desesperanza.
Lulu	Irritable.
Nancy	Cambios de humor, exhausta, abrumada, sola.
Anna Marie	Límites y compartir inapropiados.
Suzanne	Víctima.
Chris	Malhumorada, enojada, sola.
Diane	Yo también estaba loca, deprimida, exaltada, me daba atracones.
Heidi	Enojada, mezquina, desagradable, malhumorada, cansada, aburrida, abrumada.
Ashley	Loca, desquiciada, depresiva, desesperada, abrumada, fuera de control (una vez destrocé la cocina).
Suzanne	Ningún tipo de límite.
Josie	No entendía y me sentía muy culpable.
Chris	Totalmente incapaz.

Mary Montaña rusa.
Diane Oh, sí, luego, mucha culpa.
Marti Totalmente codependiente pero sin conocer este concepto.
Anna Marie Me preguntaba si la señora Hyde estaba asumiendo el mando...
Josie Intentaba tener las cosas bajo control; me costaba mucho.
Shelley Engordaba muy rápido.
Suzanne Muuuuuy cansada, agotada por la noche.
Anna Marie No podía concentrarme.
Chris Sí, extremadamente somnolienta.
Shelley Sí, sin energía, demasiado cansada para cocinar :).
Diane Siempre estaba tratando de «ponerme al día» y «organizarme». En realidad todavía no lo he logrado del todo, pero me siento bien dando pequeños pasos hacia ahí ;).
Chris ¡Oh, sí!
Suzanne Atracones de dulces.
Kathleen ¿Todo lo anterior?
Nancy Sí, todo lo anterior.
Mannie Eso es, Kathleen.
Heidi Concentración cero.
Ashley Demasiado confundida para cocinar.
Ivy Todo lo anterior más agotamiento total y desesperación.
Heidi *Confundida* es una buena palabra, Ashley.
Anna Marie Cerebro espeso y confuso.
Shelley Sí, Heidi.
Mary Nunca tenía ganas de hacer nada.
Mannie Si hemos dicho *pirada**..., me apunto.
Diane Oh, odio ese cerebro espeso y confuso :(

* Loca, chiflada (N. del T.).

Suzanne	Sí, Shelley, y nunca tenía comida en casa ni planes. «¿Qué pasa, cuerpo? ¿¿¿Vuelves a tener hambre???».
Kathleen	¿Y tratabais de tener un comportamiento normal?
Chris	Intentaba fingir que era normal.
Lulu	Yo incluso pensaba que era normal :)
Nancy	Siempre fingiendo que las cosas eran normales.
Ashley	Oh, para «el mundo» yo era una triunfadora, una persona segura y capaz.
Shelley	Sí, trataba de poner buena cara.
Heidi	Lograba actuar de manera normal, pero me daba atracones y me derrumbaba por la noche.
Diane	Me preguntaba por qué todo el mundo parecía estar tan «alineado» y por qué yo no podía estarlo en absoluto.
Ivy	Creo que pensaba que eso *era* normal y que todos los demás lidiaban mejor con ello.
Anna Marie	Oh, sí, ponía cara de «estar alineada» delante de todos.
Josie	Era una actitud de todo o nada: «Mañana seré diferente».
Ivy	¡Oh, sí, Josie!
Kathleen	¿Y vergüenza?
Anna Marie	Oh, sí, esperando que todo mejorase por arte de magia.
Diane	Sí, mucho de todo o nada... Aún estoy trabajando en eso.
Nancy	Exacto, Josie: mañana, la semana que viene, el mes que viene, voy a...
Marti	¡Aún siento mucha [vergüenza]!
Suzanne	Sí, mañana comenzaré mi nueva vida... ¡una vez más!
Mannie	[Vergüenza] por no estar alineada... Sí.
Ashley	Me avergonzaba de no poder controlar mi temperamento ni la bebida.

Ivy	Esta palabra me pone los pelos de punta... Mucha vergüenza, sí.
Chris	Un montón.
Shelley	Una gran vergüenza.
Josie	Y después mañana no lo hacía, y luego me sentía culpable, y muy débil e inútil.
Diane	Sí, vergüenza, pero siempre pensé que era culpa. ¿Cuál es la diferencia?
Anna Marie	Me avergonzaba ser un desastre; no podía contárselo a nadie ni pedir ayuda.
Suzanne	Montones y montones de vergüenza por ser diabética y no poder dejarlo.
Kathleen	De acuerdo; hablad de cómo estáis ahora.
Heidi	Tranquila.
Anna Marie	Genial.
Heidi	Apacible.
Chris	Feliz.
Shelley	Tranquila.
Anna Marie	Afrontando el pasado.
Mary	Mucho más estable.
Kathleen	Pensad en el otro lado.
Chris	Contenta.
Nancy	Contenta.
Diane	Mucho más lúcida, paciente conmigo misma la mayor parte del tiempo.
Penny	Estable y feliz, comprensiva.
Ashley	Tranquila, estable.
Shelley	Capaz.
Ivy	Un alivio total, maravilloso.
Anna Marie	Veo patrones.
Heidi	Paciente.
Ashley	Lúcida.
Suzanne	Equilibrada.

Chris Alerta y vital.
Suzanne Paciente.
Diane Con ganas de resolver las cosas y aprender.
Heidi *Contenta* es mi mejor palabra. Feliz de ser quien soy y de hacer lo que hago.
Nancy Enfocada.
Ashley Alegre.
Ivy Plena.
Mary Más como desplazarme por colinas.*
Marti Con un propósito, más moderada.
Ashley Feliz.
Ivy Controlada.
Nancy Haciendo progresos.
Chris Emocionada (en el buen sentido).
Suzanne De acuerdo con Chris :)
Marti Veo el panorama más completo.
Heidi Capaz.
Ashley Sin miedo y dispuesta a aceptar lo que venga.
Penny Feliz, ecuánime.
Diane Sí, Nancy, haciendo progresos, ¡qué bueno!
Ivy Confiada.
Ivy En paz.
Marti Menos reactiva.
Heidi ¡*Ecuánime* es una buena palabra, Penny!
Josie Sigo sintiendo muchas de las mismas cosas, pero me percibo de otra manera.
Nancy Conectada.
Shelley Comprometida.
Penny Sé lo que me pasa; ya no soy un misterio para mí.
Mary Pongo límites.
Diane Cuando me siento apagada, puedo tomar cierta distancia e intentar averiguar por qué estoy así.

* Por oposición a sentir que está montada en una montaña rusa (N. del T.).

Josie	Tengo esperanza.
Kathleen	Cuando os encontrabais en el estado anterior, ¿imaginasteis que podíais llegar a estar como estáis ahora?
Shelley	No, ni por asomo.
Chris	¡De ninguna manera!
Suzanne	No, no pude imaginar esto.
Nancy	No.
Ashley	No. Solo me impliqué [con el programa] porque no me quedaba nada más por probar.
Anna Marie	No; para mí, no.
Marti	Me resulta difícil aceptar que he cambiado «de verdad»; siento como si yo misma pudiera lanzarme un maleficio que acabara con todo esto.
Chris	Incluso si me lo hubieras dicho, [Kathleen,] no te habría creído :)
Ivy	La velocidad del cambio me asombra. ¡Supongo que las moléculas «se apuntaron» tan rápido como pudieron!
Suzanne	No sabía que lo tenía en mí.
Diane	No pude imaginarlo de ninguna de las maneras; ¡ni siquiera sabía lo que era!
Penny	No tenía ni idea. Pensaba que las cosas eran así.
Mary	No; sabía que yo, simplemente, «era así».
Nancy	Creía que podía llegar a evitar los cambios de humor y algo de eso, pero nunca soñé que encontraría la alegría, la paz, la concentración.

Estas son personas reales, como tú. No han hecho terapia ni han gastado dinero. Muchas de ellas nunca se han conocido. Pero seguir el plan alimentario ha cambiado sus vidas. Tan pronto como lo experimentes por ti mismo, lo que ha sido un misterio abrumador y quizá vergonzoso para ti se convertirá en un viaje fascinante de autoexploración.

Capítulo 3

CÓMO ERAS EN TU INFANCIA

A ver si esto te resulta familiar: de niño, llorabas con facilidad. También eras perceptivo. Podías entrar en una estancia y captar al instante el mensaje que había debajo de lo que se estaba diciendo. Tal vez le preguntaste a tu madre por qué la tía Mae y el tío Fred no se querían. Quizá tu madre te dijo que te callaras, pero sabías que algo no iba bien. Tenías la capacidad de percibir los matices emocionales y las tensiones sutiles. Experimentabas el mundo de una manera distinta de como parecían percibirlo tus amigos. Era como si supieras cosas, sin más.

Tenías fama de ser una niña o un niño cariñoso. Eras diferente de tus amigos. Pensabas en cuestiones en las que ellos no reparaban nunca. Había temas que te conmovían profundamente: la música, el arte, ciertos lugares, ciertas personas, las mascotas... Tal vez te dijeron que no estaba bien sentir, por lo que aprendiste a acallar los sentimientos, o los guardaste en lo profundo y nunca tuviste la oportunidad de experimentar toda esa parte de tu vida.

Quizá te preguntabas si te dejaron caer desde el espacio exterior, o si fuiste adoptado y tus padres nunca te lo dijeron. Sentías que no encajabas en tu familia. No te «veían» ni entendían quién eras. Las críticas te resultaban muy dolorosas. También es posible que tuvieras cambios de humor impredecibles. A veces eras callado y retraído; otras veces eras hablador, como si estuvieras un poco borracho en una primera cita. Tal vez fuiste un bocazas o hiciste travesuras o cosas malas. Te hacías el valiente para ocultar el hecho de que te sentías muy sensible. Puede que te metieras en peleas o robaste. Es posible que albergaras una sensación de impotencia y oscuridad. Nunca le dijiste a nadie lo que sentías. Desde el principio, aprendiste a actuar como si todo estuviera bien. Quizá elegiste volverte invisible en tu mundo. Nadie te conocía de verdad o «entendía» quién eras.

Los adultos que formaban parte de tu mundo probablemente estaban demasiado ocupados o preocupados para notar que tu cuerpo sensible al azúcar necesitaba comer cada pocas horas. No tomabas una comida nutritiva en los momentos oportunos. Un día te hiciste un sándwich de mantequilla y le echaste azúcar. Te encantó. Te sentiste mejor. Adorabas el arroz inflado porque el azúcar que le ponías por encima se hundía hasta el fondo del cuenco y daba lugar a una sopa maravillosa. Gastabas en dulces todo el dinero que te daban. Es posible que robaras unas monedas del bolsillo de tu madre o de la cómoda de tu padre para comprar más dulces. Los helados eran tus mejores amigos, y el azúcar era tu alivio y tu consuelo.

Tu familia y el coste emocional

También es muy posible que tuvieras experiencias difíciles en tu infancia. Tal vez te criaste en un hogar en el que alguien era alcohólico y en el que predominaban la confusión y la disfunción. Es posible que crecieras en una casa en la que se vivía una desesperación silenciosa en lugar de que hubiese perturbaciones manifiestas. Aunque los temas difíciles estuviesen debajo de la superficie y no fuesen evidentes, te afectaban de cualquier modo. La combinación de tu intensa sensibilidad y la complejidad emocional de tus experiencias infantiles era desconcertante, incomprensible y, a veces, insoportable. No tenías forma de encontrarles sentido. Puede que te sintieras impotente o que una parte de ti estuviese siempre triste. Tal vez te volcaste hacia dentro o desconectaste totalmente de lo que estaba sucediendo a tu alrededor.

Cuando experimentabas algún tipo de abuso, pérdida, negligencia u otro trauma, tu pequeño cerebro lanzaba una sustancia química llamada betaendorfina. Esto amortiguaba tu dolor emocional y te aportaba cierto tipo de amnesia. Te adormecía frente a aquello sobre lo que no tenías control. Te hablaré mucho sobre la betaendorfina más adelante. El caso es que gracias a la liberación de esta sustancia en tu cerebro no solo dejabas de sentir el dolor emocional, sino que también lo olvidabas. Durante un rato. El problema era que el efecto calmante y adormecedor de la betaendorfina es temporal. Se desvanece. Y cuando desaparece, el dolor regresa, y también lo hacen los recuerdos.

De forma inconsciente aprendiste a buscar, con regularidad, recursos que desencadenasen la liberación de betaendorfina en tu cerebro, para que te ayudase a adormecer tu dolor emocional. Algunos de estos «recursos» tal vez fueron meterte en problemas, lastimarte o comer dulces; todo ello es útil para liberar betaendorfina. Es por eso por lo que el azúcar es como una droga de tipo analgésico. Comer azúcar –o comida basura–, o evitar comer, te hacía sentir mejor, literalmente. Pero solo durante un tiempo. Después el efecto desaparecía, como el de cualquier otro analgésico. Y cuando ocurría esto, no solo sentías el dolor; también experimentabas las molestas sensaciones asociadas a la remisión de los efectos físicos de la droga que es el azúcar.

Aunque eras pequeño, sentías todo esto profundamente en muchos niveles. No podías alejarte de los problemas familiares y no podías solucionarlos (debido a tu corta edad), por lo que probablemente desconectaste de tu cuerpo y tu mente y seguiste con tu vida normal. Este tipo de desconexión se llama *disociación*. Te adormece el dolor emocional, pero también te vuelve sensible a cualquier cosa que te ofrezca consuelo, sin que te des cuenta. Así empezaste a ser vulnerable frente a la adicción.

En tu infancia, te limitaste a seguir adelante. Hiciste lo que pudiste, esperaste crecer rápido y buscaste maneras de sentirte mejor. Luego vino la adolescencia y se añadieron oleadas hormonales a la mezcla. Los aumentos de tamaño embarazosos, los cambios corporales, el acné, las alteraciones de peso, la presión de los compañeros, la baja autoestima y mucha bravuconería agravaron las dificultades de tu infancia. Ahora estabas en un mundo que era tan complejo y abrumador que no podías entenderlo. Tampoco podías controlarlo. Experimentabas un horror y una desesperación silenciosos ante lo que estaba sucediendo.

La primera búsqueda de soluciones

Toma al adolescente sensible (el que siente profundamente, que es muy intuitivo, al que quizá llamaban *mariquita** cuando era niño, que ha tenido experiencias duras, que se siente defectuoso), añádele la montaña rusa emocional provocada por la liberación de las hormonas propias de la adolescencia, y tendrás un joven que es un blanco fácil para algo, *cualquier cosa*, que pueda alejar los sentimientos difíciles que lo atormentan. Este o esta joven eras tú.

El hecho de no comer te hacía sentir atractivo y aceptado. Es posible que el alcohol o los juegos de ordenador, el sexo o el fingimiento hiciesen acto de presencia. Como el azúcar, hacían que tu cerebro se viese inundado por la betaendorfina. Y a causa de tu constitución bioquímica singular, provocaban en ti una respuesta contundente: el espesor cerebral desaparecía y te sentías aceptado. De repente, podías lidiar con tu vida. Te sentías normal. Los adolescentes que no son sensibles al azúcar no tienen esta reacción

* Afeminado (N. del T.).

ante esos factores: experimentan, beben demasiado, vomitan y no vuelven a tener este comportamiento hasta que son mayores. Los adolescentes encuentran formas socialmente aceptables de sentirse bien. Cuando un cerebro sensible al azúcar experimenta una oleada de betaendorfina, la persona vive algo semejante a una experiencia espiritual. Es como si las nubes se separaran, una luz brillara y el mundo cambiara. Esto dura hasta que el efecto de la «droga» se desvanece. Luego, todos los receptores adicionales del cerebro que se han bañado en la reconfortante betaendorfina empiezan a gritar víctimas del síndrome de abstinencia. Cuando le ocurría esto al adolescente que eras, te sentías muy mal. Y, lo que es aún peor, te había quedado grabado el recuerdo de la euforia inducida por la betaendorfina. Necesitabas alivio, y recordabas lo que era sentirse maravillosamente bien. Querías volver a sentirte así. Esta combinación potente, seductora y a veces mortal continuó llamándote, y tú seguiste respondiendo. El ciclo se reproducía: tomabas más azúcar o algo de alcohol o hacías algo que te perjudicaba, se liberaba la betaendorfina, te sentías de maravilla, el efecto de la «droga» desaparecía, el nivel de betaendorfina bajaba, sentías el dolor agonizante de la abstinencia y buscabas de nuevo el estímulo de tu «droga».

Tal vez eras un gran triunfador de puertas afuera, pero por dentro se sentías como un impostor: tu baja autoestima no se correspondía con la aparente realidad de tu vida. Oscilabas entre la grandiosidad –el sentimiento de que podías conquistar el mundo– y el abatimiento y el mal humor. No sabías que estos sentimientos tremendamente cambiantes se hallaban conectados con lo que estabas consumiendo y cuándo lo estabas consumiendo.

Lo que comenzó con el azúcar cuando eras pequeño y avanzó hacia más azúcar –o alcohol, o la restricción de la ingesta alimentaria, o comportamientos compulsivos cuando eras adolescente– continuó hasta la edad adulta. La baja autoestima, provocada por los niveles bajos de betaendorfina, siguió torturándote. Aunque parecía que debías sentirte genial contigo mismo, esto no era así.

Tal vez lograste el éxito profesional, tenías suficiente dinero y contabas con amor y apoyo en tu vida, pero por dentro estabas convencido de que todo iba a desaparecer en cualquier momento.

Los niveles bajos de betaendorfina te hacían sentir desconectado de las personas que te rodeaban. Aunque tu mente te dijera que tenías una pareja atenta, unos hijos obedientes, unos padres cariñosos y unos amigos afectuosos, seguías sintiéndote aislado, solo. Y solías estar deprimido. A veces sacudías la cabeza con incredulidad. «¿Cómo puede ser?», te preguntabas. No tenía sentido.

Cuando, al principio de la adultez, acudías a las sustancias o actividades que incitaban la liberación de la betaendorfina, te sentías normal. Esto te hacía percibir que podías manejarte en la vida. Te hacía sentir relajado, lúcido y concentrado. Te sentías socialmente aceptado, creativo, atento y conectado. De manera que seguiste teniendo esos comportamientos a pesar de que tuviesen consecuencias desagradables o te sintieses deprimido. Te decías que esas consecuencias indeseables no eran más que circunstancias desafortunadas, mala suerte, efectos del envejecimiento, o que la culpa la tenía el mercado, él, ella, ellos... Te sentías víctima de todo lo malo que te ocurría. Creías sinceramente que eran sucesos aleatorios. Nunca los vinculabas a los recursos a los que acudías, inconscientemente, para aumentar tu nivel de betaendorfina, por lo que seguías yendo cuesta abajo. Tu desmoronamiento había comenzado.

La adicción te había engañado. Te había dicho que te ayudaría a sentirte mejor, pero después de la seducción vino la caída. La vida te iba *peor*. Comenzaste a darte cuenta de esto, pero ya no podías detenerte. No solo dependías físicamente del efecto que estabas obteniendo; también dependías emocionalmente del olvido que te proporcionaba. Tus sentimientos dolorosos regresaban cuando el azúcar o los comportamientos desaparecían. Tu vida comenzó a venirse abajo.

Al principio aparecieron pequeñas rasgaduras en la tela de tu vida; los bordes se deshilacharon un poco. Un día perdiste tu empleo y no supiste por qué; te sentiste como si fueras víctima de las intrigas de oficina o del azar. Todo lo que iba mal era culpa de otra persona o de alguna circunstancia ajena a ti: perdiste tu empleo porque la empresa hizo una reducción de personal. Perdiste a tu marido porque encontró a otra mujer. Tu esposa se fue sin ninguna razón. Tu pareja se puso en contacto con otra persona. Tus hijos no venían a visitarte porque eran egoístas o estaban demasiado ocupados con su propia vida. No obtuviste el ascenso porque estaba amañado de antemano. Pensabas que las causas de tus problemas eran tu marido, tu jefe, tu madre, tus hijos, tu vida, tu estrés, tu salud... No podías entender cómo podía ser que, trabajando tan duro como lo hacías y siendo tan diligente, tu vida pareciese estar cada vez más fuera de control.

Eras incapaz de asumir la responsabilidad de lo que estaba sucediendo porque el azúcar provocaba que, literalmente, olvidases la conexión que había entre su consumo y sus consecuencias en tu vida. Todo lo que podías recordar eran los antojos. Llegado a ese punto, el impacto de tu dependencia comenzó a dirigir tu vida.

Cómo se enraizaron los patrones de tu comportamiento adictivo

El desmoronamiento siguió su curso. Los patrones de comportamiento derivados de tu sensibilidad innata al azúcar se veían potenciados por tu estilo de alimentación (o por el hecho de evitar comer).

Una característica distintiva de una bioquímica altamente sensible dirigida por el azúcar es la sensación de merecimiento y culpa. Te sientes una víctima porque crees que tienes derecho a las cosas. Te dices a ti mismo: «Me merezco ___________. Me lo deben». Tal vez pienses: «Esta empresa debería darme ___________ porque soy pobre y trabajo mucho, y ellos ganan mucho dinero». Sientes que los demás te hacen cosas desagradables. No te responsabilizas por lo que sucede a tu alrededor porque no te sientes empoderado. Te sientes una víctima, indefenso ante los acontecimientos. Culpas al mundo exterior de lo que no funciona en tu vida.

Recuerda que si naciste con un cerebro sensible al azúcar tu nivel de endorfina es bajo por defecto y que esto siempre ha sido así. Siempre te has sentido deficiente y has tenido dificultades para lidiar con el dolor. De manera que encontraste formas de compensarlo. Lo que comías, cuándo lo comías y cómo te comportabas se convirtió en una forma de lidiar con el dolor, al desencadenar la liberación de la relajante betaendorfina.

Pero volvamos a tu historia. Te encontrabas en un punto en el que necesitabas cada vez más azúcar, y tu vida se estaba viniendo abajo. Tal vez probaste cien dietas y recuperaste el peso en cada ocasión. Quizá el alcohol formaba parte de tu historia y te uniste a Alcohólicos Anónimos. Probablemente fuiste a terapia o asististe a conferencias de autoayuda. Es posible que leyeras muchísimos libros. Te esforzarte para poner en práctica lo que aprendiste. Pero el problema de ser sensible al azúcar seguía estando ahí. Aunque estabas haciendo lo que se suponía que debías hacer y estabas comprometido con tu recuperación, los problemas reaparecían. Pensabas que se debía a que no estabas trabajando lo suficiente en tu recuperación. Te dijeron que la transformación se producía «a veces rápidamente y a veces lentamente», por lo que pensaste que en tu caso debía de ser lenta. La alegría que esperabas sentir en la vida te eludía. Parecía que las cosas seguían sin estar bien. Sabías que faltaba algo. Una voz en tu cabeza susurraba: «¿Es esto todo lo que hay?».

Es posible que ahora te encuentres en este punto. A pesar de toda tu dedicación y todo tu esfuerzo, es posible que tu autoestima aún esté baja y que te sientas deprimido o ansioso a menudo. Aunque parezca que deberías sentirte genial, la mayor parte del tiempo no es así. Tal vez tengas éxito económico, una pareja amorosa, unos hijos que te quieren, unos padres cariñosos y unos amigos afectuosos. Cuentas con amor y apoyo en tu vida. Pero por dentro temes que todo pueda desaparecer. Aún te sientes algo desconectado de quienes te rodean, y en ocasiones te sientes aislado y solo. A veces sacudes la cabeza con incredulidad; te preguntas cómo es posible que estés viviendo las cosas de esta manera.

No te sientes mal contigo mismo todo el tiempo. En ocasiones estás listo para conquistar el mundo. Otras veces piensas que tu vida no tiene sentido. El hecho de tener una autoconfianza y una autoestima tan evasivas, tan impredecibles, puede ser una locura. No tiene sentido.

En tus oraciones o meditaciones, comienzas a anhelar comprensión. Algo en tu corazón se abre. Quieres más. Es un anhelo más suave que el que tenías cuando querías dejar de beber.

Creo que lo que anhelas es la forma en que eran antes las cosas, cuando estabas en la infancia y tenías esa conexión increíble con el universo, antes de que te sintieras herido y empezaras a acudir al azúcar o al alcohol, o a mostrarte irascible, para controlar el dolor. Tenías una sensibilidad apasionada e intensa hacia la vida, y experimentabas el mundo como un lugar maravilloso y alegre. Esa memoria sigue alojada en tus células. No se ha ido; todo lo que ocurre es que está tapada por tus medidas de escape y por el hecho de que tu bioquímica está desequilibrada.

Los pasos que se describen en este libro pueden devolverte lo que echas de menos. El solo hecho de no tomar azúcar, alcohol o drogas no cura el cerebro sensible al azúcar. Por eso, cuando decidiste prescindir de tus viejos analgésicos, la vida sin ellos pasó a ser horrorosa. ¿No sería maravilloso sanar la *causa original* que te condujo a necesitar esos analgésicos? ¿No sería increíble sanar lo que hay debajo de todo el problema?

Pues bien, he descubierto la siguiente fórmula, bastante simple, a partir de lo que he vivido en mi propia vida, de lo que he averiguado en el curso de mi investigación científica y de haber trabajado con cientos de miles de personas sensibles al azúcar:

- Lo primero es curar la sensibilidad al azúcar por medio de lo que llamo *hacer la comida* (o, lo que es lo mismo, seguir el plan alimentario que propongo).
- Lo segundo es aplicar las propias habilidades de recuperación a la tarea de alejarse de las otras adicciones presentes en la propia vida.
- Lo tercero es curar la vieja herida que inconscientemente ha llevado a la persona a buscar alivio a su dolor acudiendo a ciertas sustancias o comportamientos.

Capítulo 4

NO ES CULPA TUYA

La dualidad «demencial» presente en tu vida que llamo síndrome del doctor Jekyll y el señor Hyde es el resultado de la sensibilidad al azúcar. Tal vez *sientas* que estás loco, pero no lo estás. El problema es bioquímico. No es culpa tuya. Te mostraré por qué te sientes como te sientes y cómo sanar tu bioquímica. A medida que avancemos, me iré refiriendo en más ocasiones al *brillo*, que es el nombre que le hemos dado al extraordinario estado que experimentarás al seguir el programa y cambiar tus hábitos alimentarios. La gente me dice que los resultados que han obtenido van más allá de lo que fueron capaces de imaginar. Además, a medida que realices estos cambios, no estarás solo. El apoyo con el que cuentas se extiende mucho más allá de este libro, y te respaldaremos en cada paso del camino.

Si eres sensible al azúcar, hay tres cosas en la química de tu cuerpo que contribuyen a tus sentimientos y sensaciones «incoherentes»:

- El nivel de azúcar en sangre.
- El nivel de serotonina (una sustancia química) en tu cerebro.

- El nivel de betaendorfina (otra sustancia química) en tu cerebro.

Un desequilibrio en el nivel de cualquiera de estos tres elementos puede provocar cambios sorprendentes en la forma en que te sientes o en que te comportas. Y cuando es el nivel de los tres el que está desequilibrado, es casi imposible determinar cuál de ellos es el que te hace sentir tan mal. Primero los veremos uno por uno, y luego explicaré su efecto combinado para mostrarte por qué la sensibilidad al azúcar puede ser una fuerza tan destructiva en tu vida.

Es posible que ya hayas oído hablar del impacto del nivel del azúcar en sangre en el bienestar. También se ha hablado mucho de los efectos del bajo nivel de serotonina en los últimos años; los libros que se han escrito sobre el Prozac y varios libros centrados en el efecto de la comida sobre el estado de ánimo han examinado los beneficios que presenta elevar los niveles de esta sustancia.

Pero no se habla del potente papel de la betaendorfina fuera de los círculos científicos. La betaendorfina es una sustancia química cerebral vital que afecta a los sentimientos de autoestima, las ansias de azúcar, la capacidad de manejar las situaciones dolorosas y los sentimientos de esperanza (o desesperación) en relación con el futuro.

A medida que vayas leyendo acerca de cómo interactúan estos tres sistemas bioquímicos para producir cambios en tus emociones, sensaciones y comportamientos, no te preocupes por los cambios que efectuarás en tu forma de comer. El plan de alimentación que desarrollarás para contrarrestar el problema de la sensibilidad al azúcar no requiere privaciones ni renuncias. Podrás empezar con ese plan en el capítulo siete. Por ahora, limítate a mostrarte amable contigo mismo y permanece atento. La historia que te voy a contar es fascinante. Esto es lo que Carrie tiene que decir al respecto:

Cuando empecé con este programa, estaba realmente asustada. Tenía la presión arterial alta, que no podía controlar ni con medicamentos: sufría unos cambios de humor y unos ataques de rabia terribles, había padecido depresión toda la vida y tenía un edema tan fuerte que me dolían las piernas desde los dedos de los pies hasta las caderas. No podía caminar mucho y, desde los cincuenta y siete años, me aterraba la idea de tener un derrame cerebral o un ataque cardíaco antes de llegar al paso siete.

Tantos gurús de las dietas me habían prometido tantos éxitos (que nunca llegaron) que sabía que este programa no funcionaría. Pero personas que ya lo habían seguido me dijeron que sí me iba a funcionar, que debía tener fe, que se trataba de seguir los pasos uno por uno. No lo creí, pero seguí el programa de todas maneras porque me había quedado sin opciones, ya que había probado todas las dietas.

Cuestioné el hecho de comer carbohidratos y grasas. Pero las personas que estaban en nuestra comunidad en línea me dijeron que era correcto. Pregunté si funcionaría en mi caso, y me dijeron que sí. Puse reparos todos los días durante seis meses. No confiaba en este sistema porque me habían engañado muchas veces. Estaba deprimida, ansiosa y enojada. Pero seguí el programa.

Podría haberme ahorrado esa angustia. Cuando iba por el paso tres, comencé a perder el peso extra. En el paso seis, los kilos sobrantes habían desaparecido, e incluso adelgacé un poco más. Mis últimos análisis de sangre arrojaron unos resultados excelentes: pasé de que el médico me dijera que necesitaba tomar medicamentos para el colesterol a tener normales todos los niveles. Ya no tengo el edema y puedo caminar más lejos y mejor de lo que he podido hacerlo en años. No me deprimo y no experimento cambios de humor. Soy más honesta conmigo misma y con los que me rodean: puedo admitir que soy humana, lo cual está dando sus frutos, porque estoy descubriendo que soy una persona aceptable.

Tu nivel de azúcar en sangre

Durante la digestión, todos los carbohidratos que consumes se descomponen en una modalidad simple de azúcar que pueda ser utilizada por tus células. Esta modalidad es la glucosa, y la sangre la transporta por todo el cuerpo para que las células la utilicen como energía según sea necesario. Todas tus células, las de tu cerebro sobre todo, requieren un suministro constante de glucosa en todo momento.

Cuando tu organismo tiene el nivel óptimo de azúcar en sangre que le permite abastecer a tus células, te sientes bien. Cuando el nivel de azúcar en sangre es demasiado bajo (cuando tienes hipoglucemia), tus células no obtienen el azúcar que necesitan y comienzan a enviar señales de socorro, que se manifiestan como unos determinados síntomas. La tabla siguiente muestra la diferencia entre cómo nos sentimos según si nuestro nivel de azúcar en sangre es óptimo o es bajo:

Individuo con un nivel de azúcar en sangre óptimo	**Individuo con un nivel de azúcar en sangre bajo**
Con energía.	Cansado todo el rato.
Cansado cuando es normal estarlo.	Cansado sin ningún motivo.
Enfocado y relajado.	Inquieto; no puede estar quieto.
Lúcido.	Confuso.
Buena memoria.	Dificultad para recordar cosas.
Capaz de concentrarse.	Dificultad para concentrarse.
Capaz de resolver problemas con eficacia.	Se frustra con facilidad.
Tranquilo.	Más irritable de lo habitual.
Sereno.	Se enoja de improviso.

Sustancias químicas del cerebro: la serotonina

Además del azúcar sanguíneo, hay una serie de sustancias químicas en tu cerebro que afectan a la forma en que te sientes y actúas. La serotonina es una sustancia química cerebral que es especialmente importante para las personas sensibles al azúcar. Un nivel óptimo de serotonina da lugar a una sensación de relajación. Nos apacigua y nos hace sentir en paz con el mundo. La serotonina también influye en el autocontrol, el control de los impulsos y la capacidad de planificar con antelación.

Cuando el nivel de serotonina es bajo, el individuo puede sentirse deprimido, actuar impulsivamente y tener ansias intensas de alcohol, dulces o carbohidratos (todo ello son azúcares). Los científicos se han esforzado para encontrar formas de aumentar el nivel de serotonina en el cerebro de las personas deprimidas. El resultado es que los medicamentos antidepresivos que tienen este efecto, como Prozac, Zoloft (Lustral), Paxil, Effexor, Celexa, Lexapro y Luvox, han dado lugar a un volumen de negocio de catorce mil millones de dólares.

Debido a la sensibilidad al azúcar que has heredado, puede ser que los síntomas del bajo nivel de serotonina te resulten familiares. Echa un vistazo a la siguiente tabla:

Individuo con un nivel de serotonina óptimo	Individuo con un nivel de serotonina bajo
Esperanzado, optimista.	Deprimido.
Reflexivo.	Impulsivo.
Capaz de concentrarse.	Escasa capacidad de concentración.
Creativo, enfocado.	Bloqueado, disperso.
Capaz de pensar en las cosas.	Pierde los estribos.
Capaz de buscar ayuda.	Tendencias o pensamientos suicidas.
Responde.	Reactivo.

Individuo con un nivel de serotonina óptimo	Individuo con un nivel de serotonina bajo
Espera con interés los postres dulces pero no está emocionalmente apegado a ellos.	Ansía alimentos dulces.
Le apetece comer alimentos diversos.	Ansía sobre todo carbohidratos como el pan, la pasta y los cereales.

Sustancias químicas del cerebro: la betaendorfina

La betaendorfina ha recibido muy poca atención en los libros sobre dietas, la depresión y las adicciones. Es muy extraño, porque se trata de una sustancia que tiene un poder inmenso. Puede conducir inexorablemente hacia una adicción más profunda o elevar el ánimo hasta un grado de salud desconocido para la persona.

Cuando el nivel de betaendorfina está bajo, el individuo se siente deprimido, es impulsivo y cree que es una víctima. Es posible que sea muy sensible y llore con facilidad. Su autoestima es baja. Y, quizá lo peor de todo, ansía el azúcar con desesperación. La comunidad científica lleva más de treinta años investigando la betaendorfina, pero la gente no se ha enterado mucho de sus efectos. Es posible que hayas oído hablar del *subidón* (o la *euforia*) *del corredor*, una expresión que hace referencia a cómo el organismo responde al dolor provocado por las carreras de larga distancia inundando automáticamente el cuerpo con betaendorfina, lo cual produce una sensación de euforia.

Comprender los potentes efectos emocionales de los niveles de betaendorfina en el cerebro es crucial para las personas con sensibilidad al azúcar. Saber la historia de ese neurotransmisor cambiará radicalmente tu comprensión relativa a la forma en que te sientes. Como verás en el cuadro que hay a continuación, algunos de los efectos de la betaendorfina son similares a los de la serotonina.

Individuo con un nivel de betaendorfina óptimo	**Individuo con un nivel de betaendorfina bajo**
Alta tolerancia al dolor.	Baja tolerancia al dolor.
Sensitivo, empático.	Facilidad para el llanto, reactivo.
Autoestima elevada.	Autoestima baja.
Compasivo.	Abrumado por el dolor de los demás.
Conectado y comunicativo.	Se siente aislado.
Esperanzado, optimista, eufórico.	Deprimido, desesperanzado.
Asume su responsabilidad.	Se siente víctima de los actos de los demás.
Actitud determinada frente a los alimentos dulces.	Ansía azúcar.
Busca soluciones.	Abrumado por las emociones.

Al leer los síntomas reflejados en los tres cuadros anteriores, es posible que hayas tenido dos reacciones. Tal vez te has sentido reconfortado al reconocer unos patrones que te resultan muy familiares al coincidir mucho con tu experiencia. Y tal vez te ha sorprendido descubrir que tus emociones y tus comportamientos pueden verse tan fuertemente afectados por la química de tu cuerpo.

Un equilibrio delicado

El azúcar en sangre, la serotonina y la betaendorfina. Un cuerpo normal mantiene los tres en equilibrio a unos niveles óptimos fácilmente. Un cuerpo sensible al azúcar tiene más dificultades. Es probable que tu cuerpo sensible al azúcar no esté equilibrado en este aspecto. Y los niveles de estos tres componentes deben ser óptimos para poder superar el síndrome del doctor Jekyll y el señor Hyde. Si te ocupas de un solo factor, los demás permanecerán desequilibrados. Avanzarás un poco, pero seguirás experimentando los síntomas negativos derivados de tener bajos los niveles de los otros dos componentes.

Contemplemos visualmente esta cuestión. Este es tu estado *antes* de efectuar cualquier cambio:

Nivel de azúcar en sangre bajo	Nivel de serotonina bajo	Nivel de betaendorfina bajo
Cansado todo el rato.	Deprimido.	Baja tolerancia al dolor.
Cansado sin ningún motivo.	Impulsivo.	Facilidad para el llanto, reactivo.
Inquieto; no puedes estar quieto.	Tienes escasa capacidad de concentración.	Autoestima baja.
Confuso.	Bloqueado, disperso.	Abrumado por el dolor de los demás.
Tienes dificultad para recordar cosas.	Pierdes los estribos.	Te sientes aislado.
Tienes dificultad para concentrarte.	Tienes tendencias o pensamientos suicidas.	Deprimido, desesperanzado.
Te frustras con facilidad.	Reactivo.	Te sientes víctima de los actos de los demás.
Eres más irritable de lo normal.	Ansías alimentos dulces.	Ansías azúcar.
Te enojas de improviso.	Ansías sobre todo carbohidratos como el pan, la pasta y los cereales.	Abrumado por las emociones.

Como puedes ver, te sientes bastante mal con los tres niveles descontrolados. Ahora supongamos que el médico te receta Prozac para incrementar el nivel de serotonina y aliviar tu depresión. Una vez que el Prozac te ha estabilizado, empiezas a sentirte mejor: menos deprimido, más optimista y más concentrado. Pero sigues comiendo lo de siempre, muchos dulces y almidones. Veamos cómo estás ahora:

Nivel de azúcar en sangre bajo	Nivel de serotonina óptimo	Nivel de betaendorfina bajo
Cansado todo el rato.	Esperanzado, optimista.	Baja tolerancia al dolor.
Cansado sin ningún motivo.	Reflexivo.	Facilidad para el llanto, reactivo.

Nivel de azúcar en sangre bajo	Nivel de serotonina óptimo	Nivel de betaendorfina bajo
Inquieto; no puedes estar quieto.	Capaz de concentrarte.	Autoestima baja.
Confuso.	Creativo, enfocado.	Abrumado por el dolor de los demás.
Tienes dificultad para recordar cosas.	Capaz de pensar en las cosas.	Te sientes aislado.
Tienes dificultad para concentrarte.	Capaz de buscar ayuda.	Deprimido, desesperanzado.
Te frustras con facilidad.	Respondes (en lugar de reaccionar).	Te sientes víctima de los actos de los demás.
Eres más irritable de lo habitual.	Esperas los postres dulces con un interés muy moderado.	Ansías azúcar.
Te enojas de improviso.	Te apetece comer alimentos saludables.	Abrumado por las emociones.

Aunque tu depresión está remitiendo, tu autoestima sigue siendo baja y te sientes aislado y abrumado por las emociones. Te sientes mejor, pero por dentro ves que todavía falta algo. No todo está bien. ¿Cómo puedes explicarlo? No tiene ningún sentido. Se supone que el Prozac ayuda, y lo hace. Pero ¿por qué siguen presentándose los estados negativos? No son tan intensos como en el pasado, pero hay algo que sigue sin funcionar. Y continúas sintiéndote exhausto a las cinco de la tarde.

He aquí lo que está ocurriendo: has conseguido elevar tu nivel de serotonina, pero tus niveles de azúcar en sangre y betaendorfina permanecen bajos. Aún te cansas y te sientes malhumorado, y tu autoestima se tambalea mucho. Te sientes aislado y abrumado y te cuesta concentrarte. Lo primero que te puede venir a la cabeza es que el medicamento que te han recetado no está funcionando. Es posible que pruebes con otro fármaco y que las cosas mejoren por un tiempo. Luego vuelven los mismos problemas de siempre. Pero estás decidido a sentirte mejor, por lo que sigues buscando soluciones.

Quizá descubras uno de los libros de dietas que gozan de popularidad. Estos libros hablan sobre la necesidad de estabilizar el nivel de azúcar en sangre ingiriendo más proteínas o «equilibrando» cada una de las comidas con una proporción específica de proteínas, grasas y carbohidratos. Estos planes alimentarios abordan muchos de los síntomas que experimentas; por ello, decides dejar la medicación y seguir una de esas dietas. Tu nivel de azúcar en sangre se estabiliza y empiezas a sentirte mejor.

Así es como te encuentras ahora:

Nivel de azúcar en sangre óptimo	Nivel de serotonina bajo	Nivel de betaendorfina bajo
Con energía.	Deprimido.	Baja tolerancia al dolor.
Cansado cuando es normal estarlo.	Impulsivo.	Facilidad para el llanto, reactivo.
Enfocado y relajado.	Tienes escasa capacidad de concentración.	Autoestima baja.
Lúcido.	Bloqueado, disperso.	Abrumado por el dolor de los demás.
Buena memoria.	Pierdes los estribos.	Te sientes aislado.
Capaz de concentrarte.	Tienes tendencias o pensamientos suicidas.	Deprimido, desesperanzado.
Capaz de resolver problemas con eficacia.	Reactivo.	Te sientes víctima de los actos de los demás.
Tranquilo.	Ansías alimentos dulces.	Ansías azúcar.
Sereno.	Ansías sobre todo carbohidratos como el pan, la pasta y los cereales.	Abrumado por las emociones.

Una vez más, se avecinan problemas. Resulta que los mismos alimentos que consumes que estabilizan tu nivel de azúcar en sangre reducirán tu nivel de serotonina y harán que los síntomas que experimentas derivados del nivel bajo de este neurotransmisor empeoren. Es una paradoja horrible que tiene un efecto terrible en tu estado de ánimo. Si la dieta que sigues requiere que consumas pocos carbohidratos, tu nivel de serotonina caerá. Y si consumes alimentos dulces para equilibrar los carbohidratos, empeorarán aún más tus síntomas derivados del nivel bajo de betaendorfina.

Uno de los problemas es que muchas de estas nuevas dietas abogan por el consumo de barritas nutritivas «especialmente equilibradas». Estas barritas se anuncian como bajas en grasas, naturales y saludables. Pero a menudo contienen altos niveles de lo que en sus etiquetas se denomina *carbohidratos*. En realidad, son azúcares que activarán tus síntomas derivados del nivel bajo de betaendorfina. En el capítulo seis te explicaré en detalle este efecto. Estas barritas nutritivas son muy atractivas para las personas sensibles al azúcar, de manera que es posible que te apetezca comer varias al día. Pero debido a la sensibilidad al azúcar que heredaste, lo que comienza como una solución cómoda se convierte en dependencia, y antes de que te des cuenta te has vuelto adicto a dichas barritas.

Sin embargo, es correcto que quieras estabilizar tu azúcar en sangre. Si renuncias al consumo de las barritas nutritivas hechas con azúcares, dejas de ingerir azúcares y productos de harina blanca (frente a los cuales tu cuerpo reacciona como si fuesen azúcar) y pasas a comer carbohidratos complejos como legumbres o cereales integrales para lograr que la dieta tenga un efecto equilibrador, podrás evitar los problemas asociados a un nivel bajo de betaendorfina.

Ahora las cosas están mejorando. Estás abordando positivamente dos de los factores que provocan el síndrome del doctor Jekyll y el señor Hyde. Este es tu estado actual:

Nivel de azúcar en sangre óptimo	**Nivel de serotonina bajo**	**Nivel de betaendorfina óptimo**
Con energía.	Deprimido.	Alta tolerancia al dolor.
Cansado cuando es normal estarlo.	Impulsivo.	Sensitivo, empático.
Enfocado y relajado.	Tienes escasa capacidad de concentración.	Autoestima elevada.
Lúcido.	Bloqueado, disperso.	Compasivo.

Nivel de azúcar en sangre óptimo	Nivel de serotonina bajo	Nivel de betaendorfina óptimo
Buena memoria.	Pierdes los estribos.	Conectado y comunicativo.
Capaz de concentrarte.	Tienes tendencias o pensamientos suicidas.	Esperanzado, optimista, eufórico.
Capaz de resolver problemas con eficacia.	Reactivo.	Respondes en lugar de reaccionar.
Tranquilo.	Ansías alimentos dulces.	Actitud determinada frente a los alimentos dulces.
Sereno.	Ansías sobre todo carbohidratos como el pan, la pasta y los cereales.	Buscas soluciones.

Como puedes ver, esta es una gran mejoría. Has equilibrado tu nivel de azúcar en sangre y el de betaendorfina. Sin embargo, sigues teniendo un problema. En unas pocas semanas comenzarás a sentirte desesperado. La depresión regresará vengativa y te sentirás completamente desanimado, porque seguirás sintiéndote mal a pesar de estar haciendo todo lo correcto.

Al mirar los cuadros, verás la confusión que puede generar el hecho de intentar encontrar sentido a lo que pueden ser estados emocionales contradictorios. Si tu médico te está tratando por una depresión con origen en la serotonina pero tus niveles de azúcar en sangre y betaendorfina están desequilibrados, puede ser que sigas sintiéndote muy mal. Tu estado de ánimo ha mejorado, pero aún te sientes en la oscuridad. Y cuando intentas explicarle esto a alguien, suena extraño, por lo que dejas de intentarlo. Lo que necesitas es una forma de abordar los tres factores sin volverte loco.

Es por eso por lo que equilibrar los niveles de estas tres sustancias bioquímicas importantes es crucial para tu bienestar como persona sensible al azúcar. Y puedes hacerlo con solo efectuar unos cambios sencillos en tu alimentación y tu estilo de vida. Esta es la razón por la que mi programa es tan alucinante. Tú elaboras el plan de alimentación, y tu cerebro y el resto de tu cuerpo buscan el equilibrio. No es necesario que pienses en la betaendorfina o la serotonina; basta con que te ocupes de tu desayuno.

Soy plenamente consciente de que este es un concepto inaudito. Después de ver, en mi clínica, cómo miles de personas lograban desintoxicarse y alcanzar la sobriedad, creí lo suficiente en dicho concepto como para regresar a la universidad a los cuarenta y ocho años y cambiar totalmente mi orientación profesional. Veinte años después, sé que este concepto es correcto con todas las células de mi ser. El testimonio de los cientos de miles de personas que han aplicado el programa en toda su simplicidad y han experimentado la curación ha confirmado las primeras palabras que escribí en la primera edición original de este libro: «Tu angustia es causada por la sensibilidad al azúcar. Tengo una solución que te curará».

En el cuadro siguiente, verás el estado que puedes alcanzar si te sirves del enfoque alimentario que he desarrollado para las personas que han heredado la sensibilidad al azúcar.

Nivel de azúcar en sangre óptimo	**Nivel de serotonina óptimo**	**Nivel de betaendorfina óptimo**
Con energía.	Esperanzado, optimista.	Alta tolerancia al dolor.
Cansado cuando es normal estarlo.	Reflexivo.	Sensitivo, empático.
Enfocado y relajado.	Capaz de concentrarte.	Autoestima elevada.
Lúcido.	Creativo, enfocado.	Compasivo.
Buena memoria.	Capaz de pensar en las cosas.	Conectado y comunicativo.
Capaz de concentrarte.	Capaz de buscar ayuda.	Esperanzado, optimista, eufórico.
Capaz de resolver problemas con eficacia.	Respondes (en lugar de reaccionar).	Asumes la responsabilidad.
Tranquilo.	Esperas los postres dulces con un interés muy moderado.	Actitud determinada frente a los alimentos dulces.
Sereno.	Te apetece comer alimentos saludables.	Buscas soluciones.

No tienes que conformarte con tener óptimos los niveles de uno o dos de estos tres componentes vitales; puedes tener óptimos todos ellos. El proceso de curación que he desarrollado te permitirá diseñar tu propio plan alimentario, centrado específicamente en tus necesidades y prioridades personales. Aprenderás a leer tu propio cuerpo para ver qué factor está causando tus síntomas. Descubrirás qué alimentos contribuyen a tu buena salud general y cuándo es mejor que los comas. Como veremos un poco más adelante, *el momento* de comer es casi tan importante como lo que se come.

No aprenderás este proceso de la noche a la mañana; no existe ninguna píldora mágica que haga que todo funcione de repente. Tendrás que esforzarte. Pero el proceso es muy simple y tardarás muy poco en sentirte mejor. Cuando comprendas cómo te afectan tus niveles de azúcar en sangre, de serotonina y de betaendorfina, cada vez estarás más entusiasmado con el dominio que puedes lograr. ¡El síndrome del doctor Jekyll y el señor Hyde no es una condena de por vida!

Capítulo 5

LOS ALTIBAJOS EN EL NIVEL DE AZÚCAR EN SANGRE

Como eres sensible al azúcar, respondes a esta sustancia de manera diferente que otras personas. La constatación más inmediata de este hecho la encontramos en el efecto de lo que comes en tu nivel de azúcar en sangre. Quienes tienen una química corporal normal pueden comer alimentos dulces sin experimentar cambios drásticos en su nivel de azúcar en sangre, pero tu caso es diferente. Cuando comes algo dulce, el resultado inmediato no es el chorro de energía agradable causado por un *ligero aumento* en el nivel de azúcar sanguíneo, sino todas las sensaciones demoledoras provocadas por una fuerte disminución del nivel de azúcar. Examinemos más de cerca esta cuestión.

Cómo se comporta el azúcar en sangre a un nivel normal

El nivel de azúcar en sangre fluctúa al comer, al dormir y al realizar otras actividades. Cuando la persona come, su nivel de azúcar sanguíneo aumenta. Cuando utiliza energía, este nivel disminuye.

Lo más importante que debes comprender acerca de *tu* nivel de azúcar en sangre es que, como eres sensible al azúcar, dicho nivel tiene un efecto muy grande en cómo te sientes. Si tus músculos o tu cerebro no pueden obtener de la sangre el azúcar que necesitan para llevar a cabo sus funciones, te dirán muy claramente que algo va mal. Puede ser que te canses, que tiembles o que te muestres irritable. Es posible que tengas dificultades para concentrarte. Quizá olvides cosas. Tal vez te metas en la boca algo dulce para obtener un estímulo rápido.

La mayor parte del azúcar que hay en nuestra sangre proviene de los alimentos que consumimos. El resto proviene del azúcar extra almacenado en el hígado, que está disponible si nos quedamos sin alimentos para obtener energía. La fuente alimentaria de azúcar más eficiente para la persona promedio son los carbohidratos, porque son la fuente que requiere la menor cantidad de trabajo por parte del cuerpo para convertir el alimento en azúcar disponible en el torrente sanguíneo. Los carbohidratos pueden ser *simples* (algunos ejemplos son la cerveza, el azúcar y la harina blanca) o *complejos* (algunos ejemplos son las patatas, la avena y los cereales integrales). Cuanto más simple es un carbohidrato, más rápidamente puede descomponerse en glucosa (el azúcar más simple) y ser liberado en el torrente sanguíneo, donde puede transportarse a las células y quemarse para obtener energía. Cuanto más complejo es un carbohidrato, más tiempo se requiere para descomponerlo y liberarlo en la sangre.

El objetivo del cuerpo es mantener el nivel perfecto de azúcar en la sangre, ni muy alto ni muy bajo. Utiliza una serie de mecanismos con esta finalidad. Primero, extrae azúcar de la sangre. Hace esto liberando una hormona llamada insulina, que les indica a las células que se abran, extraigan el azúcar del torrente sanguíneo y lo introduzcan en su interior, donde podrán quemarlo como combustible. Cuando el nivel de azúcar en sangre aumenta, el cuerpo libera más insulina y, por lo tanto, llega más azúcar a las células. Esto no solo les proporciona combustible a estas; también mantiene estable el nivel de azúcar sanguíneo.

Si el nivel de azúcar en sangre disminuye, el cuerpo recurrirá al suministro de azúcar de reserva que hay almacenado en el hígado. El hígado tiene almacenadas unas cuatrocientas calorías de azúcar en todo momento. Pero si este suministro de reserva se agota, hay un problema importante. El organismo necesita más azúcar para seguir funcionando, y nos exige que comamos de inmediato.

En el caso de la mayoría de la gente, este sistema funciona bien. Ni siquiera son conscientes de los cambios que experimenta su nivel de azúcar en sangre. Sin embargo, algunas personas son sensibles al azúcar desde el punto de vista bioquímico. Cuando ingieren azúcar, su cuerpo reacciona de forma exagerada y libera mucha más insulina de la necesaria. El resultado es que sus células se abren e incorporan más azúcar del que deberían. Esto hace que el nivel de azúcar en sangre descienda demasiado y desencadene los síntomas «demenciales», propios «del señor Hyde», asociados a esta circunstancia: fatiga, inquietud, confusión, frustración, mala memoria, irritabilidad, etc.

El impacto de la sensibilidad al azúcar

El nivel de azúcar en sangre de quienes son sensibles a esta sustancia es más inestable que el del resto de las personas cuando comen alimentos dulces. Si tienes este problema, tu nivel de azúcar sanguíneo aumenta más y con mayor rapidez que el de otras personas, lo que hace que tu cuerpo libere más insulina de la que es realmente necesaria para la cantidad de alimentos que has comido. Como resultado de este pico de insulina, experimentas una caída más rápida y pronunciada de tu nivel de azúcar en sangre. Eres más susceptible de tener unos niveles de glucosa en sangre bajos, o, lo que es lo mismo, de padecer hipoglucemia.

Veamos la respuesta en cuanto al azúcar en sangre en alguien que no es sensible al azúcar. Mary es una mujer trabajadora «normal» y activa. Se levanta y toma un desayuno consistente en avena, tostadas integrales, un zumo y una taza de café con un edulcorante alrededor de las siete de la mañana. Toma un sándwich de pavo, patatas fritas y un vaso de leche para almorzar alrededor de la una de la tarde, bebe una taza de té cuando llega a casa del trabajo y para cenar come un trozo de pollo, una patata al horno y judías verdes, y un pedazo de pastel de manzana como postre (cena hacia las seis y media de la tarde). Este es el aspecto que puede tener, más o menos, la curva del nivel de azúcar sanguíneo de Mary:

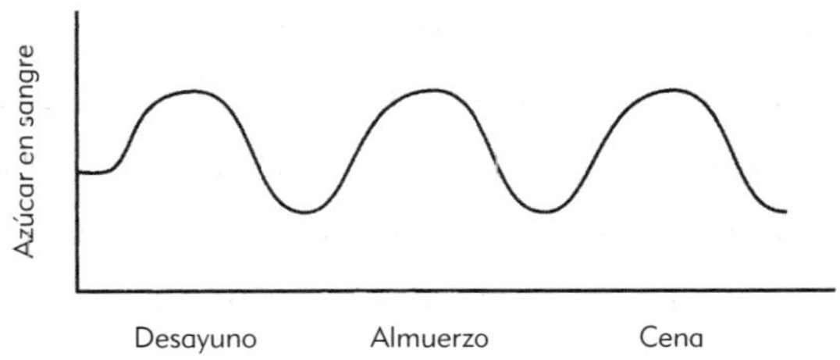

El azúcar en sangre de Mary está bajo cuando se levanta porque no ha comido desde la noche anterior. El nivel aumenta después del desayuno y luego, cuando el cuerpo va utilizando el azúcar para obtener energía, va descendiendo. La fuerte bajada del azúcar en sangre alrededor del mediodía le indica a su organismo que es hora de comer. Mary reconoce estas señales y toma el almuerzo. Su nivel de azúcar sanguíneo aumenta a medida que digiere la comida que ha ingerido. Al ir utilizando el azúcar obtenido en esa comida para abastecerse de energía por la tarde, su nivel de azúcar irá bajando. Cuando Mary cena, su azúcar en sangre vuelve a subir. Después de la cena y mientras duerme, su nivel de azúcar sanguíneo acaba por regresar al punto en el que estaba al empezar el día.

En general, estos niveles son bastante estables y predecibles; no hay picos ni valles extremos.

Veamos ahora cuál podría ser la curva de tu azúcar en sangre, como persona sensible al azúcar. Tu día típico podría comenzar así: te levantas a las siete de la mañana y tomas una taza de café con dos cucharaditas de azúcar y un poco de leche antes de salir corriendo. Te detienes de camino al trabajo y tomas una segunda taza de café (con la misma cantidad de leche y azúcar) y una magdalena de chocolate. A las diez tomas otra taza de café con dos cucharaditas de azúcar y más leche. Estás tan ocupado trabajando que te olvidas de almorzar. A las tres de la tarde estás cansadísimo y sientes que te vas a desmoronar, así que vas a la tienda más cercana y compras una ensalada de pasta y un té helado. A las cuatro y media tienes mucho sueño, así que te acercas a la máquina dispensadora de bebidas y te sirves una Coca-Cola. Llegas a casa a las siete, te sirves una copa de vino para relajarte y ves las noticias. Hurgas en la nevera en busca de algo para comer. Al no encontrar nada, hierves agua, cueces un poco de pasta, le añades mantequilla y queso y te la comes mientras miras la televisión. A las nueve tienes hambre, así que traes una bolsa de galletas y un vaso de leche de la cocina.

Analicemos tu día por partes y te explicaré lo que ocurre detrás del decorado. El siguiente gráfico muestra el aumento de tu azúcar en sangre tras haber tomado el café y la magdalena.

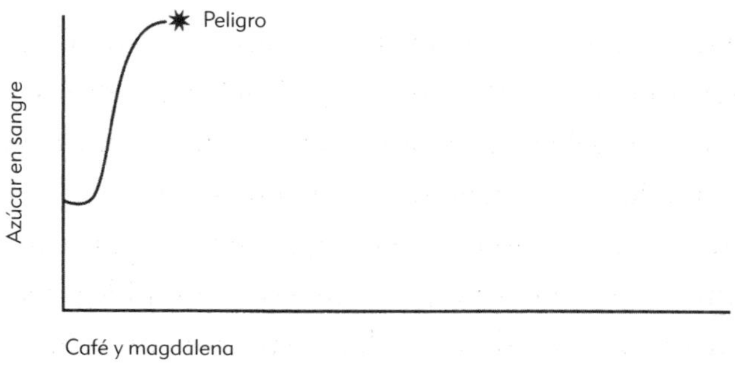

Como ya sabes, las personas sensibles al azúcar reaccionan de forma exagerada a la ingesta de carbohidratos simples, de manera que tu nivel de azúcar en sangre aumenta más y con mayor rapidez que el de otras personas. El azúcar que le has añadido al café y la magdalena de chocolate han dado lugar a un pico en el azúcar sanguíneo y tu cuerpo recibe el mensaje de que algo va mal. Registra que hay una situación de peligro y se pone en marcha para sacar de tu sangre el azúcar sobrante. Quiere mantener el nivel correcto de azúcar en tu sangre. Si hay demasiado, el páncreas liberará insulina para desplazar el azúcar presente en la sangre a las células. Si el pico de azúcar en sangre es grande, tu cuerpo le dirá al páncreas que libere una gran cantidad de insulina, la cual les indicará a tus células que se abran y acojan el azúcar. Tu nivel de azúcar en sangre experimenta un descenso rápido y pronunciado.

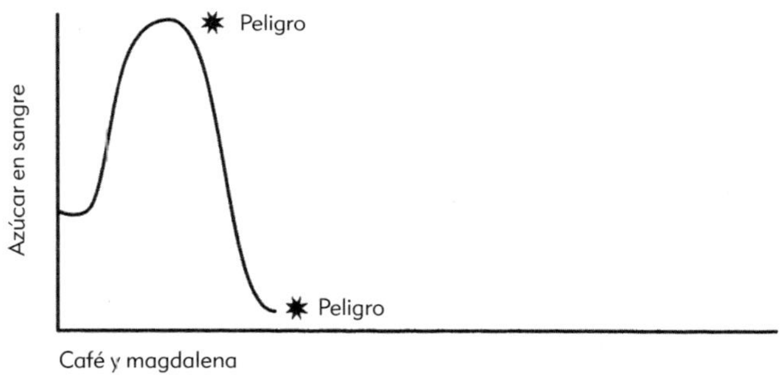

Debido a la gran afluencia de insulina, tu nivel de azúcar en sangre baja drásticamente. Tu cuerpo vuelve a registrar que hay una situación de peligro y se moviliza para encontrar una solución. Esta vez, el peligro proviene de tener muy poco azúcar en la sangre. Consciente o inconscientemente, comienzas a buscar algo para hacer subir tu nivel de azúcar sanguíneo con rapidez. Desesperado por encontrar algo dulce, bebes más café con azúcar. Puedes adivinar qué sucede ahora con tu nivel de azúcar en sangre: vuelve a dispararse. Y el proceso de la insulina comienza de nuevo.

Si quisiésemos representar en un gráfico los altibajos que se producen durante el día, podrían mostrar este aspecto:

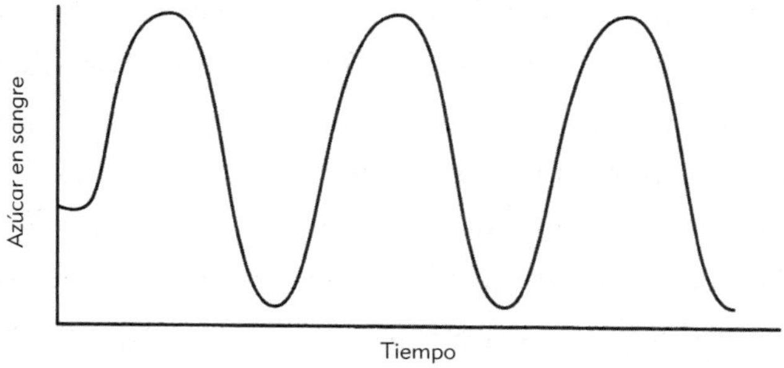

Puedes ver que tu cuerpo experimenta estos picos y valles drásticos varias veces al día. ¿Cuáles son las consecuencias de estas fluctuaciones drásticas en tu nivel de azúcar en sangre? La primera es que tu estado de ánimo, como el azúcar en sangre, fluctúa todo el día. A veces te sientes muy animado y en otros momentos abatido. Tal vez te sientes concentrado y alerta durante treinta minutos después de comer, pero luego no puedes recordar con quién estás hablando por teléfono. O tus habilidades para resolver problemas te abandonan de repente y no tienes ni idea de cómo lidiar con la emergencia que acaba de surgir. Tus síntomas del doctor Jekyll y el señor Hyde cambian junto con tu nivel de azúcar en sangre. (A veces me pregunto si la poción que bebía el doctor Jekyll estaba llena de azúcar). ¿Qué aspecto crees que tendría la curva de tu azúcar sanguíneo en un gráfico a lo largo de todo un día?

Fatiga suprarrenal

Además de estos cambios de humor del tipo doctor Jekyll y el señor Hyde, el hecho de que el azúcar en sangre suba y baje drásticamente tiene otra repercusión. Cada vez que tu nivel de azúcar sanguíneo aumenta rápidamente, las alarmas internas de tu cuerpo comienzan a sonar y les indican a tus glándulas suprarrenales que liberen adrenalina, la hormona que incrementa de pronto nuestra energía y nos moviliza ante el peligro. Esta respuesta mantuvo vivos a nuestros antepasados cuando los perseguían tigres de dientes de sable. En nuestros días, puedes experimentarla cuando casi tienes un accidente mientras estás conduciendo al trabajo o cuando alguien viene por detrás y te sorprende. La descarga de adrenalina acelera los latidos de tu corazón y hace que estés más alerta. (También le dice a tu páncreas que se ponga en marcha y libere insulina para que tus células puedan obtener energía al captar azúcar del torrente sanguíneo).

El problema es que las glándulas suprarrenales están diseñadas para hacer frente a *emergencias*. No lo están para pasar a la acción varias veces al día, como ocurre cada vez que ingieres una gran dosis de azúcar. Cuando los picos de azúcar en sangre activan las glándulas suprarrenales por la mañana, al mediodía y por la noche, empiezan a cansarse, y sobreviene lo que se denomina *fatiga suprarrenal*. Las glándulas suprarrenales responden más lentamente a la señal de peligro. En lugar de detectar enseguida el rápido aumento del azúcar en sangre, actúan tarde.

Piensa que las glándulas suprarrenales son un bombero voluntario que lleva tres meses haciendo horas extras. Está totalmente exhausto. La alarma suena a las tres de la madrugada. En lugar de salir de la cama de inmediato, oye vagamente la alarma, se esfuerza por concentrarse, finalmente reconoce que no está soñando sino que es la campana que indica que hay un fuego la que está sonando, sale de la cama tambaleándose, busca sus botas a tientas, va andando hacia el camión y se duerme sobre el volante, hasta que, por fin, arranca el motor y se va a apagar el fuego. Solía saltar de la cama, ponerse las botas en un instante y salir por la puerta antes de que la campana terminara de sonar, pero la fatiga está afectando a su tiempo de respuesta.

Como tus glándulas suprarrenales reaccionan tarde, tu nivel de azúcar en sangre aumenta aún más y tu cuerpo libera aún más insulina en un intento de sacar ese azúcar de la sangre y hacer que entre en las células. El resultado es que los picos y valles de tu nivel de azúcar sanguíneo se vuelven más pronunciados y el intervalo que hay entre ellos se acorta. La curva del nivel empieza a tener este aspecto:

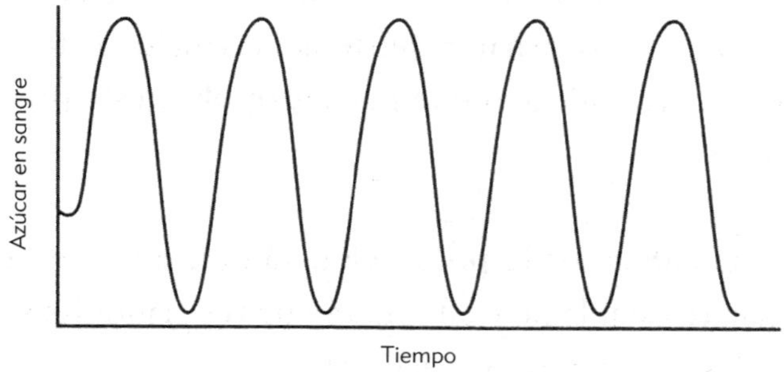

Paradójicamente, la fatiga suprarrenal, que es causada por la reacción exagerada del cuerpo al azúcar, implica que necesitas más azúcar más a menudo, porque caes en la zona baja del peligro cada vez con mayor frecuencia. Por lo tanto, la fatiga suprarrenal hace que tus niveles de azúcar en sangre sean aún *más* pronunciados y puede ser que algunos de tus síntomas del tipo doctor Jekyll y el señor Hyde empeoren aún más. Es posible que no sepas que este cambio a peor está relacionado con lo que comes y cuándo lo comes. Tal vez pienses que tus emociones y sensaciones negativas están causadas por el estrés, la falta de sueño o el síndrome premenstrual. Piensa en lo a menudo que experimentas los síntomas siguientes:

- ❑ Fatiga
- ❑ Inquietud
- ❑ Confusión
- ❑ Temblores
- ❑ Frustración
- ❑ Irritabilidad
- ❑ Dificultades para recordar
- ❑ Ira
- ❑ Ganas de llorar
- ❑ Ansiedad

No es extraño que no te sientas bien; estás en una montaña rusa fisiológica. Debido a que eres sensible al azúcar, a lo que comes y a cuándo lo comes, no puedes contar con tu azúcar sanguíneo para que te mantenga estable y te aporte una fuente de energía fiable y constante. Hacia las tres de la tarde, sientes que te estás arrastrando. A las siete casi no tienes energía para preparar la cena.

Pero el problema no está en tu mente, no es tu actitud. A menos que estabilices tu nivel de azúcar en sangre, ninguna terapia ni ningún hallazgo personal harán que te sientas mejor. Esta es la mala noticia. La buena noticia es que puedes resolver este problema si sabes tres cosas:

1. Qué alimentos te proporcionarán un nivel de azúcar en sangre estable, lo cual evitará que tus glándulas suprarrenales actúen innecesariamente.
2. Qué alimentos evocarán la respuesta insulínica menos reactiva.
3. Cuándo comer para mantener altos tu nivel de energía y tu estado de ánimo.

En el próximo capítulo analizaremos los otros dos agentes claves para derrotar la sensibilidad al azúcar: las sustancias químicas cerebrales serotonina y betaendorfina. A continuación empezarás a poner en práctica un plan de alimentación que podrá brindarte la estabilidad emocional y la elevada autoestima que llevas tanto tiempo deseando y mereciendo.

Capítulo 6

RUDIMENTOS SOBRE LA QUÍMICA CEREBRAL

Si bien acabar con los altibajos extremos en tu nivel de azúcar en sangre puede tener un efecto enormemente positivo sobre la forma en que te sientes, el hecho de estabilizar este nivel no resolverá todos los problemas del síndrome del doctor Jekyll y el señor Hyde. Si pudiese resolverlos, no necesitarías leer este libro. Varios expertos han escrito sobre lo importante que es que los niveles de azúcar en sangre estén óptimos para el bienestar emocional, pero la sensibilidad al azúcar incluye más factores. Entre ellos, hay que tener en cuenta una información fundamental que no ha estado disponible para el público en general anteriormente. Esta información tiene que ver con la importancia crucial de la betaendorfina.

La serotonina y la betaendorfina pueden tener unos efectos drásticamente positivos o negativos sobre tu estado de ánimo y tu nivel de energía. Estas sustancias químicas del cerebro tienen un funcionamiento un poco más complejo que la mecánica del azúcar en sangre, y necesitarás conocer algunos aspectos del funcionamiento cerebral para comprenderlo. Si prefieres prescindir de los detalles científicos y comenzar con tu plan alimentario, pasa al capítulo siete. A medida que diseñes tu plan, te mostraré cuáles de los siete pasos destinados a implementarlo afectarán a tus niveles de serotonina y betaendorfina, así como tu nivel de azúcar en sangre. De esta manera, podrás regresar a los contenidos de este capítulo cuando llegues a esos pasos.

A la larga, sin embargo, tomarte tiempo para saber cómo funciona tu cerebro te proporcionará una verdadera sensación de confianza. Te ayudará a comprender las sutilezas de lo que sientes y las razones por las que sientes eso. Descubrirás cuál es la diferencia que hay entre los estados inducidos por la serotonina y los inducidos por la betaendorfina. Esta capacidad de identificar los cambios fisiológicos específicos que impulsan tus emociones, tus sensaciones y tus comportamientos es increíblemente emocionante: te pone en el asiento del conductor y te brinda una manera de dirigir tu vida totalmente nueva. Cuando este proceso de aprendizaje se ve acompañado de un diálogo con otras personas que están siguiendo el programa, el efecto es aún más potente. Como he visto una y otra vez con mis pacientes, la finalidad de tener un sentimiento estimulante de autoconfianza hace que valga la pena realizar el esfuerzo de comprender los aspectos científicos.

Empezaremos por echar un vistazo a los neurotransmisores, la familia de sustancias químicas cerebrales a la que pertenecen la serotonina y la betaendorfina. Explicaré el propósito de los neurotransmisores, el mecanismo que les permite enviar información entre las células cerebrales y los ajustes que hace el cerebro para que el flujo de información se mantenga constante. Luego analizaremos cada uno de estos neurotransmisores por separado y examinaremos cómo los afectan los medicamentos tradicionales, tanto los que se venden con receta como los de venta libre. Finalmente, trataré el tema de por qué y de qué manera el consumo de alimentos puede proporcionar una alternativa idónea para equilibrar la química cerebral.

Neurotransmisores: mensajeros del cerebro

El cerebro está diseñado para comunicar información. Miles de millones de células cerebrales dialogan entre sí en todo momento a través de una compleja red que hace que estén interconectadas. Estas células no se tocan entre sí. Hay un pequeño espacio entre cada una de ellas y la información es transmitida a través de este espacio a través de los mensajeros químicos llamados neurotransmisores. Las sustancias químicas cerebrales serotonina y betaendorfina, que, como vimos en el capítulo cuatro, tienen un efecto tan potente sobre el estado de ánimo y el comportamiento, son dos tipos de neurotransmisores.

Hay muchos tipos de neurotransmisores, cada uno de los cuales tiene una forma molecular diferente y lleva su propio mensaje. Cuando una célula cerebral quiere enviar un mensaje a otra, libera el tipo apropiado de neurotransmisor en el espacio que hay entre esta y la célula receptora. Estos neurotransmisores flotan a través del pequeño canal que las separa y buscan un lugar en el que aterrizar.

Cada célula receptora tiene miles de receptores listos para atrapar los neurotransmisores. Estas células se llaman neurorreceptores, y cada una está diseñada para acoger un neurotransmisor específico. Una molécula de serotonina, por ejemplo, solo puede transmitir su mensaje a un receptor de serotonina. Y lo mismo ocurre con la betaendorfina. Si cualquier otro tipo de neurotransmisor llega a los receptores de betaendorfina, no sucede nada; pero cuando aparece el neurotransmisor que se ajusta al receptor, este lo reconoce y permite que pase el mensaje. Si suficientes receptores reciben el mismo mensaje, toda la célula responde y pasa el mensaje a la siguiente. Por supuesto, todo esto sucede en muy muy poco tiempo. Veamos cómo funciona esta comunicación con los dos neurotransmisores que nos interesa analizar.

Para empezar, pongamos un ejemplo de cómo funciona la betaendorfina, que alivia el dolor físico y emocional. A Susan le cae una caja pesada sobre los dedos de las manos. La primera respuesta que da su cuerpo es un dolor intenso; experimenta náuseas y siente que se desmayará. Sin embargo, en poco tiempo, este efecto pasa y se siente lúcida y enfocada. Los dedos aún le duelen, pero sabe qué hacer. Sabe que el hielo reducirá la hinchazón y ayudará a adormecer el dolor.

Mientras Susan está de pie delante del lavabo con los dedos metidos en un recipiente con agua helada, se sorprende al notar que se siente algo relajada y ajena a su cuerpo. Es un efecto aparentemente extraño, ya que sus dedos acaban de ser aplastados. Pero su cerebro reconoció una situación de crisis cuando las sensaciones de dolor empezaron a alcanzarlo y respondió liberando moléculas de betaendorfina, que amortiguaron esas sensaciones punzantes.

Examinemos más de cerca este mecanismo analgésico. Las moléculas de betaendorfina de Susan están almacenadas en sus células cerebrales. Cuando las células emisoras reconocieron el dolor, liberaron betaendorfina. Las moléculas de betaendorfina cruzaron el espacio existente entre las células cerebrales y llegaron a los receptores de betaendorfina de las células receptoras, lo cual hizo que estas recibieran el mensaje y respondieran a él. Como Susan sintió mucho dolor, se liberó una gran cantidad de betaendorfina, y el mensaje de bloqueo del dolor se extendió.

Mientras que el neurotransmisor betaendorfina lidia con el dolor, la serotonina lo hace con el estado de ánimo y el comportamiento. Veamos otro ejemplo. Diane es sensible al azúcar. Come compulsivamente y le encantan ciertos alimentos. A menudo dice que quiere perder peso, pero cuando va a un restaurante una noche y aparece el pan en la mesa mientras espera que le sirvan la cena, su resolución se evapora. Diane tiene bajo el nivel de serotonina, el neurotransmisor que frena los impulsos. Puesto que es sensible al azúcar, los «frenos» de Diane no siempre funcionan.

Si Diane tuviera la química corporal de una persona no sensible al azúcar, su cerebro mantendría un nivel adecuado de serotonina, lo que le permitiría reconocer el mensaje de comerse el pan inmediatamente como una tendencia impulsiva (en lugar de que denotase hambre) y no le haría caso. Pero como su nivel de serotonina está bajo por defecto, el flujo de información entre sus células cerebrales es menor de lo normal. La pequeña cantidad de serotonina de la que dispone atraviesa el espacio que hay entre sus células cerebrales, encuentra los receptores de serotonina y transmite el mensaje de detención, que debería desactivar el impulso de comer de Diane. Ahora bien, como no hay mucha serotonina, el mensaje es bastante débil. No se activan suficientes receptores, por lo que las células no transmiten el mensaje, y el impulso de Diane de comer el pan no se mitiga, de modo que prácticamente lo devora; ingiere mucho más del que realmente quiere comer.

Imaginemos que hemos aumentado el nivel de serotonina de Diane. Aún se siente mal por sus patrones alimentarios y no logra dejar de mirar el pan que hay en su mesa mientras se dice que va a tomar un poco mientras espera. Pero antes de meterse un pedazo en la boca, ocurre algo. Una vocecita le dice: «Espera un momento, Diane. ¿Estás segura de que es lo mejor que puedes hacer?». Así que Diane reflexiona un poco. Suspira y piensa: «Bueno, tal vez no sea una buena idea». Acaba de controlar su impulso, por cortesía de la serotonina.

Cuando incrementamos el nivel imaginario de serotonina de Diane, pasaron a llegar muchas más moléculas de serotonina a los receptores correspondientes, y las células transmitieron por todo su cerebro el mensaje de que esperase. Su impulso se calmó cuando el mensaje se difundió. Y Diane obtuvo otro beneficio del incremento de su nivel de serotonina: sus sentimientos y emociones de irritabilidad, aislamiento y depresión también se calmaron. Diane no sabía cómo funcionaba todo esto en su cerebro; desconocía la acción de la serotonina, y no tenía por qué conocerla. Sencillamente, sentía que tenía más el control de su vida y su comportamiento. Sin embargo, su cerebro sí sabía exactamente lo que estaba haciendo: más serotonina es igual a controlar los impulsos y tener mejores sentimientos y emociones.

Más adelante descubrirás cómo aumentar de forma segura tus niveles de serotonina y betaendorfina simplemente eligiendo otros alimentos y optando por actividades como el ejercicio, la meditación o la oración, reírte ¡e incluso tener buen sexo!

Limpiar y regular el sistema

Después de que los neurotransmisores han aterrizado en sus receptores y han transmitido su mensaje, vuelven a flotar en el espacio que hay entre las células cerebrales y están disponibles para volver a acoplarse a los receptores. Al mismo tiempo, la célula emisora sigue liberando más neurotransmisores. Esto hace que haya riesgo de sobrecarga. Para evitarlo, el cerebro tiene un par de formas de deshacerse de las moléculas sobrantes de serotonina y betaendorfina.

En primer lugar, libera enzimas que descomponen los neurotransmisores usados. Me gusta pensar que cada enzima es un pequeño comecocos que se los traga. El otro mecanismo que evita la sobrecarga de neurotransmisores es una especie de aspiradora que absorbe los mensajeros usados y los deposita de nuevo en la célula de la que han salido para que sean reciclados y puedan usarse posteriormente. Estas «aspiradoras» se denominan *bombas de recaptación*. Como las enzimas comecocos, las bombas de recaptación suelen ser muy efectivas. El cerebro no quiere solamente que se limpien los espacios; también desea que haya orden y organización. Por este motivo, el sistema de neurotransmisores y neurorreceptores del cerebro está cuidadosamente organizado para mantener el equilibrio. Si se producen desequilibrios, el cerebro intentará compensar el problema. Tres de estos ajustes son especialmente importantes para el tema que estamos tratando: la regulación a la baja, la regulación al alza y los síntomas de abstinencia.

La regulación a la baja

Recibir con demasiada insistencia un mensaje dado confunde al cerebro. No le gusta estar sobrecargado. Por ejemplo, si se libera una cantidad excesiva de un determinado neurotransmisor, la célula receptora cerrará algunos de sus receptores y limitará así el número de impactos que pueda recibir. Aunque se liberen más neurotransmisores, cuentan con menos lugares en los que aterrizar. Este proceso de cierre de los receptores se llama *regulación a la baja*.

La regulación a la baja es lo que hace que se desarrolle tolerancia a una droga o un medicamento. Tomemos los analgésicos como ejemplo. Los analgésicos como la morfina funcionan porque la forma de sus moléculas es como la de las moléculas de betaendorfina y encajan en los receptores de esta. Así es como transmiten el mensaje analgésico. Pero cuando tomamos un medicamento de estas características, se producen muchos más «impactos» analgésicos de los que normalmente se producirían. El cerebro, que aprecia el equilibrio por encima de todo, quiere que las cosas vuelvan a la normalidad. Después de un tiempo, cierra algunos de sus receptores, es decir, efectúa una regulación a la baja. La consecuencia es que las células cerebrales reciben menos impactos. Por este motivo, la misma cantidad de analgésico tiene cada vez menos efecto con el tiempo. Así es como se desarrolla la *tolerancia* a un medicamento y se necesita una dosis cada vez mayor para obtener el mismo efecto. La regulación a la baja se produce con bastante rapidez; es posible que necesites 50 miligramos de morfina para aliviar el dolor el primer día y 500 miligramos para lograr el mismo efecto diez días después.

Así como los analgésicos actúan sobre el sistema betaendorfínico, los antidepresivos actúan sobre el sistema serotonínico. Cuando Bárbara comenzó a tomar Prozac para la depresión, le recetaron 20 miligramos diarios. Después de superar algunos efectos secundarios iniciales, se sintió mucho mejor durante unos meses. El Prozac estaba aumentando la cantidad de «impactos» de erotonina en su cerebro. Después, la depresión regresó. Su médico aumentó la dosis a 40 miligramos diarios y Bárbara volvió a sentirse mejor. Pero, con el tiempo, los sentimientos perjudiciales comenzaron a aparecer de nuevo. La razón de ello fue que el cerebro de Bárbara había efectuado una regulación a la baja en respuesta al aumento de los «impactos» de serotonina causados por el Prozac, por lo que el efecto de este fármaco era menor. Las imágenes siguientes muestran cómo funciona la regulación a la baja.

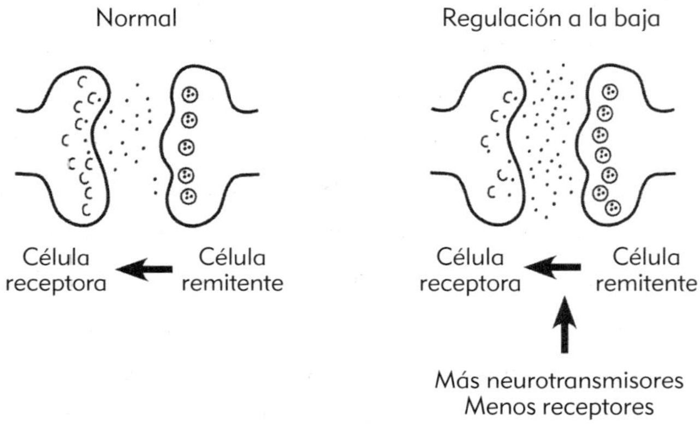

La regulación al alza

El sistema de equilibrio de la química cerebral también actúa en el otro sentido. Si el nivel de serotonina o betaendorfina es demasiado bajo, el cerebro abrirá más receptores para poder recibir más impactos. La imagen siguiente muestra la regulación al alza.

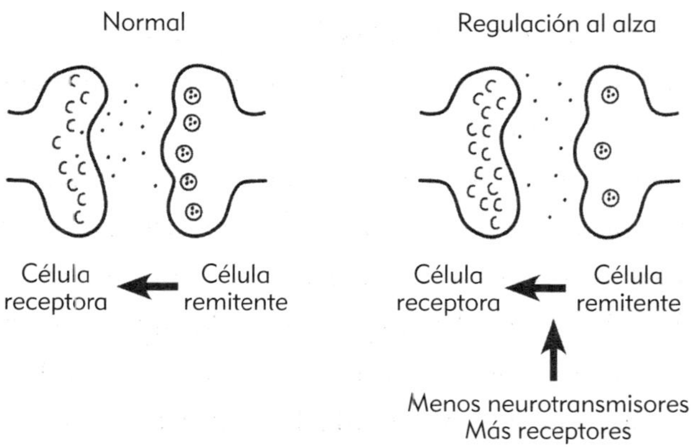

La regulación al alza da lugar a algunos problemas interesantes. Si eres sensible al azúcar y tu nivel de serotonina es bajo por defecto, tu sistema ya se ha regulado para tener más receptores de serotonina. Esto significa que si comienzas a tomar un medicamento como el Prozac puede ser que experimentes una reacción muy acusada. De repente, estás recibiendo más impactos de serotonina en un sistema que ya estaba regulado para tener muchos receptores de serotonina adicionales. Tomar Prozac puede hacer que te sientas ansioso o nervioso, que tengas sueños extraños o que experimentes otros efectos secundarios, porque estarás recibiendo muchísimos más «impactos» de serotonina y tus células aún no se habrán regulado a la baja para reestabilizar tu nivel de serotonina.

La regulación al alza ocasiona otro problema interesante a los hijos de alcohólicos. Estos –y, en mi opinión, todas las personas sensibles al azúcar– nacen con unos niveles de betaendorfina bajos, por lo que su cerebro suele permanecer en un estado de regulación al alza para compensarlo: tiene más receptores de betaendorfina de lo normal. Esto significa que puede reaccionar de forma exagerada a cualquier sustancia que provoque una mayor liberación de betaendorfina. Echemos un vistazo a un ejemplo inspirado en uno de mis pacientes.

Joe es un niño de doce años cuyos niveles de betaendorfina son bajos. Su padre es alcohólico. Joe tiene un comportamiento normal cuando sale con sus amigos, pero por dentro no se siente muy bien consigo mismo. Un día, él y sus amigos se hacen con un paquete de seis latas de cerveza. Sus amigos tienen una química cerebral normal. Beben una o dos latas y se sienten bien, ligeramente alterados y bastante relajados.

Pero el cerebro de Joe tiene muchos más receptores de betaendorfina porque su nivel natural de betaendorfina es bajo. Cuando bebe dos latas de cerveza, el alcohol provoca una liberación de betaendorfina, que, recordémoslo, tiene la capacidad de aliviar el dolor emocional. Joe está en la cima del mundo. Se siente mejor de lo que se ha sentido en toda su vida porque sus receptores adicionales han amplificado el efecto de la liberación de betaendorfina causada por el alcohol presente en la cerveza. «¡Esto es genial!», dice. ¿Y volverá a beber? Puedes apostar a que lo hará. Probablemente se pasará el resto de la vida buscando revivir la euforia que le provocó el primer trago.

Los síntomas de abstinencia

La tercera forma en que el cerebro intenta recuperarse del desequilibrio es generar síntomas de abstinencia. Cuando contraes una dependencia física de una sustancia –como el alcohol, el azúcar o un analgésico basado en la morfina–, has alterado el estado natural de tu sistema. Tu cerebro se acostumbra a recibir los impactos adicionales de serotonina o betaendorfina causados por la sustancia y se «queja» si esta sustancia deja de estar presente. Experimentas estas quejas como síntomas de abstinencia: irritabilidad, dolor de cabeza, diarrea, dolor en las articulaciones u otros síntomas similares a los de la gripe.

Cuando estás experimentando estos síntomas y tomas la sustancia que están reclamando tus neurorreceptores, te sientes mejor enseguida, al menos por un tiempo. Esta es una de las mejores formas de evaluar si las sensaciones que experimentas provienen de una dependencia física (por oposición a emocional) y la abstinencia. Si te sientes mejor de inmediato cuando le das a tu cuerpo lo que anhela, tienes una gran pista de que estás lidiando con la dependencia física y los síntomas de la abstinencia.

Ahora que tienes una mejor idea de la química general que afecta al proceso cerebral, examinemos con mayor detalle los neurotransmisores específicos que afectan a la persona sensible al azúcar.

La serotonina

Como veíamos en el capítulo cuatro, cuando el nivel de serotonina es el ideal, nos sentimos tranquilos y relajados, en paz con la vida. La serotonina también aumenta el control de los impulsos, lo cual nos permite «no caer en la tentación» más fácilmente. Las personas cuyos niveles de serotonina son bajos no controlan bien sus impulsos; les es casi imposible «evitar las tentaciones», porque hay un lapso muy corto entre la necesidad de hacer algo y la acción correspondiente. Esta es la razón por la que las galletas calientes que hay en la mesa de la cocina saltan a tu boca antes de que sepas lo que ha sucedido. Por eso, por más veces que prometas ceñirte a tu dieta, no puedes hacerlo. El nivel insuficiente de serotonina de tu cerebro no te proporciona el tiempo que necesitas para tomar buenas decisiones.

Además de ser impulsivas, las personas cuyo nivel de serotonina es bajo pueden sentirse deprimidas y ansiar carbohidratos simples como el pan, la pasta y los dulces. Cuando al cerebro le falta serotonina, hace todo lo posible para que haya más. No solo regula al alza o abre más receptores para tomar la serotonina que liberan las células cerebrales; también produce antojos alimentarios que elevarán el nivel de este neurotransmisor. Los carbohidratos simples pueden lograr este efecto. Veamos cómo.

El cuerpo produce serotonina a partir de una sustancia química llamada *triptófano*. El triptófano es un aminoácido procedente de las proteínas. Comer pavo, por ejemplo, introducirá triptófano en la sangre, pero esto no significa necesariamente que entrará en el cerebro para convertirse en serotonina. Son necesarias las propiedades químicas de los carbohidratos simples para sacar el triptófano del torrente sanguíneo y llevarlo al cerebro, donde puede usarse para producir serotonina. En el capítulo nueve hablaré más sobre cómo usar el triptófano para levantar el ánimo, mejorar el sueño y fomentar la relajación; por ahora recuerda que comer un carbohidrato puede elevar el nivel de serotonina de tu cerebro solamente si has comido suficiente proteína antes para incorporar triptófano al torrente sanguíneo.

Este hecho ha alentado a varios autores a recomendar la ingesta de dulces, especialmente de chocolate, como la alternativa ideal a los medicamentos antidepresivos. Estoy totalmente en desacuerdo. Si bien el chocolate eleva el nivel de serotonina, no es la mejor solución para elevar el nivel de serotonina *y* aliviar la depresión. El chocolate puede funcionar para otra persona, pero no para ti. Tú eres sensible al azúcar. Cuando comas chocolate, tu nivel de serotonina aumentará, pero a un precio enorme: el chocolate tendrá el efecto contraproducente de aumentar tu ansia de dulces y reforzar tu adicción. Verás por qué ocurre esto cuando lleguemos al apartado dedicado a la betaendorfina.

Cómo funcionan los antidepresivos

Según otra corriente de opinión, la mejor manera de elevar los niveles bajos de serotonina, y aliviar así la depresión, consiste en tomar un medicamento antidepresivo. La mayoría de los antidepresivos actúan aumentando la cantidad de serotonina que reciben los neurorreceptores. Los científicos que desarrollaron los antidepresivos se centraron en crear medicamentos que hiciesen que el bajo número de moléculas de serotonina liberadas por las células cerebrales de una persona deprimida permaneciesen en el espacio que hay entre las células durante más tiempo, con la finalidad de que estas moléculas impactasen en los receptores de serotonina más de una vez. Hay antidepresivos que tienen esta acción al bloquear la pequeña enzima comecocos que engulle la serotonina sobrante. Otros antidepresivos actúan evitando que las bombas de recaptación aspiren los neurotransmisores usados.

Los medicamentos llamados ISRS (inhibidores selectivos de la recaptación de serotonina), como Prozac, Paxil, Effexor, Celexa y Zoloft son del segundo tipo. Apagan las bombas de recaptación para que la serotonina usada permanezca en el espacio que hay entre las células y siga impactando en los receptores de serotonina; así, el cerebro aprovecha en mayor medida la serotonina que ya hay. Estos antidepresivos tienden a funcionar mejor que los que bloquean la enzima comecocos porque tienen menos efectos secundarios.

Lo bueno que tienen los medicamentos como Prozac es que aumentan el nivel de serotonina y mejoran los estados de ánimo y los comportamientos problemáticos asociados con los niveles de serotonina bajos. Como vimos en el capítulo cuatro, un nivel de serotonina más elevado hace que la persona esté menos abatida, menos dispersa, más concentrada, menos bloqueada y menos irritable, y sea menos propensa a anhelar dulces, pan, pasta o cereales. Gracias al mejor control de los impulsos que proporciona la serotonina, también le resulta más fácil resistir la tentación del alcohol, ciertos alimentos y los comportamientos compulsivos.

Sin embargo, al igual que ocurre con la «solución» que para algunos es el chocolate, la solución que son los antidepresivos también presenta problemas importantes. En primer lugar, como vimos en el caso de Bárbara, el cerebro cerrará algunos receptores de serotonina después de un tiempo para que el nivel de este neurotransmisor vuelva a ser el que había antes de la ingesta del antidepresivo (un nivel que, en el caso de las personas sensibles al azúcar, es demasiado bajo). Debido a ello, se tendrá que aumentar la dosis o cambiar el tipo de medicamento que se está consumiendo para lograr el mismo efecto. En segundo lugar, muchos de estos medicamentos son muy caros y deben tomarse bajo la supervisión de un psiquiatra, una situación que es posible que no esté cubierta por el seguro de salud. Y en tercer lugar, incluso los antidepresivos más nuevos tienen efectos secundarios desagradables. Se pueden experimentar náuseas o nerviosismo, o tener sueños extraños o problemas de trastorno del sueño. El individuo puede sufrir una falta de deseo sexual, es menos sensible físicamente a la estimulación sexual y es incapaz de alcanzar el orgasmo. Aunque los antidepresivos pueden salvarle la vida a alguien que tenga una depresión grave que no responda a nada más, los efectos secundarios pueden ser un alto precio que hay que pagar por este alivio.

Hay otras opciones. Ciertas formas de comer pueden alterar significativamente tu nivel de serotonina. Tener en cuenta qué comes y cuándo lo haces puede beneficiarte enormemente en tu proceso. Si comes una patata horneada (con la piel) como refrigerio antes de acostarte, pondrás en marcha la bioquímica que hará que el triptófano entre en tu cerebro y se produzca serotonina. A medida que sigas leyendo este libro irás viendo por qué las patatas pueden ser una alternativa mejor que el Prozac.

La betaendorfina

Examinemos ahora el siguiente neurotransmisor importante para las personas sensibles al azúcar: la betaendorfina. Esta sustancia actúa como un analgésico natural potente. Ya he mencionado el *subidón del corredor* (también llamado *subidón de endorfina*), fenómeno que consiste en que el cuerpo responde al dolor provocado por las carreras de larga distancia inundando el cerebro con esta sustancia calmante. La betaendorfina natural es increíblemente potente y presta un buen servicio; el problema es que el nivel «normal» de betaendorfina de las personas sensibles al azúcar puede ser bajo y la respuesta natural del organismo de estas personas a una sustancia liberadora de la betaendorfina (como el azúcar) puede ser significativamente mayor que la respuesta que da el organismo de aquellas que tienen una química corporal ordinaria. Como veremos más adelante, esto puede causar grandes problemas.

En términos científicos, la betaendorfina es un *opioide endógeno*, lo que significa que se puede encontrar de forma natural en el cuerpo y tiene un efecto similar al del opio, como lo tienen la heroína y la morfina. Al igual que los otros opioides, la betaendorfina (en el nivel adecuado) produce una sensación de bienestar, reduce el dolor, alivia la angustia emocional, aumenta la autoestima, genera estabilidad emocional e incluso produce una sensación de euforia. No es sorprendente que la betaendorfina también controle la ansiedad, desactive los sentimientos paranoicos, reduzca la ira y alivie ciertos tipos de depresión. Al tener todos estos efectos positivos la suficiente cantidad de betaendorfina, se puede deducir cuáles van a ser los problemas si el organismo no produce bastante. Si el nivel de betaendorfina es bajo por defecto, el individuo tendrá que vivir con una autoestima baja por causas bioquímicas y, por lo tanto, no responderá a la psicoterapia, el asesoramiento, los libros de autoayuda o las afirmaciones positivas.

Los narcóticos como la morfina, la heroína y la codeína actúan como la betaendorfina porque sus moléculas tienen la misma forma. Pueden encajar en los receptores de betaendorfina y engañar al cerebro para que piense que se segregó más betaendorfina natural. Los efectos son los mismos que los que produce esta última: una alta tolerancia al dolor, una sensación de euforia, optimismo y una autoestima elevada.

Como vimos en el caso de Joe, el alcohol también tiene unos efectos similares en el cerebro. No actúa directamente sobre los receptores como lo hacen los narcóticos, sino que hace que el cerebro libere una cantidad extra de betaendorfina para producir el «subidón» que asociamos con la bebida. Y dado que las personas sensibles al azúcar tenemos unos niveles más bajos de betaendorfina por defecto, nuestro cerebro suele estar regulado al alza, es decir, ha abierto más receptores para recibir la escasa cantidad de betaendorfina que suele haber. Por tanto, cuando bebemos alcohol, experimentamos un subidón mayor que muchos de nuestros amigos. Como le ocurre a Joe, lo habitual es que nos guste mucho el efecto que produce el alcohol. Las personas sensibles al azúcar tienen una reacción más contundente frente a todo aquello que suscita una mayor presencia de la betaendorfina, como veremos.

El azúcar y el incremento de la betaendorfina

Volvamos a visitar a nuestro viejo amigo el azúcar en el contexto de la mayor presencia de la betaendorfina. Como el alcohol, el azúcar provoca que se libere betaendorfina. Esto puede hacer que la persona se sienta estimulada; también puede ver reducido su dolor, tanto físico como emocional. Los individuos normales pueden disfrutar de estas propiedades del azúcar sin experimentar efectos perjudiciales; pero una persona sensible al azúcar responde a la mayor liberación de betaendorfina de una manera mucho más intensa, porque su cerebro tiene muchos más receptores de betaendorfina disponibles. Para alguien sensible al azúcar, ingerir esta sustancia puede tener unos efectos parecidos a beber alcohol. El azúcar puede hacer que la persona se convierta en alguien divertido, relajado, ligero, irreverente, hablador y (temporalmente) seguro de sí mismo.

Varios científicos y médicos se han interesado por la forma en que el azúcar afecta a la mente y el cuerpo. De hecho, se ha estado escribiendo sobre los efectos nocivos del azúcar desde principios de la pasada década de los cincuenta, pero la comunidad médica no se tomó en serio la mayoría de esas publicaciones; tendió a descartarlas como «no científicas» y «anecdóticas».

A mediados de la década de los ochenta, los científicos comenzaron a analizar los azúcares más en serio. El doctor Elliott Blass realizó algunos experimentos fascinantes para estudiar la posibilidad de utilizar el azúcar como un analgésico seguro para los bebés. Para poner a prueba su hipótesis de que el azúcar podía usarse con esta finalidad, cronometró las reacciones de un grupo de ratones expuestos a un nivel de calor potencialmente doloroso. Hacía que una pata delantera de los ratones reposase sobre una placa caliente y medía la rapidez con que quitaban la pata de esa superficie. Los ratones levantaron la pata al cabo de diez segundos, en promedio. A continuación, Blass les dio a los ratones una bebida que contenía un 11,5 % de azúcar y volvió a realizar el experimento. Esta vez tardaron veinte segundos en promedio, el doble de tiempo, en levantar su pequeña pata. Estos resultados sugerían que el azúcar estaba mitigando el dolor provocado por el calor; estaba actuando como un analgésico.

Blass trató de establecer la base neuroquímica de este fenómeno. Había observado que la ingestión de azúcar reducía la respuesta al dolor de los ratones, pero no estaba seguro de cuál era la vía neuroquímica que daba lugar a este efecto. Creyó que el azúcar actuaba como un opioide de alguna manera, tal vez al provocar la liberación del analgésico natural betaendorfina, por lo que diseñó un experimento en el que usó el fármaco naltrexona para poner a prueba su hipótesis. La naltrexona, que impide el efecto analgésico de las sustancias opioides como la morfina y la heroína, actúa instalándose encima de los receptores de betaendorfina y evitando así que reciban el mensaje calmante y analgésico que la betaendorfina quiere transmitir al cuerpo. Blass hizo el razonamiento de que si la naltrexona también impedía el efecto analgésico del azúcar (lo cual descubriría al observar si los ratones a los que se daba naltrexona reaccionaban o no con rapidez a la placa caliente), esto significaría que el azúcar actuaba sobre el cerebro –sobre el sistema betaendorfínico, específicamente– como un opioide.

En su nuevo experimento, les suministró a los ratones una dosis de naltrexona antes de darles la bebida azucarada. Después comprobó cómo reaccionaban a la placa caliente. Los ratones levantaron la pata con gran rapidez; esta vez, en ocho segundos. La naltrexona había impedido el efecto analgésico del azúcar. Puesto que la naltrexona solo actúa sobre el sistema betaendorfínico, este experimento mostró que el azúcar afecta al cerebro al estimular la liberación de betaendorfina de la misma manera que lo hacen los medicamentos opioides. Gracias al experimento del doctor Blass, ahora contábamos con una evidencia científica sólida de que el azúcar actúa contra el dolor como lo hace una droga o un medicamento.

El azúcar y la angustia por aislamiento

En 1986, el mismo año en que realizó los experimentos sobre el azúcar y el dolor físico, Blass también comunicó los resultados de un experimento sobre el azúcar y el dolor emocional en el que midió el efecto del azúcar en lo que se llama *angustia por aislamiento*, una denominación científica que describe el estrés emocional que padecen los animales cuando son separados de sus madres y se los deja solos.

Blass midió la angustia por aislamiento en pequeñas crías de ratón registrando cuántas veces lloraban durante el período de prueba. Cuando las crías estaban con su madre, no lloraban, y cuando se las separaba de ella, empezaban a llorar sin medida. Las ocho crías a las que no se les dio nada para calmarlas lloraron más de trescientas veces en un período de seis minutos. Las ocho crías que recibieron agua azucarada solo lloraron unas setenta y cinco veces en el mismo período. Después, Blass les dio a las crías una dosis de naltrexona antes de proporcionarles agua azucarada. Igual que ocurrió en el experimento de la placa caliente, la naltrexona impidió el efecto calmante del azúcar y el segundo conjunto de crías lloraron tan a menudo como las que no habían tomado el azúcar. Aparentemente, el azúcar estaba mitigando el dolor *emocional* igual que había mitigado el dolor físico.

El azúcar y la indefensión aprendida

Desde que Blass llevó a cabo sus experimentos, los científicos han seguido observando los efectos del azúcar en la mente y el cuerpo. La mayor parte de este trabajo se ha realizado en el contexto de la investigación sobre el alcoholismo. Dado que tanto el azúcar como el alcohol estimulan la liberación de betaendorfina, varios estudios han relacionado la preferencia por los dulces con la preferencia por el alcohol. Los científicos han demostrado claramente que los ratones alcohólicos (ratones que han sido criados para preferir el alcohol) *realmente* buscan los dulces. Pero hay más, y tiene que ver con otras formas en que la betaendorfina afecta al comportamiento.

Esta parte de la historia comienza con la doctora Christina Gianoulakis, de la Universidad McGill, quien advirtió que dos cepas de ratones de laboratorio respondían al alcohol de dos maneras muy diferentes. Un grupo, los ratones C57BL/6, tuvieron una reacción mucho más intensa que sus hermanos, los ratones DBA/2. Cuando la doctora Gianoulakis y sus colegas buscaron la razón, descubrieron que los ratones C57 nacen con unos niveles mucho más bajos de betaendorfina en el cerebro. Como te sucede a ti, el cerebro de los ratones C57 aumenta la cantidad de sitios receptores de la betaendorfina (en otras palabras, efectúa una regulación al alza) para tratar de atrapar en mayor medida la betaendorfina disponible. Luego, como los ratones C57 tienen más receptores con los que captar la betaendorfina, responden principalmente a aquello que, como el alcohol, ocasiona la liberación de la betaendorfina. (Además, los ratones C57 no solo respondieron al alcohol más intensamente que los DBA: también tuvieron una reacción a la morfina *treinta y cinco veces más potente*; ojo al dato).

La historia del azúcar y su efecto sobre los ratones C57 está bien investigada en la literatura científica. Posteriormente, la doctora Gianoulakis extendió su estudio a los humanos y observó a los hijos y nietos de personas alcohólicas, que se sabe que tienen una predisposición genética a ser adictos al alcohol. Parecían ser el equivalente humano a los ratones C57. Estas personas también parten de unos niveles más bajos de betaendorfina y su organismo responde de forma exacerbada a aquello que estimula su presencia, como el alcohol y los azúcares.

Cuando escribí la primera edición de este libro, fui un paso más allá y me pregunté si las personas sensibles al azúcar podían ser el equivalente humano a los ratones C57. Si atendemos a las similitudes, empezaremos a ver por qué algunos buscan el azúcar, lo adoran y se vuelven adictos a él. La semejanza es extraordinaria. Si piensas que eres un gran ratón C57, obtendrás muchas pistas sobre por qué actúas de la manera en que lo haces. Y podrás comprender por qué tus amigos «los ratones DBA» no pueden entender de ninguna manera por qué sigues cayendo en la tentación del azúcar cuando para ellos es fácil resistirse.

La ciencia también ofrece una buena visión sobre las actitudes que tenemos hacia los distintos tipos de ratones (o personas). Los científicos no menosprecian a los pequeños C57 y tampoco elogian a los DBA. Saben que son dos tipos de ratones muy distintos, que tienen una química corporal muy diferente. Este reconocimiento no va acompañado de juicios morales. Puedes hacer lo mismo y deshacerte de los juicios negativos y la vergüenza por el estilo de vida que llevas como C57. El primer paso consiste en que sepas que lo que te ocurre tiene una base bioquímica. Ahora que comprendes cómo funciona la química de tu cerebro, puedes comenzar a tomar decisiones para curarte.

Presento a continuación algunos de los hallazgos que se han publicado sobre los ratones C57. Echa un vistazo y luego reflexionaremos sobre lo que podrían implicar para tu curación.

1. A todos los C57, sea cual sea su sexo, les gusta más el dulce que a los DBA.
2. Cuando sucede algo malo o aterrador, los DBA buscan una forma de escapar, mientras que los C57 se agachan y se quedan inmóviles y a la defensiva. El comportamiento de los C57 se denomina *sumisión aprendida inducida por la derrota*, y tiene lugar en respuesta a la liberación de betaendorfina.
3. Los ratones «derrotados» desarrollaron tolerancia a la betaendorfina liberada en respuesta a una amenaza.
4. La morfina motiva un comportamiento hiperactivo en los C57 pero no tiene el mismo efecto en los DBA.
5. Cuando están dejando la morfina, los C57 se vuelven letárgicos y pasivos.

Vamos a trasladar estos puntos a tu propia experiencia. Reemplazaremos la denominación C57 por la de *persona sensible al azúcar*. Y dado que sabemos que tanto la morfina como el azúcar afectan a los receptores de betaendorfina, sustituiremos la palabra *morfina* por *azúcar*. Repasemos la lista aplicando estos cambios:

1. *A todas las personas sensibles al azúcar, sea cual sea su sexo, les gusta más el dulce que a aquellas cuyo cuerpo no es sensible al azúcar.*

Todos conocemos a personas que se comportan como los DBA. Son las que nos preguntan por qué no nos limitamos a prescindir del azúcar. Son las que deciden seguir una dieta, realmente la siguen y pierden cinco kilos en un mes. Son las que abandonan el chocolate por Cuaresma y nunca se vuelven para mirar atrás. Son las que llevaban una pequeña calabaza naranja en Halloween y no una bolsa gigantesca. Son las que solo se comerían la galleta con chispas de chocolate caliente que hay en la encimera de la cocina si tuvieran hambre. Sabes de inmediato quiénes son. Dado que la sociedad tiende a reconocer y valorar el comportamiento de los DBA, es muy posible que te juzgues comparándote con ellos. Tal vez creas que el comportamiento de los DBA es bueno y el de los C57 es malo.

2. *Cuando sucede algo malo o aterrador, la persona sensible al azúcar se agacha y se queda inmóvil y a la defensiva. Este comportamiento se denomina* sumisión aprendida inducida por la derrota, *y tiene lugar en respuesta a la liberación de betaendorfina.*

Cuando te sientes derrotado y abrumado, asumes la posición fetal, te quedas quieto y le dices a todo el mundo que no es culpa tuya. Ahora bien, es posible que no hagas esto de puertas afuera. Exteriormente puede ser que finjas muy bien y hagas que todos crean que tienes el control absoluto, pero por dentro pendes de un hilo y te sientes muy mal. Cuando se produce una crisis, es posible que estés encogido dentro de tu corazón en lugar de estarlo visiblemente, pero conoces perfectamente este patrón. En términos psicológicos, se denomina *indefensión aprendida*. No ves que tus amigos DBA respondan así a las mismas crisis; ellos se ponen en marcha y despliegan más energía. Tú tomas Prozac; ellos cambian de trabajo y obtienen un ascenso. Odias esta «injusticia» y desconoces totalmente que su base es bioquímica.

3. *Las personas sensibles al azúcar, «derrotadas», desarrollan tolerancia a la betaendorfina liberada en respuesta a una amenaza.*

Si has experimentado la derrota durante toda la vida, te has vuelto insensible al fracaso. Ya no percibes las derrotas; las esperas como parte de la vida. No tienes ninguna noción de que la bioquímica esté detrás de tus fracasos; piensas que te sirvieron una mala mano en la vida y que esta es tu suerte. Recurres a los dulces en busca de alivio y consuelo. En cambio, cuando tus amigos DBA experimentan la derrota, la ven como un revés temporal y no como un patrón de vida que quepa esperar, y toman medidas para superar la situación y seguir adelante.

4. *El azúcar motiva un comportamiento hiperactivo en las personas sensibles al azúcar pero no tiene el mismo efecto en aquellas que no son sensibles a esta sustancia.*

Los alimentos dulces te dan «energía» y te sacan del letargo provocado por la retirada de la betaendorfina. Los alimentos dulces también pueden hacerte parlanchín. Te vuelves alguien atractivo, divertido y seguro de ti mismo. Tus amigos pueden preguntarse si has estado bebiendo. Con mucha frecuencia eliges a otros individuos sensibles al azúcar como amigos, con quienes sales a tomar un café, comer pasteles y pasarlo bien. Tomar café con dulces te hace sentir como en el cielo. Pasas a estar lúcido, concentrado y relajado; durante unos treinta minutos solamente, sí, pero te encanta esta sensación. Y esas bebidas de café frías, heladas y azucaradas (ya sabes a cuáles me refiero) son las mejores, porque te hacen sentir lleno de energía. Tus amigos DBA disfrutan de su café (toman una mera rosquilla con él), pero no viven para él. Y observas estos mismos comportamientos en tus hijos y nietos. Dale a un niño de tres años sensible al azúcar un pedazo de pastel de cumpleaños, y se convertirá en el alma de la fiesta. Dale a una niña de dos años sensible al azúcar una lata de Sprite de 330 ml en el avión, y no se estará quieta en el asiento durante dos horas. Cuanto más trabajes con tu programa, más claramente verás estos cambios en tu comportamiento antes y después de ingerir azúcar.

5. *Cuando están dejando el azúcar, las personas sensibles a esta sustancia se vuelven letárgicas y pasivas.*

Cuando intentas desintoxicarte del azúcar, lo único que haces es estar sentado y esperar hasta que todo haya pasado. Te agachas con tu incomodidad. Estás inmóvil. Sientes como si tus células estuvieran literalmente hechas de plomo o como si estuvieran todas gritando. Experimentas los efectos de la abstinencia en el intestino, la piel y el cerebro; dondequiera que haya receptores para la betaendorfina.

Es bastante interesante, ¿no? Durante años has tenido que habértelas con la indefensión aprendida, con una autoestima que se desvanecía en cuestión de segundos. Has oscilado entre la claridad hiperactiva y estar tendido en el sofá en un estado de estupor. El síndrome del doctor Jekyll y el señor Hyde te resulta muy familiar. Pero te estoy empujando más allá de la idea de los cambios de humor. Te estoy invitando a que pienses en ti mismo como un gran ratón C57 y conectes con la magnitud de lo que significan para nosotros esos estudios realizados con ratones.

Si eres sensible al azúcar, no hay duda de que después de ingerirlo has experimentado efectos similares a los que tienen las drogas. Por desgracia, esta respuesta no suele tomarse en serio. La gente hace bromas sobre la «adicción al chocolate», pero rara vez habla del dolor real causado por el consumo continuo y compulsivo de dulces. Ahora que conoces la historia de los ratones C57, puedes entender realmente que todo eso que creías que eran defectos del carácter son una función de tu bioquímica sensible al azúcar.

> Antes del programa, siempre intentaba establecer reglas sobre cómo iba a desarrollarse cada día, unas reglas bastante rígidas, del estilo «voy a hacer ejercicio durante una hora todos los días». Hacía todo tipo de planes: planes diarios, semanales, mensuales, planes de planes... Y, francamente, nunca logré perseverar con ninguno de ellos. Me sentía como una fracasada indisciplinada, sobre todo cuando veía que otras personas parecían tener la capacidad de elegir hacer algo y lo hacían, sin más. Además, mis planes eran grandiosos: nunca consistían, por ejemplo, en leer un libro, sino en leer un libro a la semana durante todo el año. Ahora, si me pongo en plan grandioso, sé que esto significa que mi programa es inestable.
>
> Vinny

Mientras los científicos siguen explorando, sin prisas, la relación que puede haber entre el azúcar y la adicción, puedes basarte en tu propia experiencia como persona sensible al azúcar para ver lo potente que puede ser el azúcar como «droga». Sabes lo grande que es el impacto de la relajante secreción de betaendorfina desencadenada por el azúcar en tu actitud hacia los alimentos dulces: intuitivamente buscas el azúcar cuando necesitas calmar tu dolor físico y emocional. También sabes la verdad de tu propia experiencia de alivio del dolor por medio de los helados, el chocolate, la pasta y el pan francés. No sabías que este alivio era causado por la betaendorfina, pero seguro que sabías que se estaba produciendo.

¿Por qué renegar del azúcar?

En ese caso, ¿por qué no usar el azúcar a modo de medicamento para aliviar nuestro dolor? «Es un alimento –dices–. ¿Qué daño puede hacer algo tan natural?». Sigue conmigo; la historia aún no ha acabado.

Quienes tienen una química corporal normal experimentan el efecto opioide de comer azúcares como una sensación placentera, sin más. En cambio, en el caso de las personas sensibles al azúcar, esta sensación placentera puede convertirse en una euforia lo bastante potente como para dar lugar a un fuerte apego a la comida o la bebida que produce el efecto. Puesto que nos encanta aquello que nos hace sentir bien, queremos más. De hecho, esta mayor sensibilidad a los efectos tipo droga del azúcar es el sello distintivo del individuo sensible al azúcar.

Revisemos por qué el organismo de una persona sensible al azúcar ofrece una respuesta tan potente a la ingesta de azúcares. Recuerda que este tipo de personas tienen un nivel de betaendorfina bajo por defecto y que su cerebro ha abierto muchos más receptores para atrapar la poca betaendorfina disponible. Debido a esto, su organismo responderá de forma más contundente ante cualquier sustancia que provoque la liberación de betaendorfina. Esto es lo que hacen exactamente el azúcar y el alcohol.

Nancy experimenta esta respuesta más intensa cada vez que come helado. Nancy es sensible al azúcar. Su nivel de betaendorfina es bajo por defecto. La mayor parte del tiempo se siente fea, inaceptable, sola y, generalmente, desconectada del mundo. Pero cuando toma helado, se siente extraordinariamente bien. Se siente fuerte, segura y valiente. Por lo tanto, cada vez que está molesta por algo, se acurruca con un tazón de helado.

Con el paso de los años, Nancy se vuelve dependiente del helado para transmitir la imagen de que se siente bien. Pero ahora tiene bastante sobrepeso, así que se compromete con una dieta y deja de comer helado. Durante unos días se felicita por su fuerza de voluntad y comienza a perder peso. Pero la experiencia no es agradable. Se siente enfermiza y desesperanzada, y llora con facilidad.

Luego, justo antes de su período (el nivel de betaendorfina está en su punto más bajo en las mujeres justo antes de la menstruación), empieza a tener muchísimas ganas de tomar helado. Está sentada en su escritorio en el trabajo, y la idea de un helado de vainilla con chispas de chocolate la atrapa y no la abandona. «No, estoy a dieta», dice para sus adentros. Nancy se va a casa. Más tarde la llama su novio. Ella está de mal humor y tienen una pelea. A las once de la noche, se sube al coche y conduce hasta la tienda de conveniencia.* Compra medio litro de helado Rocky Road y empieza a comérselo dentro del coche, con una cuchara de plástico que guarda en la guantera. Y se siente muchísimo mejor. Está en paz con el mundo un rato... Pero, como veremos, tendrá que pagar un alto precio por el alivio que le proporciona el Rocky Road.

Las ansias y la recaída

Aparte de los estragos que causan los alimentos dulces en el nivel de azúcar en sangre, los helados, las golosinas y otros azúcares pueden crearle un problema importante a la persona sensible al azúcar. La «felicidad» artificial causada por estas sustancias es de corta duración y genera antojos.

Como veíamos anteriormente, cuando los niveles de serotonina están bajos, el cerebro hace que la persona ansíe carbohidratos simples, como el azúcar, los cuales tienen las propiedades químicas necesarias para llevar el triptófano al cerebro, donde se puede usar para producir más serotonina. Además, los antojos están estrechamente relacionados con el sistema betaendorfínico.

* Del inglés *convenience store*. Se trata de un establecimiento de comercio de tamaño reducido (no más de 500 m^2) y horarios y días de apertura muy amplios (muchos de ellos veinticuatro horas al día siete días a la semana). Los artículos que ofrecen estas tiendas suelen ser básicos (alimentación, regalos, prensa, cultura, etc.).

El hecho de tomar un poco de droga (como el azúcar) puede hacer que la persona quiera más debido a un mecanismo incorporado en el sistema betaendorfínico llamado *cebado*. (*Cebar* es alentar el crecimiento o la acción de algo. Es posible que hayas oído la expresión *cebar la bomba*, que significa verter agua en una bomba o gasolina en un carburador para ayudar a que arranquen). El cebado del sistema betaendorfínico es la razón por la que es tan difícil para una persona sensible al azúcar detenerse una vez que ha probado algo dulce.

Como hemos visto, los alimentos o bebidas dulces activan una liberación de betaendorfina que tiene efectos relajantes. Por este motivo se recomiendan golosinas a los alcohólicos al principio de su recuperación. Se les dice que reducirán su ansia de alcohol, y es cierto. Las golosinas reducen los antojos de alcohol en el momento, pero como «ceban» el sistema betaendorfínico para que quiera más, predisponen a tener unas ansias aún más fuertes... y a recaer en el alcohol.

Minimizar el efecto de cebado es determinante para detener los antojos. También es crucial para evitar las recaídas. Cebar un sistema betaendorfínico ya regulado al alza tendrá un gran impacto. Recuerda que cuando hayas dejado de consumir alcohol o azúcar tu cerebro abrirá más receptores de betaendorfina para compensar la reducción de este neurotransmisor causada por el abandono repentino de estas sustancias. Debido a que hay más receptores abiertos, una oleada de betaendorfina provocada por el consumo reincidente de azúcar o alcohol tendrá un impacto descomunal: desencadenará lo que se convertirá tal vez en un ciclo terrible de picos de betaendorfina.

Si Nancy abandona totalmente el consumo de azúcar y luego, un día, decide comer un postre dulce «de forma excepcional» en un almuerzo de negocios, se sentirá maravillosamente bien. Con tantos receptores esperando recibir una gran afluencia de betaendorfina, tendrá una experiencia de euforia que le suscitará muchas ganas de repetirla. Si no está atenta al efecto de cebado de su postre «excepcional», puede ser que vuelva a caer en la vieja dinámica de consumir demasiado azúcar.

Los helados y el chocolate producen una sensación de relajación maravillosa, pero la persona sensible al azúcar puede volverse dependiente de ellos, tanto desde el punto de vista físico como emocional. Esta persona tolerará cada vez más sus efectos, se sentirá impulsada a comerlos en mayor cantidad y experimentará los síntomas de la abstinencia cuando intente detenerse.

Expresado de forma llana y simple: este patrón es una adicción. Las golosinas y los helados no son alimentos agradables ni naturales para quienes son sensibles al azúcar. A pesar de que pueden ayudar a que su cerebro produzca serotonina, no son la solución para los niveles bajos de serotonina o betaendorfina.

El dilema de la persona sensible al azúcar

¿Qué hay que hacer? Como individuo sensible al azúcar, te enfrentas a dos grandes dilemas. En primer lugar, necesitas carbohidratos simples para llevar triptófano al cerebro. En segundo lugar, tu nivel de betaendorfina bajo por defecto hace que tu organismo responda exageradamente a aquello que provoca la liberación de betaendorfina, como los helados, el chocolate y el alcohol. Tomar estos alimentos te hace sentir realmente bien; entre otras cosas, tus sentimientos de autoestima se incrementan. Pero cuando ingieres comestibles dulces (o bebes alcohol) con regularidad, tu sistema betaendorfínico se regula a la baja con el tiempo, y apaga muchos de sus receptores en un intento por detener la afluencia de betaendorfina estimulada por el azúcar y mantener la estabilidad. Cuando eso sucede, necesitas más azúcar para gozar de esos buenos sentimientos, emociones y sensaciones. Acabas desesperándote. Te ha costado incluso más que antes poner el freno, porque ahora experimentas síntomas de abstinencia si abandonas el consumo.

Finalmente decides parar en seco. Dejas de tomar alcohol o cualquier cosa dulce y te sientes muy mal durante las primeras semanas. Has logrado calmar los antojos y te sientes mejor. Pero ahora tu sistema betaendorfínico efectúa una regulación al alza: abre más receptores para que las células puedan obtener más betaendorfina, cuya afluencia ha disminuido mucho desde que decidiste prescindir del alcohol y el azúcar. Esto te convierte en un blanco fácil para la recaída. Tienes muchos receptores esperando expectantes recibir aunque sea un poco de alcohol o azúcar para cebar a tu cerebro con el mensaje de que las emociones y sensaciones provocadas por la betaendorfina son *buenas* y que deberías fomentar la presencia y la acción de esta sustancia. Si decides consumir azúcar o alcohol encontrándote en este estado de regulación al alza, te sentirás fantásticamente bien, ya que cuentas con muchos receptores dispuestos a recibir el mensaje de bienestar de la betaendorfina. Pero cuando intentes detenerte de nuevo, te será aún más difícil que antes, porque ahora tendrás más receptores abiertos y esperando. Una mayor cantidad de receptores implica unos síntomas de abstinencia más intensos, pues hay más receptores gritando cuando no reciben su «droga».

Tenemos, entonces, un círculo vicioso. Después de lo que pensabas que no sería más que un poco de azúcar o alcohol, tu química cerebral sensible al azúcar comienza a impulsarte a aliviar la incomodidad de unos síntomas de abstinencia cada vez más molestos. La regulación al alza explica por qué todos tenemos grandes problemas para «volver a la normalidad» después de tener un desliz en nuestra dieta o en nuestra sobriedad.

Si, en lugar de abandonar el consumo otra vez, sigues tomando mucho chocolate, azúcar o alcohol, tu sistema se regulará a la baja con el tiempo (cerrará algunos receptores) y tendrás cada vez más dificultades para que las células reciban suficiente betaendorfina. En tan solo unos pocos días, te sentirás peor. Seguirás esperando experimentar ese maravilloso estado de nuevo, pero continuará eludiéndote. Te pasarás la vida arrastrándote y tratando de mantener a raya los síntomas de la abstinencia. Acabarás sintiéndote como un verdadero adicto: no podrás vivir con tu droga y tampoco sin ella. Y creerás que la situación es absurda porque después de todo, y por el amor de Dios, el problema es algo tan «tonto» como el azúcar.

Recuperar el equilibrio

La historia de la sensibilidad al azúcar ha aportado una explicación al agobio que experimentas. Pero ahora estás listo para aplicar una solución. Quieres sentirte mejor, y los medicamentos como los antidepresivos no son la respuesta. Lo que te ocurre *no es culpa tuya*. La historia que he contado es la de tu bioquímica. Y hay una respuesta.

La solución es, aparentemente, muy simple: *si comes los alimentos correctos en los momentos adecuados*, podrás mantener tu serotonina y tu betaendorfina en sus niveles óptimos. La solución nutricional que te mostraré es holística, natural, divertida, económica y fácil de aprender. Además, no tiene efectos secundarios.

Comer los alimentos correctos es la forma ideal de mantener las sustancias químicas cerebrales en equilibrio todo el tiempo. Efectuar elecciones alimentarias con la comprensión de cómo funciona la química de tu cerebro y el resto de tu cuerpo evitará los drásticos altibajos en los niveles de betaendorfina que conducen a la regulación al alza y a la baja, a los antojos y a los síntomas de abstinencia.

De hecho, al vigilar lo que comes, puedes lidiar con los tres problemas clave de la sensibilidad al azúcar al mismo tiempo: puedes estabilizar tu nivel de azúcar en sangre, aumentar tus niveles de serotonina y betaendorfina, y reducir al mínimo los peligrosos efectos del cebado. No tienes que lidiar con tres tratamientos diferentes, tres dosis diferentes o unas instrucciones complejas. Ni siquiera tienes que intentar entenderlo todo.

Si efectúas algunos cambios sencillos en tu forma de alimentarte, la química de tu cerebro y la del resto de tu cuerpo se equilibrará. Reclamarás lo que te pertenece por derecho de nacimiento y te sentirás enérgico, optimista, arraigado, competente, tolerante y conectado con los demás. También descubrirás otras formas de hacer que tu cuerpo produzca más betaendorfina de forma natural sin consumir alcohol o azúcar. El ejercicio, la música, el buen sexo, la risa, la meditación, la oración e incluso el simple olor a naranja pueden suscitar la producción de betaendorfina.

Todo lo que necesitas recordar es que *hay* vida después de la adicción; y, de hecho, es una vida muy buena.

Capítulo 7

EL PRIMER PASO: COMENZAR

Ahora que tienes una buena idea de los aspectos científicos que hay detrás de la sensibilidad al azúcar, estás listo para poner en práctica tu plan de alimentación. Al hacer esto, serás el autor de tu propio proceso de curación. Utilizarás las herramientas que recomiendo para realizar cambios de una manera que funcione en tu caso. Según mi experiencia, la mejor forma de prepararse para el cambio es conocer el propio estilo personal. Piensa en una ocasión en la que efectuaste un cambio en tu vida que te benefició. ¿Cómo te aproximaste a la materialización de ese cambio?

Una forma útil de descubrir cuál es nuestro propio estilo consiste en pensar en lo que hacemos cuando vamos a ir de viaje a nuestro lugar favorito. En tu caso, ¿te limitas a arrojar un cepillo de dientes y ropa interior limpia en tu maleta y sales por la puerta? ¿U obtienes mapas y guías, efectúas reservas para cada parada en el camino, trazas tu ruta con un marcador rosa, haces las maletas con tres noches de antelación y te llevas la primera comida en una nevera portátil? ¿O tal vez llamas a tu agente de viajes, que se encarga de todo y te entrega un itinerario y los billetes?

Antes de seguir leyendo, coloca el dedo índice sobre el libro, justo en este párrafo; luego cierra los ojos y piensa qué harías para prepararte para un viaje. Analiza si te gusta contar con un plan o si prefieres explorar los lugares de manera más espontánea. Puede ser que necesites tener controlados todos los detalles o que confíes en cómo se presentan las cosas. Tal vez prefieras hacerlo todo a la vez o dar pequeños pasos para que el proceso se desarrolle lentamente.

Sean cuales sean tus preferencias, describen cuál es tu estilo personal a la hora de efectuar cambios en tu vida. Y una parte crucial de tu éxito con el programa que voy a exponer pasa por que lo adaptes a tu propio estilo. Aunque este programa funciona muchísimo mejor si se aborda despacio, es importante que lo empieces fiel a tu idiosincrasia, aunque en virtud de esta prefieras hacerlo todo de una vez. Cada uno de los lectores de este libro pasaréis por el proceso de una manera un poco diferente.

Esto no es una dieta

Recuerda que desarrollar un plan para abordar la sensibilidad al azúcar no consiste en ponerse a dieta. Consiste en mantener una determinada relación con la comida y el propio cuerpo. Esto significa que tendrás que aprender a leer tu cuerpo, a escuchar lo que te está diciendo. Si llevas mucho tiempo sintiéndote «desquiciado», tal vez te resulte difícil saber cómo es la sensación de estar sano y equilibrado. Si es así, consulta los cuadros del capítulo cuatro y lee las palabras que describen cómo se siente el individuo que goza de un nivel de salud óptimo. Términos como *energía*, *enfoque*, *estabilidad* y *alegría* te ayudarán a recordar o imaginar lo que te aguarda a medida que vayas avanzando.

A lo largo de los próximos capítulos descubrirás qué comer y cuándo comerlo con el fin de que ello te ayude a alcanzar tus objetivos. Descubrirás qué es lo que te gusta, lo que tiene un efecto desencadenante en ti, lo que te hace sentir bien, lo que te saca de quicio y lo que te aporta lucidez. Lo que te voy a presentar es más un *plan de vida* que una dieta. No recibirás una hoja de instrucciones que te indiquen qué deberías hacer exactamente, sino que obtendrás pautas y apoyo para que puedas tomar las decisiones correctas por ti mismo. No dejarás de efectuar ajustes en busca de lo que funcione mejor en tu caso. Y cualquier «desliz» que tengas no hará más que darte más información sobre tus propios puntos débiles, sobre qué sistema biológico se activó o sobre qué sustancia química cerebral se desequilibró.

> Cuando regresé al programa, leí en un *newsletter* que era posible recorrer los primeros seis pasos en unos seis meses si uno dejaba de quejarse y preocuparse y se ponía manos a la obra. Así que me enfoqué, me concentré en un paso tras otro y usé esa información como una guía aproximada. Me proporcionó una meta: estar un mes, aproximadamente, con cada paso (aunque tuve que dedicar más tiempo al tercero). Me sorprendió que hubiera tanto que aprender sobre el desayuno, sobre todo porque supuestamente había hecho eso antes; tardé un mes en asumirlo :). En relación con cada paso, aprendí la lección, me uní a la lista e intenté superar mi timidez y publicar en algún lugar todos los días. Leí los libros y recorrí el sitio web. Compré los CD de Kathleen y los escuché una y otra vez en el coche. Me inscribí en el seminario Ranch* mucho antes de que me resultara cómodo hacerlo, y ahí fui. Escuché lo mejor que supe. Se tarda lo que se tarda –el caso de cada individuo es único–, pero contar con un cronograma aproximado me resultó útil. Estaba hecha un desastre, no me quedaba mucha vida social, no había niños en casa y no trabajaba, así que convertí RR [Radiant Recovery®] en mi empleo durante seis meses. Unos cuatro meses después de

* Ranch es el nombre de un seminario anual impartido por la autora destinado a profundizar en el contenido de los pasos. Para información, consulta https://radiantrecovery.com/learn/radiant-ranch/.

haberme desintoxicado, comencé a recuperar mi vida (bueno, la nueva versión mejorada, dotada de brillo).

Jeannie

El plan de alimentación que vas a desarrollar, que es simple en apariencia, abordará una serie de sistemas complejos a la vez. No tienes que dominar la información sobre el azúcar en sangre, la serotonina y la betaendorfina. Solamente «harás la comida» y seguirás el programa, y tu cuerpo se encargará del resto. A medida que avancemos en el proceso, también te informaré sobre cómo los cambios positivos que estarás realizando afectan a cada uno de los desequilibrios bioquímicos que te he descrito. Probarás nuevos comportamientos y experimentarás los cambios resultantes en tu organismo. Podrás ver cómo estos cambios se corresponden con lo que ocurre con el azúcar en sangre y la química del cerebro. Durante todo el proceso, deja que tu cuerpo sea tu guía.

Ahora, comencemos con tu plan alimentario.

Da un paso tras otro

Tu cerebro sensible al azúcar, que adora la impulsividad, puede querer que lo hagas todo de inmediato. «Dámelo todo a la vez –dice–. Dime cuál es la clave. ¡Ahora!». Quieres lanzarte y dejar el alcohol, las drogas o los fármacos adictivos, el azúcar y la harina blanca, incluso la cafeína y la nicotina, ahora mismo.

Antes de empezar, recuerda dos puntos fundamentales:

- No intentes hacerlo todo a la vez.
- Sigue un orden secuencial.

Sí, sé que te he dicho que adaptaras el programa a tu propio estilo, pero estos dos puntos son *esenciales* para tu éxito. Créeme.

En primer lugar, ¡no intentes seguir los siete pasos al mismo tiempo! En segundo lugar, no saltes al paso siete y comiences por él. No empieces comiendo una patata esta noche. Avanza por etapas. No prosigas con el siguiente paso hasta haber dominado completamente el anterior. Cada paso se basa en el previo. ¡No te saltes ninguno! Los pasos están dispuestos en una secuencia específica que curará tu cerebro y el resto de tu cuerpo por fases. La estructura y el orden secuencial tienen un efecto tan potente y drástico como el cambio alimentario en sí.

> Antes pensaba que mis problemas eran psicológicos. Probé todo tipo de píldoras, terapias y autoafirmaciones, cualquier cosa y todo tipo de cosas, para lidiar con mis problemas alimentarios. Nada funcionó excepto este programa. Al principio no creía que fuera a funcionar, pero como había intentado todo lo demás, ¿por qué no probarlo? ¡Lo increíble fue que funcionó! Creí que esto se debía a que me encontraba en el «período de luna de miel» con el programa y estaba a la expectativa de que fallase, pero el caso es que la luna de miel se ha prolongado ya un año y ocho meses, y continúa floreciendo y consolidándose. Todo comenzó de una forma muy simple: empecé a desayunar todos los días. Todo lo que necesitas hacer para seguir este programa es estar dispuesto a ello. Como citaban la «mente del principiante» tan a menudo en el foro de la comunidad Radiant Recovery®, empecé por ahí. Olvidé todas las otras cosas que «sabía» y confié en el programa, porque funcionaba muy bien para muchas personas.
>
> Harmony

Hay un proceso completo para sanar el comportamiento adictivo incorporado en los pasos. Curar la adicción es fundamental. El cambio de alimentos cura la bioquímica y el proceso sana el comportamiento. Si sigues los pasos tal como se describe aquí, por orden y dedicando el tiempo suficiente a integrar cada uno antes de pasar al siguiente, obtendrás unos resultados increíbles.

Muchas personas ignoran este consejo y hacen lo que hizo Tony. Tony se sentía muy mal cuando vino a verme por primera vez. Llevaba seis meses tratando de fortalecer su cuerpo. Había estado yendo al gimnasio para perder grasa y crear músculo. En un día típico, Tony se saltaba el desayuno, después tomaba una barrita energética (una marca baja en grasa, por supuesto) y una bebida energética como almuerzo. Para cenar comía un gran plato de pasta acompañado de una ensalada enorme. Tomaba una jarra de café todos los días porque no tenía calorías y le daba energía. Entre sus presuntas comidas, ingería dulces para obtener energía. Estaba exhausto la mayor parte del tiempo, le dolían los músculos y se sentía nervioso todo el día.

Cuando Tony y yo hablamos, le expuse un plan que incluía pasar una semana siguiendo el paso 1 de mi programa. Pero él quería más. Salió de mi despacho y decidió que dejaría de comer azúcar y beber cafeína al día siguiente. Y lo hizo. Tres días después tenía una migraña importante y sentía que le había pasado por encima un camión de diez toneladas. Ambos síntomas son propios de la abstinencia del azúcar y la cafeína. Tony tuvo claro que mi programa «no funcionaba».

La verdad es que lo que hizo Tony no funciona. Si intentas seguir este programa sin proceder según el orden indicado, no funcionará. Te sentirás peor en lugar de mejor y desistirás. Pero si sigues los pasos en el orden que recomiendo, estabilizarás cada una de las funciones bioquímicas implicadas en tu sensibilidad al azúcar.

Al describir los pasos, explicaré los efectos bioquímicos de cada uno de ellos para que veas el sentido que tiene seguirlos. El plan deja mucho margen para que puedas aplicar tu propio criterio y tomar tus propias decisiones. Pero no improvises con las líneas generales. Confía en que el método es acorde con la finalidad que se persigue. Obtendrás unos resultados espectaculares si sigues el plan tal como lo expongo. Si trabajas con ellos en el orden en que los presento, los siete pasos y el programa en su conjunto funcionan.

El plan alimentario que te mostraré está diseñado para cambiar la química de tu sangre y mejorar el funcionamiento de tus neurotransmisores. Aunque el plan parezca obvio y simple, los alimentos que incluye impulsan un cambio físico y emocional profundo. No te dejes engañar por su simplicidad. Su potencial curativo es enorme.

> Pasé muchos años criticándome internamente por ser tan débil que no podía resistirme a los helados, el chocolate y los pasteles. Seguí muchísimas dietas yoyó, y mi cerebro comenzó a ser cada vez menos efectivo. Definitivamente, mi cerebro era «una papilla», como dice usted, y también sentía un poco de ira. Gracias por sus explicaciones maravillosamente claras de un proceso muy complejo y por desmitificarme ciertas cosas.
>
> Karen, Sudáfrica

Los siete pasos hacia el bienestar

Estos son los siete pasos que te liberarán del síndrome del doctor Jekyll y el señor Hyde:

1. Tomar un desayuno que contenga proteínas.
2. Anotar qué comes, cuándo lo haces y cómo te sientes.
3. Tomar tres comidas al día que contengan proteínas.
4. Tomar las vitaminas recomendadas y comer una patata antes de acostarte.
5. Cambiar los alimentos refinados por los integrales.
6. Reducir o eliminar los azúcares.
7. Crear una nueva vida.

Paso 1: Toma un desayuno que contenga proteínas todos los días

El paso 1 es la base de todo el programa. Con él empieza el proceso de estabilización del azúcar en sangre. Mucha gente piensa que este paso es muy fácil y no requiere mucha reflexión. Esto, por supuesto, no es cierto. «Dominar» el desayuno, es decir, tomarlo todos los días en el momento oportuno y procurar que incluya suficientes proteínas, es difícil, sobre todo si uno está acostumbrado a tomar una taza de café.

Muchas de las personas con las que trabajo se resisten a desayunar. «No tengo hambre por la mañana –dicen–. ¿Debo comer si no tengo hambre?». La respuesta es «sí». Un cuerpo normal, químicamente equilibrado, utiliza el hambre como una señal indicativa de que necesita más combustible. Pero quienes son sensibles al azúcar no suelen vivir en un estado de equilibrio químico. Debido a esto, no reciben las señales fisiológicas indicativas de que es el momento de comer que otras personas sí reciben. Todos los cuerpos necesitan comida después de un período de ayuno, como el que va desde la cena hasta el desayuno. Si no tienes hambre por la mañana, es porque tu «termostato del hambre» no funciona correctamente.

A muchas personas sensibles al azúcar les encanta saltarse el desayuno. Pero el hecho de no comer genera estrés en el cuerpo, que piensa que está pasando hambre debido al largo intervalo en que no recibe alimento. El cuerpo libera betaendorfina, que hace que uno se sienta ligero, coherente y concentrado. Este subidón dura hasta que la persona se viene abajo; entonces se desespera. Si se añade cafeína a la mezcla, el efecto es más intenso. El hecho de comer acaba con este apuro y hace que uno se sienta lleno. Pero tú crees que no te gusta desayunar. Es posible que necesites un poco de tiempo para acostumbrarte al paso 1.

Una vez que comiences a desayunar regularmente, también es posible que empieces a sentir hambre por la mañana. Esta es una buena señal. Significa que tu cuerpo está comenzando a recuperar su equilibrio químico. También puede ser que te sientas mucho mejor de inmediato. Muchos se sorprenden al ver lo distintos que se sienten por el solo hecho de incorporar el desayuno a su día a día.

Hay personas que se asustan porque se les ocurren todo tipo de ideas cuando se levantan con hambre por la mañana. Temen que si tienen hambre a primera hora, comerán; y si comen, engordarán (o, al menos, no adelgazarán nada). El hecho de no comer hace que estos individuos se sientan seguros; creen que tienen el control. Cuando incorporan el desayuno y comienzan a sentir hambre por la mañana, este apetito amenaza su conocida sensación de seguridad y quieren abandonar todo el programa.

Es importante que te lo tomes con calma. No tienes que asustarte. Solo estás tratando de desayunar todos los días. Si se te hace muy cuesta arriba, busca un tipo de alimento interesante que puedas comer para empezar con el paso 1. Puedes ser tan creativo como quieras con el desayuno.

El paso 1 incluye cuatro aspectos (o partes, para que puedas dividirlo en pasos más pequeños):

1. Toma la cantidad adecuada de proteínas según tu peso.
2. Come dentro de la primera hora después de despertarte.
3. Incluye un carbohidrato complejo en tu desayuno.
4. Desayuna todos los días.

Echemos un vistazo a cada uno de ellos.

1. Toma la cantidad adecuada de proteínas

Para curar tu cerebro y el resto de tu cuerpo, necesitas comer la cantidad adecuada de proteínas según tu tamaño. Las personas que tienen un volumen corporal mayor necesitan más que aquellas cuyo volumen corporal es menor. Pero pasar de no desayunar o tomar solamente un café a tomar una comida completa requiere una pequeña transición. Empieza desayunando todas las mañanas dentro de la primera hora después de despertarte. Come un poco de proteína y un carbohidrato complejo como una tostada integral, avena o una rosquilla integral. Acostúmbrate a desayunar y después procura obtener la cantidad adecuada de proteínas para tu cuerpo.

Para calcular la cantidad de proteínas que necesitas en este paso, el punto de partida es tu peso en libras.* A modo de ejemplo, imaginemos que pesas 180 libras (casi 82 kilogramos). Debes dividir esta cantidad por la mitad (el resultado es 90) para calcular la cantidad total de gramos de proteína que te corresponde tomar al día. Incluye un tercio de esta cantidad, aproximadamente, en cada comida (unos 30 gramos, en nuestro ejemplo). Si pesas 200 libras (90,7 kilogramos) o más, no incluyas más de 33 gramos. Si pesas 120 libras (54,4 kilogramos) o menos, incluye 20 gramos como mínimo. Si estás embarazada o amamantando o haces ejercicio vigoroso, necesitarás tomar refrigerios de proteínas y carbohidratos complejos dos veces al día.

A primera vista, este aspecto del paso 1 probablemente parezca interesante pero no muy complejo. Examinémoslo con mayor detalle. En primer lugar, significa que debes empezar por conectar con tu cuerpo: ¿cuánto pesas? Tienes que saber cuánto pesas para saber cuántas proteínas debes tomar. Muchas personas sensibles al azúcar no quieren saber cuál es su peso. Odian el peso que tienen. Es demasiado o muy poco o, si es adecuado, ¡podría cambiar mañana! Tener que reconocer que tu peso es el que es y que, por lo tanto, necesitas una determinada cantidad de proteínas puede tener una gran carga emocional para ti.

Ahora la cosa se pone un poco difícil. Te he dicho que tomes las proteínas suficientes según tu peso corporal y te he dado una fórmula simple. Ahora vienen las preguntas y las dificultades. «¿Qué quieres decir con que necesito 30 gramos de proteína? ¿Cómo puedo comer tantas proteínas? ¿Qué quieres decir con

* Una libra equivale a 0,45 kg (N. del T.).

que necesito 27 gramos de proteína? Oh, está bien, voy a tomar 16,765 gramos de proteína y voy a contar la cantidad de proteínas que hay en mi avena y la cantidad que hay en esto y esto y esto».

En el proceso de averiguar cuántas proteínas necesitas deberás mirar tu cuerpo o experimentarlo, averiguar cuánto pesas, calcular una conversión matemática y luego aprender sobre los alimentos y saber calcular cuántas proteínas hay en lo que comes.

Algunas personas encuentran muy difícil hacer esto; lo detestan. Piensan que tienen fobia a las matemáticas. Tienes que calcular cuántos gramos de proteína hay en tu proteína en polvo o en los huevos revueltos. Tienes que leer las etiquetas o buscar información. Para alguien que está empezando, esto puede ser abrumador. Tal vez te hagas preguntas como estas: «¿Cómo puedo saber qué debo hacer cuando salgo a desayunar y solo hay disponibles alimentos que no he tomado antes?», «¿Cuántos gramos de proteína hay en este tamaño de salchicha?» o «¿Cómo podría comer tantos huevos?».

¿Puedes empezar a ver las distintas capas de dificultades que hay que atravesar para hacer algo aparentemente tan simple como es desayunar? El hecho de lidiar con cada una de estas capas forma parte de tu proceso de curación. Responder este tipo de preguntas y confrontar tus sentimientos forma parte de lo que te curará. Gran parte de lo que hacemos en el grupo de apoyo en línea para el paso 1 es hablar sobre este tipo de detalles.

> La preparación de la avena salió bien anoche, aunque volví a poner la sartén en el fogón [eléctrico apagado] después de añadirle la avena. Incluso oí la voz de Jo en mi cabeza que decía: «¡No vuelvas a poner la sartén en el fogón; se derramará!». ¿Y sabes qué? ¡Se derramó! Solté una buena carcajada. Supongo que siempre estoy probando y necesito aprender por mi cuenta. ¡Al menos no me enojé conmigo misma!
>
> Esta mañana, ardía en deseos de mirar debajo de la tapa. La avena había quedado demasiado crujiente para mi gusto, así que le añadí

> un poco de agua y la calenté. Se coció muy bien mientras cociné huevos y calenté salchichas en el microondas. Añadí requesón a la avena y la comí junto con una tortilla de un huevo y medio con queso y una salchicha y media. Desayuné dentro de la hora posterior a levantarme, pero todo ese tiempo lo pasé en la cocina. No estuve tan concentrada como me gustaría estar, ¡pero lo hice!
> Mañana voy a hacer el mismo desayuno solo para ver si puedo hacer más cosas con antelación de modo que tarde menos en desayunar.
> Jane

Volvamos a la cuestión práctica de cómo calcular cuántas proteínas tiene un alimento dado. Lee las etiquetas. Debes saber que la carne, el pescado y el pollo* contienen unos 7 gramos de proteína por onza (28,35 gramos). La proteína representa, aproximadamente, el 25 % del peso total de estos alimentos. La proteína en polvo tiende a tener entre 15 y 18 gramos de proteína por ración. Recuerda que estamos contando los gramos de proteína y no el peso de la comida en gramos. (Si vives en un país que mide los alimentos en gramos y kilos, es especialmente fácil que cometas el error de medir el peso de tu comida en lugar de los gramos de proteína que contiene).

También debes tener información acerca de la *proteína densa*, denominación que acuñé para hacer referencia a los alimentos que ofrecen mucha proteína en una ración normal. La carne, el pescado, las aves de corral, los huevos, el queso y la proteína en polvo son ejemplos de proteína densa. La leche, el yogur, la avena y la mortadela no lo son. La distinción es importante, porque supongamos que pesas 180 libras (unos 82 kilogramos) y necesitas tomar unos 30 gramos de proteína para desayunar. Necesitarías ingerir

* En esta obra, cabe entender *carne* más bien en el sentido que describe el *Diccionario de la lengua española* de la RAE en su segunda acepción: «carne comestible de vaca, ternera, cerdo, carnero, etc.». Por este motivo, la encontraremos al lado de otras denominaciones, como *pollo,* sin que quepa entender que se incurre en la redundancia (N. del T.).

cuatro tazas de leche, seis tazas de avena o dieciséis lonchas de mortadela. Esto no es factible para la mayoría de nosotros. Pero si optas por la proteína densa, podrías tomar dos cucharadas de proteína en polvo o 4 onzas (113 gramos) de hamburguesa o lonchas de pavo.

Si eres una persona con un volumen corporal mayor y necesitas comer más de lo que estás habituado a consumir para obtener la cantidad de proteínas que necesitas, puedes planear combinar distintos alimentos. Podrías combinar huevos, carne y queso en una tortilla. O poner frijoles, queso y carne en un burrito. Muchos de los que siguen el programa consideran que tomar un batido matutino es la forma ideal, rápida y fácil, de abordar el desayuno. Infórmate sobre nuestra mezcla de batidos George's® en el apartado de recursos.

2. Come dentro de la primera hora después de despertarte

Tras tratar la cuestión de la cantidad de proteínas que necesitas comer, vamos a abordar el tema de tomar el desayuno dentro de la primera hora después de despertarte. Puedes empezar a enfrentarte con preguntas y cuestiones como estas: «¿Qué quieres decir con "dentro de la primera hora"?», «¿Y si me levanto para orinar?», «¿Y si me levanto para dejar salir al perro y todavía tengo las zapatillas puestas?», «¿Y si en ocasiones presiono tres o cuatro veces el botón de repetición de la alarma?», «¿Cuándo empieza la hora?», «Tengo que hacer yoga con el estómago vacío durante una hora y media», «En realidad no quieres decir dentro de la primera hora después de salir de la cama, ¿verdad?», «Tengo que hacer ejercicio», «Tengo que ir al gimnasio», «Tengo que vestirme», «¿Cómo puedo hacer esto?» o «Tengo que practicar la escritura automática al despertarme».

Todos los miembros de la comunidad Radiant Recovery® oímos mucho estos argumentos. A quien intenta aclararse sobre lo que debe hacer le parecen totalmente válidos. Pero hay un tema central subyacente a estas preguntas y objeciones: «No me estarás diciendo en serio que quieres que cambie mi rutina, ¿verdad?». Otras personas quieren saber la regla exacta para poder llevarla al límite: desean ir a la cocina y llevarse algo a la boca cincuenta y nueve minutos y medio después de despertarse. Quieren asegurarse de seguir la regla, pero lo mínimo posible. Podemos reírnos de esto, pero sabemos lo cierto que es. Forma parte de ser sensible al azúcar.

¿Por qué digo lo de tomar el desayuno «dentro de la primera hora»? Parece una regla, pero el proceso no consiste en seguir reglas, sino en lidiar con una realidad práctica. ¡Se trata de aprender a conectar con lo que necesita tu cuerpo, que es comer por la mañana!

> Estoy lidiando con muchas emociones en este momento, pero no parecen golpearme por todos lados como lo hacían antes de que comenzara a desayunar. Las siento y luego regreso al centro. Es bastante sorprendente, en realidad. Personalmente, ni siquiera puedo pensar en perder peso en este momento. He abusado de mi cuerpo y mi alma durante la mayor parte de mi vida buscando perder peso y verme perfecta. Me mantengo firmemente enfocada en la curación y en aprender a escuchar mi cuerpo y alimentarme, lo que me ayudará a sentirme genial. Estoy muy aliviada de no tener que pensar en otra cosa que en el desayuno en estos momentos. Cuando me vienen pensamientos sobre los pasos posteriores del programa, empiezo a enloquecer. Me detengo y me recuerdo que todo lo que estoy haciendo ahora es ocuparme del desayuno. No tengo que dedicar ni un momento a pensar en ninguno de los otros pasos. Y el desayuno es algo con lo que soy capaz de lidiar.
>
> Ramona

Puesto que no has comido desde la noche anterior, tu nivel de azúcar en sangre no para de bajar. Si no intervienes, tu cuerpo comenzará a liberar betaendorfina para calmar el dolor de la inanición (así es como él lee la situación) y se sentirá bien de nuevo. Antes de que te des cuenta, comenzarás a tener antojos a primera hora de la mañana y serás un «prisionero de guerra»: habrás desencadenado un ciclo de adicción sin darte cuenta.

Cuando alguien me dice que tiene que hacer sus ejercicios de yoga antes de comer, le pregunto: «¿Se te ocurre alguna forma de darle a tu cuerpo lo que necesita para que siga estando sano y estable?». Esto hace que pases de seguir una regla a estar en relación con tu cuerpo. Se trata de proteger a tu cuerpo del estrés provocado por un gran descenso del azúcar en sangre. También se trata de que evites recurrir a «no comer» como una forma de experimentar la confianza inducida por la betaendorfina. Esta estrategia es especialmente tentadora si, como muchas personas sensibles al azúcar, te sueles sentir un poco (o muy) deprimido.

> He sufrido depresión en el pasado, el tipo de depresión en el que apenas puedes moverte, no puedes dormir, no puedes mantenerte despierto, no puedes vivir y sientes que nadie te quiere y que no vale la pena hacer nada. He tenido tanta ansiedad que me he quedado recluida en casa.
>
> Ahora gozo de tanta salud mental que casi no me reconozco. Me despierto alegre sin ninguna razón especial. Tengo ganas de hacer las cosas que me gustaban. Mi mente está más clara. Estoy más segura de mí misma, incluso con mi peso actual. No tengo miedo de los eventos sociales. No siento que el mundo me esté mirando con lupa. Tengo buenas sensaciones en relación con el futuro.
>
> Cuando estás deprimida, no crees que haya nada que te vaya a ayudar. Pero comienza con el paso 1: desayuna cada mañana dentro de la primera hora después de despertarte y toma las proteínas suficientes según tu volumen corporal, y comprueba si notas alguna diferencia al día siguiente. Algunas personas toman el George's® Shake [un producto de Radiant Recovery®] para desayunar. O prepara unos huevos duros y consérvalos en la nevera. Lo que funciona

es lo que haces. Cuando estás deprimido no tienes energía para hacer nada, así que encuentra una forma fácil de cumplir con el programa. ¡Y recuerda que estamos aquí para ayudarte!

Lora

3. Incluye un carbohidrato complejo en tu desayuno

El siguiente aspecto del paso 1 es comer algún tipo de carbohidrato complejo –algo «marrón», como me gusta decir– con tu desayuno. Toma una ración. El tamaño de esta debe estar en función de tu peso. Si tu volumen corporal es pequeño, come menos; por ejemplo, una rebanada de pan integral. Si tu volumen corporal es grande, come más. No estoy hablando de comer una cantidad específica de carbohidratos complejos para equilibrar la cantidad de proteínas que estés consumiendo; no quiero que te quedes atrapado en la dinámica de contar. Si cuentas las proteínas y los carbohidratos y tratas de equilibrarlos y asegurarte de comer suficiente de esto y lo otro, te sentirás abrumado. Solo te digo que tomes una ración de algún alimento «marrón» (cereales integrales y otros) beneficioso. Aquí hay algunas opciones divertidas para tu carbohidrato matutino:

- Avena.
- Arroz integral.
- Arroz salvaje.
- Pan integral o tostadas integrales.
- Patatas con su piel.
- Tortillas de cereal entero o de espelta.
- Tortitas de arroz integral.
- *Crackers* integrales.
- Gofres integrales.
- Avena cortada al acero.
- Cereales integrales.

- Legumbres.
- Tortitas de harina de avena.

4. Desayuna todos los días

Algunos se ríen con el cuarto aspecto del paso 1. Pero a muchas personas les cuesta mucho hacer algo a diario. El caso es que hacer algo *cada día* es lo que necesitamos para convertir ese comportamiento en un hábito. Y cuando digo *cada día* quiero decir exactamente esto. No cinco días a la semana, o todos los días excepto los domingos. Cumple con el paso 1 todos y cada uno de los días para incorporarlo como un comportamiento automático. Considéralo un entrenamiento: estás aprendiendo a hacer algo a diario.

Y ¿qué ocurre si ya tienes la costumbre de desayunar? ¿Puedes saltarte el paso 1 y pasar directamente al 2? Mucha gente me dice: «Kathleen, he estado siguiendo la [dieta] Atkins. Sé cómo manejar el tema de las proteínas en el desayuno».

¿Queda liberada de seguir el paso 1 esta persona?

No.

Otros me dicen: «Kathleen, llevo veinte años desayunando. Lo llevo muy bien. Conozco el procedimiento».

¿Está exenta de seguir el paso 1 esta otra persona?

No.

Habitualmente, les digo a mis pacientes: «¿Puedes tener la mente del principiante y empezar con el programa como si no supieras cómo abordarlo?». A menudo, la respuesta que obtengo es esta: «¿Quieres decir que debo empezar a comer azúcar nuevamente?». La respuesta es *no*, porque no se trata de eso. El tema es la relación que tiene la persona con lo que está implícito en el paso 1: conocer el propio cuerpo y cuidarlo.

Por eso, no todos los que siguen el programa toman lo mismo para desayunar. Lo que coma Emily en el desayuno será diferente de lo que coma Rhonda, y lo que comas tú será diferente de lo que coman ellas. Lo que hay que tomar concretamente no está determinado, al contrario de lo que ocurre en la primera parte de muchos planes alimentarios bajos en carbohidratos. Lo que es crucial para el proceso es tener la opción y la habilidad de decir que uno va a desayunar según lo indicado, sí, pero «a su manera» dentro del marco general. El proceso consiste en que cumplas con los cuatro aspectos del paso y, a la vez, en que descubras cómo hacerlo de la manera que sea mejor para ti. En este paso, como en los otros seis, se trata de que hagas tuyo el programa mientras te mantienes dentro de los parámetros expuestos.

Algunas ideas magníficas para el desayuno

Puedes comer los alimentos tradicionalmente asociados con el desayuno, como huevos, cereales integrales y frutas, o puedes experimentar con alimentos que nunca habías vinculado al desayuno, como burritos, un plato de sopa, un sándwich de pavo o una patata al horno. Si te cuesta asumir la idea de comer a primera hora de la mañana, puedes probar a prepararte un batido de leche, fruta, avena y un poco de proteína en polvo. Esta suele ser una forma fácil de empezar, y asumible, para quienes detestan desayunar. Si pruebas esta opción, utiliza fruta fresca o fruta congelada sin azúcar y elige una proteína en polvo que no contenga azúcares ni edulcorantes artificiales. La mayoría de las personas de nuestra comunidad confían en nuestro producto, que llamamos George's® Shake. Tenemos una fórmula para adultos que incluye proteínas, un carbohidrato complejo y vitaminas. También tenemos la fórmula de un aislado de proteína de suero que es perfecta para los niños y para los adultos a quienes les guste su sabor.

La mayoría usamos leche de soja, de avena o de almendras como líquido para nuestros batidos. Algunos también usan la tradicional leche de vaca; es cuestión de gustos. Una observación importante: no les des leche de soja a los niños. Es estrogénica, lo que hace que sea muy favorable para las mujeres mayores, pero no es una buena opción para los niños. No tengas miedo de experimentar con el desayuno. Si tu madre te decía que no podías comer chili o *pizza* para desayunar, recuerda que tu madre ya no es la responsable de tus comidas. Si quieres tomar chili o *pizza* en el desayuno y puedes obtener la cantidad suficiente de proteínas con estos alimentos, ¡cómelos y disfruta! Estás en vías de crear tu propio plan de alimentación, adaptado a las necesidades que tienes actualmente como persona sensible al azúcar. Recuerda que eres un individuo único; no hay nadie más como tú.

> ¡Es realmente importante recordar qué cantidad de proteínas necesitamos tomar! Es útil a lo largo de *todos* los pasos. Esto es lo genial del desayuno; es como una bellota: contiene todos los elementos del poderoso roble que es nuestra recuperación.
>
> Connie

Siguen a continuación algunos «menús» de desayuno correspondientes a lo que toman algunos miembros de nuestra comunidad, que ajustan las cantidades para obtener suficientes proteínas en función de su peso. Elabora tu propia lista de opciones, las que funcionen para ti. Comparte ideas con tus amigos. El proceso de encontrar nuevas ideas para el desayuno puede ser muy interesante.

- Huevos con salchicha, tostadas integrales y una pieza de fruta.
- Avena con la proteína en polvo George's® Restore, nata y fresas.
- Requesón, avena y fresas.
- Picadillo de carne en conserva con huevos y tostadas integrales.
- Burrito de desayuno con una tortilla integral, huevos, alubias y queso.
- Pimientos, queso y arroz integral.
- Revuelto de tofu y verduras y un panecillo integral.

- Gofres integrales con George's® Restore en la masa y compota de manzana con yogur encima.

El paso 1 contiene cuatro instrucciones, en efecto, pero la verdadera tarea consiste en que averigües qué significan para ti. Plantéate lo siguiente:

- ¿Cuántas proteínas necesito?
- ¿Qué puedo comer que me las proporcione?
- ¿Qué significa para mí «dentro de la primera hora»? ¿La hora empieza cuando abro los ojos, cuando salgo de la cama o cuando me pongo las zapatillas?
- ¿Qué tipo de carbohidratos complejos voy a comer?
- ¿Qué voy a hacer cuando desayune fuera de casa?

Este proceso es exigente. Para alguien que sea víctima de la adicción al azúcar, poder dominarlo es incluso más significativo.

> Al principio tuve que obligarme a comer dentro de la primera hora. Ni siquiera me gusta levantarme de la cama por la mañana, y hacer cualquier cosa me gusta mucho menos. Con la depresión, tengo que obligarme a hacer todo. El desayuno era una tarea más, y me resultaba abrumadora. Pero consideré que era igual de importante que salir de la cama, y me obligué a desayunar de alguna manera. Ahora que llevo cinco semanas haciéndolo sin haber fallado ni una vez, he empezado a sentirme mejor. La depresión ha mostrado un indicio de querer remitir, y no hace falta que diga que estoy emocionada. El único truco que aplico es el que nos mostraste, Kathleen: hacer una sola cosa; enfocarnos solamente en el desayuno. Aparte de eso, ha sido la pura desesperación y el hecho de forzarme lo que me ha permitido llegar hasta este punto. Lo más difícil para mí ha sido no tratar de saltar al paso siguiente de inmediato.
>
> Donna

Esto es lo más importante: si estás empezando, limítate a abordar el paso 1. No te preocupes por lo que estés comiendo más allá del desayuno. No te preocupes por tomar alimentos integrales en el almuerzo. No te preocupes por la patata. Cíñete al paso 1, porque es realmente difícil. Es todo lo que necesitas hacer. Aprende a dominar este paso.

Esta es una parte clave del entrenamiento conductual que curará tu cerebro y el resto de tu cuerpo de la adicción. No tienes que cumplir con todo el programa a la vez. De hecho, lo que debes hacer es *no* apresurarte. Escucha, aprende, reflexiona, desarrolla habilidades.

> Supongo que esto consiste en tomarte tu tiempo y disfrutar del viaje. Si todo lo que nos preocupa es llegar al punto A, nos perdemos el viaje que nos conduce ahí. Soy culpable de esto. Lo hago bastante en mi vida, y creo que es por eso por lo que tengo la sensación de que el tiempo me pasa volando, demasiado rápido. Cuando estaba montando mi negocio, no dejaba de fijarme en el punto final, y me perdí todo el proceso, que podría haber sido divertido. Veo que estoy haciendo lo mismo con este programa. No paro de poner la atención en el día en que estaré curado, y me estoy perdiendo gran parte del proceso. Me alegro de que hayas mencionado este punto; me hace tomar conciencia de ello. Debo fluir más y encontrar un equilibrio entre las dos posiciones.
>
> Tom

Cuando leí la publicación de Tom en una de nuestras listas de Radiant Recovery®, le pregunté si podía citar sus palabras, porque realmente me conmovieron. Creo que subraya un tema importante: necesitamos dedicar tiempo al proceso de recuperación en lugar de pensar siempre en llegar al final. Esto significa que conviene que disfrutes el arte del paso 1 cuando estás en dicho paso: infórmate realmente sobre el desayuno, prepara platos que te encante comer, planifica lo que vas a desayunar, crea un batido que te apetezca tomar, prepara una comida que se adapte a ti, desayuna dentro de la hora y arréglatelas para desayunar en cualquier lugar al que viajes.

> ¡Hola! Me he alejado temporalmente del desayuno; supongo que no quería hacerlo. Por alguna razón, he estado cuatro días sin desayunar.
>
> El primer día, estuve fuera de la ciudad y no me organicé lo bastante bien para tomar el desayuno. Me acordé de llevarme las proteínas, pero accidentalmente olvidé lo «marrón» [el carbohidrato complejo]. Los otros tres días, no me preocupé por lo de la hora y desayuné cuando tuve ganas. ¿Los resultados? (Redoble de tambor, por favor). ¡Ha sido horrible! He estado comiendo tres veces la cantidad de azúcar que había estado comiendo, la confusión mental ha sido constante y he estado irritable. Entonces me he dado cuenta de que necesitaba compartir esta historia y volver a comprometerme. Esta mañana he desayunado a la manera RR [Radiant Recovery®]. No puedo decir que me sienta genial físicamente, pero sí mucho mejor. Mi día ha empezado bien. Regresaré mañana. Gracias por estar ahí; gracias por el apoyo.
>
> Cheryl

A medida que avances con el programa, descubrirás que estás enfocado en el paso en el que te encuentras y que realmente lo disfrutas. En el paso siguiente, esto significa llevar un diario en lugar de planificar cómo eliminar el azúcar de la dieta. En el paso 3 significa almorzar en el momento oportuno en lugar de tratar de averiguar de qué manera comer una patata justo antes de acostarte. *Esta es la clave del programa:* enfocarte en la solución en lugar de darle vueltas al problema. ¿No tiene sentido proceder así?

Capítulo 8

EL SEGUNDO PASO: LLEVAR UN DIARIO DE ALIMENTOS

El siguiente paso en tu programa para sanar la sensibilidad al azúcar es llevar un registro de aquello que comes y bebes y cómo te hace sentir. Este registro se llama *diario de alimentos*. Cuando empieces a escribir este diario, es posible que odies hacerlo, y que esta actitud se prolongue un tiempo. Pero después, cuando comiences a usar el diario, te gustará mucho.

El aspecto de sanación del comportamiento adictivo que está incorporado en el paso 2 consiste en tener una relación con tu propio cuerpo. No te curas porque obedezcas las «reglas» y escribas en tu diario. Te curas porque el hecho de escribir en tu diario le da voz a tu cuerpo; le permite decir lo que le gusta y lo que no. Tu cuerpo te habla en el lenguaje de los síntomas. No utiliza el castellano; se sirve de los dolores y molestias, el malestar estomacal, la rigidez de las articulaciones, los ruidos estomacales, la diarrea y la fatiga para decirte claramente qué siente acerca de lo que estás comiendo y cuándo lo estás comiendo. Si no escribes exactamente lo que dice tu cuerpo, no podrás aprender su idioma.

El idioma que habla tu cuerpo es muy personal, exclusivo. Lo que significa un dolor de cabeza para ti no es lo mismo que lo que significa un dolor de cabeza para Vicky. Tu cuerpo te enseñará a descifrar lo que dice, pero no podrás descubrirlo a menos que estés escuchando. Y no puedes escuchar a menos que escribas lo que percibas, porque lo olvidarás. Sin ninguna duda. Ahora viene cuando me dices: «Oh, sí, sí, lo tengo, lo recuerdo». Pero las personas sensibles al azúcar apenas pueden recordar lo que han comido hace cuatro horas; mucho menos van a recordar cómo se sentían.

Hace años que escribo un diario de alimentos y aún me asombro cuando veo lo claros que son los mensajes que me manda mi cuerpo. Me dice que si hago eso, sucederá eso otro. Si desayuno cuarenta y cinco minutos tarde, estaré de mal humor al día siguiente a las once de la mañana, aunque el contenido de mis comidas sea perfecto. El mal humor es uno de los síntomas con los que me habla mi cuerpo; es su forma de decirme: «¡Aliméntame a tiempo! Si no lo haces, esto es lo que sucederá». Esta es la razón por la que llevar un diario de alimentos es una estrategia tan potente.

Cuando las mujeres comienzan a escribir un diario de alimentos, muchas tienen que aprender a apaciguar todas las sensaciones que experimentan antes de poder escribir los detalles relativos a sus alimentos y comidas. Algo que hace un diario de alimentos es enseñarnos a reconocer nuestros sentimientos, emociones y sensaciones y contenerlo alejándonos un poco de ello para que la emoción no nos embargue. En el caso de muchos hombres, ocurre todo lo contrario: anotar los datos sobre lo que comieron y cuándo lo comieron es la parte fácil. La dificultad la tienen a la hora de identificar lo que sienten. Gracias a mi trabajo con muchas personas sensibles al azúcar en el Reino Unido y Escandinavia, me he dado cuenta de que los sentimientos, las emociones y las sensaciones son un idioma desconocido y extraño para ellos; sencillamente, tienen menos experiencia a la hora de describir lo que sienten.

Antes de desarrollar el formato de diario con el que contamos ahora para proporcionar cierta estructura, había quien escribía páginas y más páginas sobre su estado físico y emocional. Al trabajar con esas personas, intentaba encontrar dónde habían anotado lo que habían comido. Agarraba un marcador amarillo y señalaba dónde estaba la comida, encajonada entre quince páginas de sentimientos, emociones y sensaciones. Después les decía: «¿Podrías anotar la comida en el lado izquierdo y lo que sientes en el derecho?». Entonces se daban cuenta de que habían registrado una avalancha de estados físicos y emocionales, y que habían apuntado muy poco sobre la comida en sí.

A medida que iban siguiendo con el programa, iban viendo que ya no necesitaban escribir tanto sobre lo que sentían, porque los efectos ya no eran tan acusados. Cuando empezaban a consumir suficientes proteínas y a comer con regularidad (hablaré sobre esto en el paso 3), podían reflejar explicaciones más concisas acerca de cómo se sentían en relación con su marido, sus hijos o su perro, porque solo estaban registrando los hechos relativos a unos sentimientos que ya no eran abrumadores; ya no intentaban expresarlos o procesarlos a través de su diario de alimentos.

Si crees que llevar un diario de alimentos no es divertido es porque aún no has empezado a hacerlo. Cuando comiences a escribirlo, verás que es milagroso. La secuencia de apuntes que habrás efectuado durante los primeros tres meses te resultará asombrosa. Las primeras anotaciones te mostrarán el caos y el dolor que te invaden. Tres meses después, cuando hayas estado siguiendo los pasos 1 y 2, y tal vez hayas pasado al 3 o incluso al 4, las anotaciones te mostrarán que, gracias a que has mantenido un registro de tu comida y de la forma en que te sientes, ahora mantienes una relación con tu cuerpo. Hablas su idioma; puedes «leerlo». No te saca una hoja impresa desde un ordenador para decirte lo que está sucediendo, pero te da pistas en forma de síntomas que indican cuál es el panorama general. Estos síntomas son coherentes y predecibles. Solo tienes que aprender a percibirlos e interpretarlos.

Tu diario de alimentos también te ayuda a comprender qué necesita tu cuerpo sensible al azúcar y cómo reacciona ante los distintos comestibles. En este punto del programa, quizá no conozcas tus propios patrones alimentarios. Es posible que no tengas más que una impresión general sobre cómo te sientes. Tal vez puedas recordar si has tenido un buen día o un mal día pero seas incapaz de dar más detalles. Pues bien, tu diario de alimentos te ayuda a recordar los detalles correspondientes a cada día. También te proporciona una referencia al comienzo de tu programa. Te brinda una imagen de cómo eran las cosas «antes». A medida que sigas con el programa, te encantará tener la oportunidad de revisar tu diario y ver tus progresos.

> Me encanta mirar mi primer diario y ver lo lejos que he llegado y cómo ha cambiado lo que escribo. He descubierto que soy más capaz de planificar las cosas que me lanza la vida. Por ejemplo, sé que necesito comer más cuando estoy estresada, y esto se manifiesta cuando viajo o cuando voy al dentista. O cuando se aleja alguien a quien quiero. Es posible que no lo capte de inmediato, pero cuanto más suceden estas cosas, más sé lo que debo hacer. Y ahora sé lo que significan ciertos mensajes, como un nudo en el estómago, la pérdida de apetito o un gran descenso del azúcar en sangre durante la noche. Entonces, sí, veo cosas, y en lugar de pensar «¿qué está ocurriendo?», pienso «necesito más comida» o «tengo que volver a hacer ejercicio y meditar».
>
> Colette

Cómo empezar

Comienza por obtener un libro en blanco en el que escribir. Encuentra uno que realmente te guste, que se adapte a tu estilo y ritmo de vida. Si debes llevarlo contigo, consigue uno que te quepa en el bolsillo o en la cartera. Busca hasta que encuentres algo perfecto para ti. A la mayoría de las personas de nuestra comunidad en línea les encanta el diario que diseñé para el programa llamado *Tu cuerpo habla*. Hazte también con un bolígrafo o lápiz que te guste mucho. A algunos les gusta colorear o hacer dibujos en sus diarios; Molly usó bolígrafos de colores para resaltar distintos alimentos. Tu diario contará tu historia, así que disfruta de escribirla. No te saltes este paso. ¡Es muy importante, en serio!

Una vez que tengas tu libro en blanco y algo con lo que te encante escribir, llevar un diario de alimentos será una tarea muy simple. Empieza por trazar cuatro columnas, destinadas a los contenidos siguientes:

1. **La fecha y la hora de tu anotación.**
2. **Lo que acabas de comer o beber.** Incluye las cantidades y sé lo más específico que puedas. No te limites a escribir «pollo y patatas». Escribe, por ejemplo, «una pechuga de pollo grande asada y una patata al horno enorme con dos cucharadas de crema agria». Si no conoces los pesos o las medidas, será útil que los averigües. Consigue un juego de vasos y cucharas para medir; incluso podrías comprar una báscula de cocina. No es necesario que seas preciso, pero tus estimaciones deben aproximarse bastante a la realidad. Experimenta para poder comenzar a efectuar estimaciones razonablemente buenas.
   Descubre la diferencia que hay entre un vaso y dos vasos de leche o entre 100 gramos y 300 gramos de carne. Leer las etiquetas también te dará una idea de las cantidades que estás comiendo. Y acuérdate de anotar lo que bebes; incluye las bebidas como la leche, los refrescos, los zumos y el alcohol, así como la cantidad de agua que tomes. El agua ayuda a mantener limpio el organismo.
3. **Cómo te sientes físicamente.** Escribe todo lo que percibas en cuanto a cómo se siente tu cuerpo. Las sensaciones corporales

son síntomas físicos. Hay una gran variedad de síntomas físicos, que pueden reflejar un estado de desequilibrio o de equilibrio. Es posible que no hayas advertido estos síntomas antes específicamente. Cuanta más atención le prestes a tu cuerpo, más útil te será el diario de alimentos. La tabla siguiente muestra algunos síntomas físicos.

Síntomas de DESEQUILIBRIO	Síntomas de EQUILIBRIO
Dolor de cabeza.	Ojos brillantes.
Dolor de estómago.	Apetito.
Calambres musculares.	Resistencia.
Tos.	Respiración naturalmente profunda.
Fatiga.	Energía elevada.
Insomnio.	Sueño reparador.
Inquietud.	Focalización.
Temblores.	Alerta.
Debilidad muscular.	Fuerza.
Falta de concentración.	Buena capacidad de concentración.
Palidez.	Buen color.

4. **Cómo te sientes emocionalmente.** Presta atención a los matices de lo que estás sintiendo. Al principio, tal vez te cueste. Algunas personas escriben «bien» a lo largo de muchísimas páginas. Consulta la lista que hay a continuación para que te ayude a describir distintos tipos de estados emocionales.

Síntomas de DESEQUILIBRIO	Síntomas de EQUILIBRIO
Ansioso.	Confiado.
Aburrido.	Emocionado.
Asustado.	Con energía.
Enloquecido.	Tranquilo.
Triste.	Feliz.
Deprimido.	Interesado.
Disperso.	Enfocado.

Síntomas de DESEQUILIBRIO	Síntomas de EQUILIBRIO
Inquieto.	Calmado.
Irritable.	Relajado.
Agitado.	Despreocupado.
Hiperactivo.	Paciente.

Aquí tienes un ejemplo del aspecto que puede presentar una página en blanco de un diario de alimentos:

Fecha y hora	Lo que he comido o bebido	Cómo me siento físicamente	Cómo me siento emocionalmente

Cómo escribir en el diario de alimentos

Vamos allá; empieza a escribir tu propio diario. Anota lo que comas o bebas. Intenta escribirlo tan pronto como hayas tomado algo en lugar de esperar hasta el final del día. Apunta tus sensaciones físicas o tus estados emocionales cada vez que los percibas, no solo cuando comas. Por ejemplo, puedes sentirte con mucha energía a la hora del almuerzo y luego, a las 13:30, sentir que quieres tumbarte y dormir. Escribe «12:30» y lo que comiste; debajo, escribe «13:30» y «Somnoliento».

Lleva contigo tu diario de alimentos. Cuanto más específico y detallado sea lo que escribas, de más información dispondrás para crear tu plan alimentario. Es posible que te encuentres con que te resulta fácil empezar a llevar el diario, pero difícil continuar con él. Hay personas que quieren seguir el programa pero se resisten a la idea de llevar un diario de alimentos. A menudo no tienen ni idea del motivo de su resistencia. Tal vez piensen que es demasiada molestia o les da pereza. Algunos empiezan entusiasmados y se desencantan a los pocos días: «No me he acordado de llevar el libro conmigo», «Escribir todo se volvió demasiado engorroso», «Lo perdí», «Sé lo que como; no tengo por qué escribirlo».

¡Oh, el diario es clave! Siempre me ayuda a orientarme sobre lo que no estoy haciendo bien, y cuando no escribo en él, empiezo a descuidar mi alimentación.

Heather

A veces no queremos ver cómo comemos, y escribir al respecto nos parece aterrador o insignificante. Quizá tengas sentimientos de fracaso o desesperación asociados a tu forma de comer, y la sola idea de llevar un diario de alimentos te hace entrar en pánico. Es posible que te sorprenda descubrir que la comida tiene una carga emocional más grande de lo que creías; o tal vez tuviste malas experiencias con el hecho de apuntar tu alimentación en el pasado.

Algunos programas alimentarios requieren anotar todo lo que se come. Solo permiten un cierto número de unidades de pan, carne o fruta, por lo que apuntar lo que se toma se convierte en una forma de ver si hemos sido «malos» y hemos comido más de lo que debíamos. Este enfoque puede predisponer a experimentar una sensación de privación y hacer que el registro de alimentos sea el objetivo de su frustración o resentimiento. Este registro refuerza los sentimientos negativos que la persona ya pudiese tener sobre sí misma y su relación con la comida.

El programa que he desarrollado ayuda a cambiar estas viejas creencias y cualquier otra que se interponga para impedir que la persona efectúe cambios en su vida. El proceso está diseñado para ser divertido, ofrecer información y no alentar los juicios negativos. Si surgen emociones negativas (si te sientes mal por escribir que comiste tres dónuts con mermelada a las nueve de la mañana), recuerda que estás registrando información que luego te ayudará a ver la conexión que hay entre lo que comes y cómo te sientes después, emocional y físicamente. Eso es todo. No se trata de evaluar si te has portado «bien» o «mal».

Si ocurre que escribes en tu diario de alimentos durante unos días y luego te olvidas de hacerlo, haz constar esta circunstancia en él. Mantén un registro de todo lo que te suceda durante *una semana por lo menos*. Incluso si acabas por tener seis páginas en las que lo único que hay apuntado es que te olvidaste de percibir tus sensaciones y emociones, ¡sigue escribiendo!

Aquí hay una página de muestra del principio de un diario de alimentos. Échale un vistazo para hacerte una idea de lo que puedes poner en el tuyo.

Fecha y hora	Lo que he comido o bebido	Cómo me siento físicamente	Cómo me siento emocionalmente
10 nov. 7:00	2 dónuts.	Cansado.	Deprimido, como si apenas pudiese hacer nada.
11:00	2 tazas de café con leche y azúcar.	Exhausto.	Muy bien.
11:15		No puedo permanecer despierto.	De mal humor por cuestiones laborales.
13:00	Un burrito.	Conectado.	Triste. ¿Cómo puedo estar conectado y triste al mismo tiempo?
13:15	Nachos. Una Coca-Cola grande.	Relajado.	
15:15	2 tazas de café con leche y azúcar.	Tenso.	
17:30	3 cervezas.	Relajado.	Feliz.
19:00	3 trozos de pollo. Ensalada de col. Puré de patatas. 2 galletas con mantequilla y miel.	Con calor.	Satisfecho.
20:00	Helado con chocolate caliente, nata batida y nueces.	Lleno.	¡Superbién!

Qué hacer si no sabes cómo te sientes

A veces es posible que no sepas cómo te sientes desde el punto de vista emocional. Esto les ocurre muy a menudo a las personas sensibles al azúcar. En la primera edición de este libro hice algunas suposiciones sobre esta desconexión emocional. Ahora, hablaré más en profundidad sobre el efecto «tipo droga» que tiene tu alimentación sobre la forma en que te sientes.

Aprende a leer tu cuerpo

Al final de la primera semana de haber escrito en el diario, echa un vistazo a tus anotaciones. *No te critiques por lo que hayas comido*; limítate a contemplar los hechos. Ahora vas por los pasos 1 y 2, por lo que no importa si todo lo que comiste fue un desayuno rico en proteínas y chocolate, o si tomaste helado todas las noches a las once, o si te saltaste el almuerzo y la cena.

Regresa a la primera página y repasa, por orden, todas las anotaciones de la semana. Presta atención a lo que veas, sin emitir juicios. Lee lo que has escrito. Intenta recordar cada día y cada comida. No intentes averiguar lo que significa lo anotado; no te adelantes e intentes analizarlo todo.

Ahora, examina los momentos en los que comiste. Toma una hoja de papel aparte y escribe un resumen que muestre las fechas y las horas en que te llevaste algo a la boca. No incluyas qué alimentos tomaste o cómo te sentiste desde el punto de vista físico o emocional. Tu resumen tendrá este aspecto, más o menos:

12 nov.

11:00	Desayuno.
15:00	Refrigerio.
18:30	Cena.
22:30	Refrigerio.

13 nov.

12:30 Almuerzo.
14:30 Bocadillo.
20:30 Cena.
22:00 Refrigerio.
23:00 Refrigerio.

14 nov.

13:30 Almuerzo.
15:00 Cerveza.
18:00 Bebidas.
21:00 Refrigerio.

Cuando hayas hecho el resumen, responde las preguntas siguientes. Escribe las respuestas. Responde cada pregunta detalladamente. Procede como un detective que esté buscando información sobre tu cuerpo sensible al azúcar.

- ¿Comes a la hora de las comidas?
- ¿Comes entre las comidas?
- ¿Picoteas a lo largo de todo el día?
- ¿Comes a la misma hora todos los días?
- ¿Cuánto tiempo esperas entre las comidas o los refrigerios?

Escribe sobre lo que descubras. Tómate un tiempo para reflexionar sobre tu patrón. Permítete asimilar la respuesta a cada una de las preguntas. Comenzarás a ver tus patrones alimentarios. *No te juzgues.* Cuanto más puedas limitarte a observarlos y percibirlos, más fácil te resultará efectuar cambios después. Muchas personas han descubierto que si escriben sus reflexiones directamente en el diario les resulta divertido repasar lo apuntado cada tres meses y ver los cambios que se han ido produciendo.

> He notado que mi relación con mi cuerpo ha cambiado un poco últimamente. Por ejemplo, antes me decía: «Tengo hambre», y yo le respondía: «No, ya has comido demasiado», y no le hacía caso. Ahora le respondo: «Ah, ¿tienes hambre y quieres comer esto? Bien, vamos a probarlo». Y estoy sorprendida de lo inteligente que es mi cuerpo en relación con los horarios de las comidas y todo. Es como si estuviese conectando con un sexto sentido. ¡Me encanta!
>
> Sandra

El proceso de usar tu diario hace que empieces a pensar en el cuadro completo en lugar de quedarte enredado en este tipo de pensamientos: «Oh, Dios mío, ¿debo escribir en un momento preestablecido, o mientras estoy comiendo? ¿Y qué hago cuando lo llevo conmigo y hay gente? ¿Y si alguien lo mira? ¿Qué tamaño debe tener el diario? ¿Debo procurar que nadie lo vea? ¿Lo llevo a las cenas de la iglesia y dejo que la gente lo lea y luego diga: "Mira, aquí está la página en la que están todos los sentimientos"? Y ¿qué hago con los diarios usados?».

El 99 % de las personas que comienzan a escribir en el diario olvidan que lo hacen para fomentar la relación con su cuerpo. Piensan que no es más que un quebradero de cabeza y se quejan: «¿Por qué tengo que hacer esto? ¿No puedo olvidarme del diario y hacer el resto?». Luego están las personas que usan el diario como una excusa para permanecer atascadas durante dos años. Dicen: «Soy incapaz de avanzar al paso 3 porque no puedo con el diario. Me olvido de escribir en él». A estas personas les digo que sigan adelante con el paso 3 de todos modos. Lo que no les digo (aunque es la verdad) es esto: «No estás listo para mantener una relación con tu cuerpo, así que continúa; podrás regresar al diario más adelante».

¿Cómo sé que retomarán el diario? Porque cuando uno se relaciona con su cuerpo no hay forma de que no quiera escribir un diario. Es muy divertido. Tu cuerpo es una fuente de información extraordinariamente maravillosa, una información que nadie más en el mundo puede brindarte. Tu terapeuta no puede hacerlo, y tu fisioterapeuta corporal tampoco. Tu cuerpo es el experto en ti. Tiene más información para darte sobre ti que cualquier otra persona o cosa que haya en el mundo.

> ¡Adoro mi diario! Cuando estaba lidiando con una gran cantidad de dolor y con la cirugía hace un tiempo, estaba desaliñado y mi caligrafía parecía reflejar preocupación y angustia. He descubierto que mi cuerpo siempre sabe más que mi cerebro. Me ha enseñado que si mi nivel de energía o mis circunstancias cambian debo efectuar ajustes en mi alimentación.
> Dedico el último tercio de cada página a repasar cómo me ha ido el día y hago reflexiones del tipo «no he tomado suficientes verduras en el almuerzo» o «esa sopa me ha sentado muy bien». Encuentro que hacer esto es una actividad verdaderamente relajante. Todo lo que destaca (como cuando comencé a obsesionarme con los *crackers*) lo escribo en una página titulada «Observaciones». (Cuando traslado información de un diario a otro, también lo hago con los contenidos de la página Observaciones. De esta manera no se pierde nada de lo que se me ha ocurrido). También hago un pequeño dibujo de cómic para señalar que he hecho ejercicio o meditación. Todo tiene su lugar reservado en la página. Mi diario ha evolucionado bastante. Aunque antes ya escribía sobre mis sentimientos, no los escuché hasta que empecé con el programa. Esta es la razón por la que hago una pequeña reflexión todos los días: para asegurarme de que todavía me estoy escuchando.
>
> Mosaic

Lo que tiene de difícil trabajar con el diario de alimentos no es registrar la información. Lo difícil es poder entenderla. Estar conectado a tu cuerpo significa aprender el lenguaje de tus síntomas físicos y emocionales. Lees tu diario y comienzas a preguntarte cuál es el significado de determinado síntoma o de determinada palabra; en qué se diferencian la ira de la rabia o el éxtasis de la alegría...

A veces es difícil ver lo que muestra el diario. Ahí están la escritura errática, la furia, la justa indignación, el sentimiento de culpa, la sensación de que alguien te hizo algo, el sentimiento de ser una víctima. Evocas esas situaciones y piensas: «Ella me hizo esto» o «No puedo creer lo que dijo mi jefe». Cuando consultas el diario más adelante, incluso si solo escribiste pequeños comentarios, del tipo que se anotan en los márgenes, piensas: «Caramba, ¿quién es esta persona?». Y te acuerdas de ella: fuiste tú en aquel entonces; recuerdas lo enojado o lo rígido y tenso que estaba ese individuo. Tu diario te brinda una manera de verte a ti mismo con el tiempo.

El diario también te muestra cómo cambian las cosas a medida que «haces la comida». Otro aspecto de la curación incluido en el paso 2 es la habilidad de analizar los problemas a lo largo del tiempo. Te ves cambiar ante tus propios ojos. Cuando sientas que tus progresos son lentos, el diario te mostrará lo maravillosa que es la realidad.

> No pases al próximo paso hasta que te encante aquel en el que estás. Este es un proceso amable y apacible que te sorprenderá, paso a paso. Y a diferencia de cualquier dieta que hayas seguido, este programa se vuelve más fácil a medida que avanzas, en lugar de volverse más difícil. Cada paso es la base del siguiente.
>
> Lora

Capítulo 9

EL TERCER PASO: TRES COMIDAS AL DÍA

Voy a ser sincera: dominar el paso 3 puede ser difícil. Al principio no lo parece, pero hay quien tarda meses en asimilarlo. No pasa nada. El paso 3 tiene que ver con que tengas un comportamiento constante y estable en cuanto a lo que comes y cuándo lo comes. Esto no se le da nada bien a la persona sensible al azúcar típica, pero es lo que necesitan desesperadamente tu cerebro y el resto de tu cuerpo. Una vez que hayas dominado el paso 3, te sentirás mucho mejor; tanto que te parecerá increíble. Empecemos.

El paso 3 contiene tres aspectos o partes:

1. Tomar una cantidad adecuada de proteínas en cada comida.
2. Comer a intervalos regulares.
3. Tomar tres comidas al día.

Tomar una cantidad adecuada de proteínas en cada comida

Analicemos uno por uno los tres aspectos de este paso. Empecemos por el de obtener la cantidad adecuada de proteínas en cada comida, ya que es un objetivo respecto al cual cuentas con una ventaja inicial, gracias a tu dominio del paso 1.

¿Por qué es tan importante comer suficientes proteínas? Estas proporcionan la materia prima que va a ayudar a tu cerebro y al resto de tu cuerpo sensibles al azúcar a curarse. Lo más relevante para ti es que las proteínas proporcionan el triptófano que necesita tu organismo para producir serotonina, la cual hace que sigas sintiéndote tranquilo, productivo, creativo y competente.

Las proteínas también ayudan a ralentizar la digestión. Son componentes alimenticios extraordinariamente complejos, y el cuerpo tiene que trabajar mucho para descomponerlas en una forma simple que pueda utilizarse como energía. También ayudan a estabilizar los niveles de azúcar en sangre, de manera que gracias a ellas no presentarán los picos y valles empinados que son tan desastrosos para las personas sensibles al azúcar.

Antes de analizar qué alimentos contienen proteínas, echemos un vistazo a esta sustancia. La proteína está compuesta de aminoácidos, que son los componentes básicos de miles de funciones celulares. El cuerpo humano necesita veinte aminoácidos diferentes para funcionar correctamente. Se usan para fabricar enzimas digestivas, para mantener el equilibrio entre los fluidos corporales, para producir los anticuerpos que protegen contra las enfermedades, para producir hormonas (como las tiroideas y la insulina), para construir los huesos y los dientes, y para ayudar a los ojos a responder a la luz.

Algunos de estos aminoácidos se pueden producir en el cuerpo. Otros, los llamados *aminoácidos esenciales*, deben ser proporcionados por la comida. Un alimento como la carne de vacuno, que contiene todos los aminoácidos esenciales, se denomina *proteína completa*. Darle al cuerpo proteínas completas es importante. Ingerir cualquier tipo de proteína aumentará la cantidad de aminoácidos en el torrente sanguíneo. Pero para que estos aminoácidos entren realmente en las células y hagan su trabajo, debemos o bien comer proteínas completas que contengan todos los aminoácidos esenciales o bien asegurarnos de que nuestra dieta incluya proteínas vegetales «complementarias». Vale la pena explicar esto con un poco más de detalle.

Las proteínas derivadas de los alimentos de origen animal (carne, pescado, huevos y productos lácteos) son completas, mientras que las proteínas derivadas de plantas (verduras, legumbres y cereales) generalmente no lo son. Si eres vegetariano y eliges comer solo proteínas vegetales, es importante que las combines de tal forma que te asegures de que tu cuerpo obtenga todos los aminoácidos esenciales. Por ejemplo, el arroz, las alubias, la soja y la avena contienen, individualmente, proteínas incompletas. Pero si comes arroz *y* alubias o soja *y* avena, estas combinaciones proporcionan todos los aminoácidos esenciales que tu cuerpo necesita. No es necesario comer estas proteínas complementarias al mismo tiempo; basta con tomarlas a lo largo de un mismo día. Podrás encontrar información sobre la forma de combinar alimentos en varios libros de cocina y sobre alimentación vegetariana. Existen algunos mitos arraigados sobre la insuficiencia de las proteínas vegetales y sobre la necesidad de comer proteínas vegetales que se complementen entre sí en la misma comida. Estas creencias ya no se consideran válidas. Actualmente, la opinión dominante es que si comemos suficientes alimentos que contengan proteínas y estamos obteniendo una cantidad adecuada de proteínas en total es muy probable que satisfagamos la necesidad que tiene nuestro cuerpo de aminoácidos completos sin tener que estar pendientes de qué proteínas vegetales estamos ingiriendo en qué comidas.

Alimentos con proteínas

Aquí hay algunos alimentos que contienen proteínas:

- **Huevos.**
- **Aves de corral:** pollo, pavo, gallina salvaje, avestruz, faisán, pato, ganso.
- **Pescado y marisco:** pescado blanco, cangrejo, langosta, almejas, atún, pez espada, bacalao, salmón, caballa, trucha y muchos otros.
- **Carne:** vaca, cerdo, ternera, cordero, venado, búfalo, conejo, cabra.
- **Lácteos:** leche, queso, yogur, requesón.
- **Legumbres, cereales, frutos secos y semillas:** tofu, *tempeh*, lentejas, alubias (y todos los tipos de legumbres); quinoa, amaranto, mijo y otros granos; mantequilla de cacahuete, de almendras y cualquier otra mantequilla de frutos secos; almendras, cacahuetes, nueces, semillas de girasol y otras semillas y frutos secos.

La cantidad diaria de proteína recomendada por el Departamento de Agricultura de Estados Unidos (USDA, por sus siglas en inglés) para un adulto que pese 150 libras (68 kilogramos) es de 54 gramos al día, o un poco menos de 0,4 gramos por libra (0,88 gramos por kilogramo) de peso corporal. Recomiendo que las personas sensibles al azúcar que siguen mi programa coman un poco más que esta cantidad. La referencia que doy es tomar entre 0,4 y 0,6 gramos de proteína por libra de peso corporal (entre 0,88 y 1,32 gramos por kilogramo), dependiendo de las necesidades en cuanto a la salud. En las primeras etapas de tu recuperación, es posible que tu cuerpo tenga que realizar más labores de reparación, por lo que tal vez necesite comer más proteínas. Más adelante, cuando te sientas mejor, podrás reducir un poco la cantidad. Por eso, la pauta que aconsejo es tomar 0,5 gramos de proteína por libra de peso corporal (1,10 gramos por kilogramo). Recordarás que esta es la cantidad que recomendaba en el paso 1. Si en el paso 1 descubriste que necesitas comer 30 gramos de proteína en el desayuno, también necesitarás comer 30 gramos de proteína en el almuerzo y otros 30 en la cena.

Si tienes mucha experiencia en pesar y medir tus alimentos, calcular tu ingesta de proteínas puede resultarte fácil. Sin embargo, tratar de medir el peso de los alimentos en gramos, kilogramos u onzas puede ser intimidante para algunas personas. Especialmente en las primeras etapas de tu recuperación, puede resultarte difícil prestar atención a este nivel de detalle en cada comida. Se vuelve más fácil con la práctica. Y tu experiencia con el desayuno constituye una buena base para este paso.

Parece haber mucha confusión alrededor del tema de cómo calcular cuánto se debe comer para obtener la cantidad de gramos de proteína deseable para el plan de alimentación. Aunque 28 gramos equivalen a una onza de peso, 28 gramos de proteína *no* equivalen a una onza de alimento. Muchas personas me han pedido la fórmula secreta de la conversión. El gran secreto es que esta fórmula no existe; sería como tratar de convertir manzanas en naranjas.

En los países anglosajones, las piezas de alimento (como los filetes de ternera) se pesan en onzas (una onza son, casi exactamente, 28,35 gramos). Cada onza del filete contiene cierta cantidad de proteínas. Esas proteínas se miden en gramos, al igual que las cantidades de grasa, carbohidratos y agua que hay en el filete (los filetes contienen cero carbohidratos, pero ya entiendes qué quiero decir). Por lo tanto, cada tipo de alimento que tiene proteínas contiene distintas cantidades de estos nutrientes, que se miden en gramos. Las fuentes de proteína densa (como la carne, el pollo y el pescado) contienen más gramos de proteína por onza que las fuentes de proteína menos densa (como las legumbres, los frutos secos y el queso).

Los alimentos en los que la densidad de la proteína es mayor contienen entre 7 y 9 gramos de proteína por onza. Por ejemplo, una pechuga de pollo de 3 onzas contiene unos 20 gramos de proteína, pero 3 onzas de tofu contienen 12 gramos de proteína solamente. Sigue a continuación una lista de la cantidad de proteínas de muchos de los alimentos que las contienen y que es posible que comas:

- **Carne de vacuno, cerdo y cordero:** Unos 10 gramos de proteína por onza (28 gramos aproximadamente) en una loncha estándar de carne, o 40 gramos en un cuarto de libra (113 gramos). La carne picada tiene un poco menos: unos 30 gramos de proteína en un cuarto de libra.
- **Aves de corral:** El pollo tiene unos 7 gramos de proteína por onza. Esto significa que un escalope típico de 3 onzas contiene unos 20 gramos, mientras que media pechuga de pollo contiene unos 30 gramos.
- **Huevos:** Hay entre 7 y 9 gramos de proteína en cada huevo, según su tamaño.
- **Alubias:** Hay entre 8 y 9 gramos de proteína en medio vaso de alubias cocidas.

Tal vez te resulte útil hacer una tabla de proteínas según las raciones que enumere los alimentos que te gusta comer y las cantidades que deberás consumir de ellas en una comida dada para obtener suficientes proteínas. Esta es la tabla que Margot hizo para su uso personal para mostrar algunas opciones de proteínas para una comida dada:

2 huevos y salchichas
2 cucharadas de proteína en polvo
1 cucharada de atún
1 vaso de sopa de lentejas
3 onzas (85 g) de queso
4 onzas (113 g) de requesón
1 hamburguesa mediana
8 onzas (227 g) de tofu
4 onzas (113 g) de pavo
1 pechuga de pollo mediana

Recuerda que estoy tratando de que pienses en tu relación con la comida. Para seguir bien el paso 3 deberás prestar atención a la planificación de tus comidas, la compra de los alimentos, su preparación y su consumo. Tomar una comida que contenga suficientes proteínas es muy diferente de «comer cualquier cosa» para sobrevivir. Empezarás a comprender esto cuanto más trabajes con el paso 3. Y si esto te parece demasiado difícil, ¿recuerdas lo mejor que te has sentido desde que incorporaste las proteínas en tu desayuno todas las mañanas? Te sentirás aún mejor si tomas proteínas en tus tres comidas cada día.

Una proteína que incrementa la serotonina

Comer proteínas ocasiona cambios en la química del cerebro. Uno de los aminoácidos que se encuentran en las proteínas es el triptófano, que es usado por el cuerpo para producir serotonina, la sustancia química cerebral que nos da un buen control de los impulsos y nos hace sentir más tranquilos, en paz con el mundo. Como veíamos anteriormente, si eres sensible al azúcar, lo más probable es que tengas un nivel de serotonina bajo. Para aumentar tu nivel de serotonina, te conviene comer alimentos que tengan un alto contenido en triptófano.

A continuación se muestra una lista de alimentos y su nivel de triptófano. Puedes elegir el tipo de proteína que se adapte a tu estilo de vida.

Alimento con proteína	**Ración**	**Nivel de triptófano (en mg)**
Pollo blanco.	4 onzas (113 g).	390
Lomo de cerdo.	4 onzas (113 g).	390
Queso *cheddar.*	1 vaso.	330
Carne de vacuno picada.	4 onzas (113 g).	320
Atún.	4 onzas (113 g).	320
Tempeh.	4 onzas (113 g).	310

Alimento con proteína	Ración	Nivel de triptófano (en mg)
Requesón.	1 vaso.	300
Tofu.	4 onzas (113 g).	280
Salmón.	4 onzas (113 g).	250
Proteína de soja en polvo.	1 onza (28 g o 2 cucharadas).	220
Huevos revueltos.	2	200
Alubias.	1 vaso.	180
Quinoa.	1 vaso, cocida.	170
Almendras.	½ vaso.	170
Lentejas.	1 vaso, cocidas.	160
Leche.	8 onzas (227 g).	110
Leche de soja.	8 onzas (227 g).	110
Yogur.	8 onzas (227 g).	70
Fuente: Estos valores son los indicados por el *software* de análisis nutricional EHSA's Food Processor.		

Esta lista no es más que una guía que pretende ayudarte a elegir proteínas con más triptófano. Las proteínas animales tienen un contenido más alto en aminoácidos (y por tanto en triptófano) que los alimentos como la leche o las almendras.

¿Y qué pasa con el colesterol?

Aunque los huevos son ricos en proteínas, es posible que te inquiete la idea de comerlos debido a su alto contenido en colesterol. Tal vez te hayan dicho que los evites si tienes el colesterol alto. Es cierto que las enfermedades coronarias se correlacionan con unos niveles de colesterol en sangre elevados. Sin embargo, no está claramente demostrado que exista un vínculo entre el colesterol alimentario (el que se encuentra en los alimentos que comemos) y la presencia de colesterol en la sangre.

Hay mucha literatura científica disponible actualmente sobre el papel del azúcar y el incremento del nivel de insulina como causantes de la formación de colesterol en la sangre. Existen indicios fiables de que tener alto el nivel de insulina (la hormona que se libera cuando se come mucho azúcar) tiene un impacto mucho mayor en la formación de colesterol en la sangre que la cantidad de huevos que uno pueda comer. De hecho, muchos de mis pacientes me han comunicado que su nivel de colesterol ha descendido significativamente tras reducir al mínimo el consumo de azúcar durante seis meses.

Si sueles consumir muchos azúcares (incluido el alcohol) y alimentos elaborados con harina blanca refinada, seguro que tienes alto el nivel de insulina. Si es así, te recomiendo que evites los alimentos ricos en colesterol alimentario, como la carne roja y las yemas de huevo.

Si tienes un problema con el colesterol, haz algunos deberes. Infórmate tanto como puedas sobre él. Familiarízate con los distintos puntos de vista sobre la mejor manera de reducir su nivel. Si tomas medicamentos para bajar el colesterol, la presión arterial o el azúcar en sangre, permanece en contacto con tu médico mientras aplicas el plan alimentario que propongo en esta obra. Hazte mirar los niveles con regularidad. Todos estos factores pueden cambiar a medida que vas modificando tu forma de comer, y es posible que sea necesario ajustar tu medicación.

Comer a intervalos regulares

El hecho de comer a intervalos regulares asegura que el nivel de azúcar en sangre no descienda hasta un punto crítico. Si comes dentro de las cinco o seis horas posteriores a tu comida anterior, no es probable que entres en zona de peligro. Estar atento a comer a intervalos regulares también te ayuda a prestar atención a tu alimentación y a tu cuerpo, uno de los objetivos del programa en cuanto al comportamiento.

En Estados Unidos por lo menos, los horarios típicos de las comidas son las siete de la mañana, el mediodía y las seis de la tarde.

En otros países pueden ser otros y, en cualquier caso, tu horario puede requerir que comas a horas bastante diferentes de estas. Si trabajas en un turno de noche o si estás trabajando a la hora de comer convencional, es posible que tengas que adaptar los horarios de tus comidas.

Pero no desayunes a las seis de la mañana, esperes hasta las dos para almorzar y cenes a las diez. Sin embargo, si este es tu patrón normal, y sabes que no lo cambiarás, tendrás que tomar un refrigerio saludable entre el almuerzo y la cena para evitar que tu nivel de azúcar en sangre disminuya. Lleva contigo un refrigerio que incluya proteínas: manzanas y queso, frutos secos y fruta, o mantequilla de cacahuete y un plátano; lo que sea que te atraiga. Pero alimenta tu cuerpo más a menudo.

No deberías estar más de seis horas sin comer algo, excepto entre la cena y el desayuno de la mañana siguiente. En caso contrario, tu nivel de azúcar en sangre bajará demasiado y te cansarás, te frustrarás y te sentirás irritable. Tu concentración se resentirá, y también lo hará tu trabajo. Y si estás embarazada o amamantando o tienes un trabajo muy exigente, necesitarás tomar refrigerios. Prevé esta circunstancia.

Puede parecer que he incurrido en una contradicción. Primero te he dicho que evites los refrigerios, y ahora te los estoy recomendando. Déjame aclarar esta cuestión. La mejor opción para las personas sensibles al azúcar es tomar tres comidas al día a intervalos regulares y no comer refrigerios entre ellas. Cuando tomas tres comidas siempre a la misma hora y no picoteas, le enseñas a tu cuerpo adicto el comportamiento de comenzar y *detenerse*. De todos modos, soy una mujer práctica. Sé que algunas personas no podrán comer de esta manera; por eso presento la otra opción: los refrigerios con proteínas. Es mejor que sepas que dispones de otra opción si tienes que acudir a ella. Este plan de alimentación está concebido para ayudarte a encontrar lo que funciona para ti, no para que trabajes en favor del plan en sí.

Tomar tres comidas al día

¿Por qué solo tres comidas? ¿Por qué indico comer tres veces al día y no seis? Como tienes una química corporal sensible al azúcar, la contención no es tu punto fuerte precisamente. Es muy fácil que pases de comer «un pequeño refrigerio solamente» a picotear durante todo el día: empiezas a comer y te olvidas de detenerte. Le estamos enseñando a tu cuerpo a comenzar y parar. Cuando terminas una comida y *dejas de comer* conscientemente, estás ayudando a tu cuerpo adicto a aprender nuevos comportamientos saludables. Se trata de que aprendas a comenzar, detenerte y esperar.

No aliento los refrigerios en las personas sensibles al azúcar porque con demasiada frecuencia pueden conducir al picoteo. El picoteo tiene lugar cuando uno come a lo largo de todo el día. A menudo se alienta a la gente a comer de esta manera para mantener constante el nivel de azúcar en sangre. Pero los refrigerios pueden dar problemas a quienes tienen una química corporal sensible al azúcar o adicta. El picoteo refuerza la falta de control de los impulsos, que es, de por sí, un problema para quienes tienen bajo el nivel de serotonina: si tienen hambre, comen de inmediato en lugar de esperar. Aprender a empezar a comer y a dejar de hacerlo es un cambio de comportamiento muy bueno para la persona sensible al azúcar.

> Date cuenta de que los primeros cinco pasos consisten en añadir cosas a tu vida, no en quitarle nada.
>
> Lora

Si tienes que comer sobre la marcha

La regla más importante en cuanto a comer sobre la marcha es esta: *planifica siempre qué y cuándo vas a comer*. Piensa en cómo va a ser el día antes de salir de casa. Planifica teniendo en cuenta tus puntos débiles. Lleva la comida contigo. Lleva siempre una bolsa de plástico con tu proteína en polvo. Pon un poco en la guantera o en tu maletín. Incluye un cuchillo para las manzanas y el queso. No olvides tu batido energizante en un termo o parte de la cena de la noche anterior en un táper, para tomarla fría.

Por supuesto, puede haber ocasiones en las que te olvides de planificar y te encuentres en problemas, en cuyo caso deberás acudir a la segunda regla más importante: *ten un plan para contingencias*.

Quizá tu plan para contingencias consista en ir a una tienda de conveniencia, una tienda de comestibles, una tienda de alimentos selectos o incluso un restaurante de comida rápida. Ten claro qué puedes encontrar para comer en esos lugares que te guste y que te proporcione proteínas. ¡Busca algo bueno para comer antes de que una barrita de caramelo salte a tu boca! Lleva contigo la lista que hay a continuación para que sepas qué comprar o tomar cuando estés cansado, malhumorado o desesperado. Piensa que se trata de medidas provisionales para salir del paso hasta que puedas obtener tu verdadera comida. Añade tus propias ideas.

- Una manzana, dos palitos de queso y un puñado de almendras.
- Un tetrabrik de leche con dos cucharadas de proteína en polvo.
- Requesón y una naranja.
- Lonchas de pavo, queso suizo, aguacate y rodajas de tomate.
- Chili en un vaso y una patata al horno.
- Una patata al horno con brócoli y queso.
- Una ensalada César con pavo.
- *Crackers* integrales y mantequilla de cacahuete.
- Un yogur natural con diez almendras y medio vaso de fresas frescas.
- Dos huevos duros y una naranja.
- Trigo molido con leche en un táper, un plátano y un huevo duro.

- Un burrito de desayuno con huevos, alubias y queso (si puedes, usa una tortilla hecha con trigo integral).
- Un sándwich de pavo y una pera.
- Requesón y medio vaso de fresas.
- Una *pita* con fajitas de pollo.
- Un sándwich vegetariano de pan integral con queso, aguacate, mayonesa y mostaza.
- Una pechuga de pollo asada con ensalada.
- Ensalada de espinacas con trozos de tofu.
- Ensalada de huevo en un *bagel* (panecillo con un agujero en el centro) integral.
- Queso crema y salmón ahumado en un *bagel* integral.
- Un taco de pollo con lechuga, tomate y queso.

Haz tres cosas solamente

La buena noticia es que para dominar el paso 3 no tienes que efectuar ningún otro cambio en tu alimentación. Se trata de que tomes tres comidas al día, que deben incluir la cantidad de proteína adecuada, y que lo hagas a intervalos regulares. No tienes que dejar de comer pasta o chocolate. No tienes que prescindir del expreso. Eso sí, lo que sea que estés comiendo, pasa a incluirlo en alguna de las tres comidas. Si te gusta salir a tomar un helado por las tardes, puedes seguir comiendo tu helado, pero asegúrate de hacerlo en el contexto de una comida. Si has estado comiendo grageas de chocolate con leche cubiertas con azúcar («lacasitos») a diario, puedes seguir haciéndolo, pero tómalas con una comida.

Tal vez te preguntes qué cantidad de alimentos se supone que debes tomar en tus tres comidas diarias. Tal vez eches en falta tablas y listas de alimentos intercambiables.

La guía principal para tus comidas es la cantidad de proteínas. Aprendiste a calcular las que necesitabas incluir en el desayuno, y debes emplear el mismo cálculo para determinar las que has de tomar en el almuerzo y la cena. Averiguar esto forma parte del proceso. Empieza con las proteínas y luego añádeles almidón (carbohidratos) y verduras. Es posible que sigas comiendo dulces; solo debes acordarte de tomarlos con la comida, o después, lo cual es mejor. ¡No empieces por el postre!

Muchas personas están intranquilas cuando no se les dice exactamente qué deben hacer; cuando no se les indica, por ejemplo, cuántas calorías o carbohidratos deben tomar. Pero si te digo todo lo que debes hacer, solo estarás escuchando mis instrucciones en lugar de confiar en tu propia capacidad de encontrar lo que es correcto para ti. Experimenta. Prueba con distintas cantidades. Encontrarás que demasiado poco no funcionará y demasiado te hará engordar. *Escucha a tu cuerpo.* Utiliza toda la experiencia que has acumulado a lo largo de los años.

Si tienes el problema de que comes de forma compulsiva, si sufres un trastorno alimentario como la anorexia o la bulimia, o si actualmente estás comiendo grandes cantidades de azúcar y cafeína, tu cuerpo probablemente no sabrá cuáles son las cantidades correctas. Limítate a aprender a tomar tres comidas al día a intervalos regulares que contengan la cantidad de proteínas adecuada. Parte de ahí. A veces, hacen falta meses para dominar este paso. Si es tu caso, *está bien; no pasa nada.*

El paso 3 incorpora mucha sanación conductual. Tienes que planificar, comprar y cocinar lo que vas a comer, y luego tienes que limpiar. Tienes que tomar suficientes proteínas tres veces al día, un día tras otro, y debes tomar carbohidratos saludables con esas proteínas. Tienes que hacerlo también cuando comes fuera y cuando te vas de viaje. Al empezar con el paso 3, tal vez te parezca imposible que puedas llegar a dominarlo. Piensas: «Dios mío, ¿qué voy a comer? ¿Como trigo? ¿Como lácteos? ¿Qué tipo de pescado como? ¿Tiene mercurio? ¿Como soja? ¿No es estrogénica la soja?...».

Pero el proceso que aprendiste en el paso 1 está incorporado en el paso 3: si ves que es demasiado grande, aborda sus diversos aspectos progresivamente. Aprender a hacer eso forma parte de tu curación. Recuerda que el programa incluye más cosas que la comida en sí. Se trata de aprender comportamientos saludables que sustituyan a los comportamientos adictivos. Se trata de que aprendas a reconocer que algo es demasiado para ti y te preguntes qué opciones tienes.

Con el paso 3 también comienza la tarea de curar la adicción al azúcar trasladando el consumo de esta sustancia a la hora de la comida. Cuando comes un tazón de helado después de haber tomado una comida completa, el efecto de esa ingesta en la química de tu cerebro es muy diferente que si tomas el helado solo más tarde por la noche. Al trasladar el azúcar a la hora de las comidas, empiezas a cambiar el impacto fisiológico negativo de tu «droga».

Otro aspecto clave del paso 3, como he explicado anteriormente, es aprender a empezar a comer, dejar de comer y luego esperar hasta la próxima comida para comer de nuevo. Aprender a esperar constituye una parte crucial de tu recuperación; te será muy útil para efectuar muchísimos cambios conductuales.

Algo muy importante que sucede cuando las personas empiezan a contemplar los pasos, especialmente el tercero, es que tienen miedo de no comer alimentos dulces cuando los necesiten. Esto se debe a que en nuestra cultura estos alimentos representan el amor. Pensarás: «¿Voy a tener que renunciar a mi amor o a mis rituales, a mi helado, mi recompensa, mi consuelo?». La respuesta es un *no* categórico, pero aprenderás una forma diferente de obtenerlo.

La comida no es amor. Los dulces y las golosinas no son amor. Son comida.

El amor es el amor. La conexión es amor. Estar con tus hijos o tus mascotas es amor. Leer una buena historia en lugar de comer galletas es amor. Hacer cosas que te gustan o hacer el amor con alguien que te importa es lo que pertenece al ámbito de la conexión y el amor.

Es por eso por lo que no quiero que las personas se apresuren a llegar al paso 6 y abandonen el azúcar de repente. Es importante tener tiempo para reflexionar sobre cómo cambiar la relación que tiene uno con el azúcar. Tomar azúcar con las comidas da lugar a un estado de estabilidad en lugar de que se produzcan picos intermitentes. Ingerir una gran dosis de azúcar de vez en cuando es lo que más alienta la adicción; en cambio, tomar el azúcar con las comidas va fomentando la ingesta regular y los horarios regulares. En lugar de obtener un «subidón» con él, lo tomas junto con el resto de tu comida. De ese modo, comienzas a ver que el azúcar no es amor, sino una droga.

Y recuerda que mientras no obtengas la estabilidad que aporta tomar tres comidas al día que contengan proteínas a intervalos regulares y mientras no traslades tu ingesta de dulces a la hora de comer, tu plan alimentario no funcionará a largo plazo. No te engañes pensando que esta parte es tan fácil que no tienes que trabajar en ella. Si eres sensible al azúcar, el paso 3 es la clave para equilibrar la química de tu cuerpo. Concédete todo el tiempo que necesites para dominarlo.

> Creo que el paso 3 consiste en aprender un conjunto de habilidades, y para algunos de nosotros este aprendizaje puede llevar mucho tiempo. Tuve que aprender a planificar, comprar y cocinar. No parece mucho, pero no tenía ni idea de cómo preparar una comida; ni siquiera sabía qué alimentos componen una comida real. También tuve que aprender a manifestarme, a decirles a otras personas que tal vez ellas querían trabajar de las once de la mañana a las seis de la tarde sin hacer ni un descanso, pero que esto no me iría bien a mí, porque necesitaba almorzar entre las doce y las doce y media. Y tuve que aprender a planificar mis noches, a dejar de beber una botella de vino cada noche. Sí, el paso 3 fue el que me llevó más tiempo.
>
> Karen

Capítulo 10

LOS PASOS CUARTO Y QUINTO: VITAMINAS, PATATAS Y ALIMENTOS «MARRONES»

A las personas con un cuerpo adicto les encanta «tomar algo», ya sean píldoras, polvos blancos caros o mezclas especiales contenidas en una lata. «Tomar algo» se convierte en la solución, en lugar de realizar cambios en el estilo de vida para pasar a tener una relación saludable con la comida. Tengo cuidado de no fomentar el enfoque de tomar algo. Comer alimentos como solución a la sensibilidad al azúcar exige que pienses en qué alimentos comerás, y en cuándo, cómo y con quién lo harás. El consumo de alimentos nos lleva a considerar los aspectos de la recuperación que tienen que ver con las relaciones.

Vitaminas para curarte

Dicho esto, también recomiendo un protocolo de vitaminas sencillo, porque hará que el cuerpo recupere el equilibrio con mayor rapidez. La vitamina C, un complejo de vitaminas B y el cinc son una excelente manera de comenzar.

La vitamina C acelera la desintoxicación y, a modo de «animal carroñero», consume radicales libres, que son los subproductos destructivos de la actividad de las toxinas dentro del cuerpo. Además, ayuda a las glándulas suprarrenales a recuperarse de la fatiga. Finalmente, contribuye a que las sustancias químicas del cerebro tengan un funcionamiento adecuado, al apoyar la conversión del aminoácido triptófano (que se encuentra en las proteínas consumidas) en serotonina.

Las vitaminas B son esenciales para descomponer los carbohidratos con el fin de que el cuerpo pueda quemarlos como combustible. Una de ellas, la niacina, es fundamental para que el triptófano pueda ser convertido en serotonina. Muchas de las otras vitaminas B tienen otros efectos beneficiosos, que no voy a mencionar aquí. No quiero que comiences a experimentar con la ingesta de muchas vitaminas B por separado para lograr el máximo efecto que estás buscando. Esto es lo que hacen los adictos: jugar con las variables para obtener el mayor efecto posible. Lo que quiero es reforzar el enfoque holístico, y te recomiendo que tomes un complejo de vitaminas B.

El cinc es un mineral que tiene varios efectos beneficiosos en la recuperación. Todos son bastante complejos y actúan a un nivel muy sutil. Por ejemplo, ayuda a la insulina a hacer su trabajo y contribuye a la digestión de los alimentos.

Tendrás que informarte un poco sobre estas vitaminas para determinar una dosis que se ajuste a tus necesidades. Voy a decirte qué rangos de dosis he usado con las personas con las que he trabajado, pero como hay tantas afirmaciones contradictorias sobre las vitaminas, te recomiendo que hables con tu profesional de la salud o con un experto en nutrición sobre tu estilo de vida y tus patrones de alimentación actuales.

Una dosis adecuada de vitamina C puede ir de los 500 a los 5.000 miligramos diarios. Los médicos expertos en la vitamina C como complemento nutricional suelen aconsejar una dosis que sea bien tolerada por el intestino. Esto significa empezar con una dosis baja e ir aumentándola poco a poco a diario. Si tienes gases, diarrea o malestar estomacal, reduce la dosis en 500 miligramos en cada toma, hasta que los síntomas desaparezcan. Las vitaminas C y B son solubles en el agua, por lo que beber mucha agua ayudará a resolver cualquier sobrecarga. Las que no utilice tu cuerpo serán evacuadas, sin más.

Toma siempre las vitaminas B como complejo vitamínico, para obtener las proporciones adecuadas. Tomarlas en forma líquida te permitirá encontrar la dosis que te vaya mejor. El adicto que aún hay en ti podrá divertirse experimentando con las dosis, dentro de un período de tiempo muy bien definido. Las fórmulas del complejo B suelen venir en dosis de 25, 50, 75 o 100 miligramos; lee la etiqueta. Como hemos trabajado con muchas personas, he descubierto que lo ideal suele ser una dosis de 25 miligramos. Si te estás recuperando del alcoholismo o la adicción a las drogas o tienes un trabajo muy estresante, el complejo de 50 miligramos puede ser el más apropiado para ti. No tomes más de 50 miligramos al día. Y no consumas las vitaminas B por la noche, ya que pueden mantenerte despierto. Si te sientes nervioso, toma menos. Es un poco difícil de expresar con palabras, pero cuando tomes la dosis correcta, te sentirás bien. La dosis de cinc recomendada es de 15 a 25 miligramos diarios; no tomes más de 30 miligramos al día.

No tomes suplementos de megadosis (es decir, vitaminas y minerales) o suplementos de aminoácidos. Este enfoque refuerza la idea de «tomar algo» para «arreglar el problema», que es precisamente el tipo de comportamiento adictivo que se trata de reemplazar: es posible que hayas consumido drogas, alcohol, azúcar o pan francés para que esto te ayudase a «arreglar» tus estados emocionales y físicos «demenciales».

Si alguien está en proceso de desengancharse de las drogas, el alcohol o el azúcar, su cerebro se encuentra en un estado vulnerable durante el período de transición hacia la liberación. En este estado delicado, podría decirse que el cerebro es una «papilla». Según mi experiencia, la mente de las personas que están en proceso de desintoxicarse no puede lidiar con más de tres cosas a la vez. Es por eso por lo que las tres comidas y las tres vitaminas conforman un buen paquete.

Si empiezas a tomar las vitaminas ahora, tendrás dominado este aspecto cuando llegue el momento de la desintoxicación. Las temporadas de consumo activo de la sustancia adictiva o de abstinencia de esta no son las mejores para seguir un plan de alimentación complejo y que requiere efectuar muchos cálculos. Podrás abordar esta complejidad más adelante, pero al principio busca la máxima simplicidad posible. El paso 4 tiene que ver con que aprendas a seguir las instrucciones que se te dan. Haz lo que se te pide, sin más. No tienes que investigarlo, negociarlo, cambiarlo, corregirlo ni perder el tiempo con los conceptos. Limítate a hacerlo.

Por fin, la patata

Ahora que has dominado el asunto de las vitaminas, pasemos al punto más emblemático del programa: tomar una patata antes de ir a dormir. Piensa en la patata como un «medicamento», una especie de antidepresivo que está dentro de un envoltorio marrón. La patata elevará tu nivel de serotonina.

Todas las noches, justo antes de acostarte, come una patata con su piel. Lo ideal es que, por razones bioquímicas, la tomes tres horas después de cenar. Acaso te parezca raro que algo tan simple pueda contribuir a tu curación, pero comer la patata ayudará a tu cuerpo a aumentar el nivel de serotonina y hará que te sientas más seguro, competente, creativo y optimista.

Puedes comer tu patata al horno, en puré, asada, cortada como patatas fritas o rallada y convertida en croquetas. Basta con que te asegures de cocinarla y comer su piel. Puedes completarla con cualquier cosa que desees, excepto alimentos que contengan proteínas. (Si comes proteínas junto con la patata a la hora de acostarte, ello interferirá en el proceso de producción de serotonina). Tu patata nocturna no tiene por qué ser grande. Puede ser del tipo harinoso, del tipo alargado o una pequeña patata roja. Si eres diabético, no consumas una patata blanca; come un boniato. Experimenta. Yo tomo una Yukon Gold mediana; no le quito la piel.

Si te encuentras con que tienes sueños raros las noches en que tomas la patata, ello es indicativo de que tienes muy bajo el nivel de serotonina. En este caso, comer la patata nocturna te proporciona un subidón de serotonina mayor del que puedes asumir. Necesitas la serotonina, pero es mejor que vayas más despacio. Relájate y deja que tu cerebro se adapte. Come una patata más pequeña, o come solo la mitad o incluso un tercio. Tu cuerpo te está hablando; escúchalo.

> Tomé una patata para cenar, y luego, transcurridas las tres horas, comí otra del tamaño de dos huevos de gallina (más grande de las que tomo normalmente). Me fui a la cama, dormí profundamente, tuve algunos sueños que no puedo recordar y me desperté renovada y con la mente clara, esperanzada y decidida, adaptable y con el sentido del humor repuesto, en lugar de sentirme vagamente resentida, un poco cansada o agobiada. ¡Esto es maravilloso!
>
> Kath

Aunque antes he dicho que el paso 4 consiste en seguir instrucciones, quiero aclarar algo. La indicación es comer la patata tres horas después de la cena. Pero no te voy a quitar el placer de descubrir qué cantidad y qué tipo de patata comer, pues cada individuo debe averiguarlo en función de sus necesidades. El trabajo con tu diario te ayudará a discernir la diferencia que hay entre comer una gran patata harinosa horneada y una pequeña Yukon Gold. A medida que vayas descubriendo qué le hace a tu cerebro este tubérculo, podrás divertirte prestando atención y ajustando la cantidad.

Echar una mano al triptófano

Hablemos sobre lo que hace tu patata nocturna y cómo puede elevar tu nivel de serotonina. Ya sabes que la serotonina proviene del aminoácido triptófano, y que el origen de este son las proteínas que comes durante el día. Pero el hecho de contar con triptófano para producir serotonina requiere algo más que comer alimentos que lo contengan. Después de ingerir proteínas, el cuerpo las descompone en sus distintos aminoácidos. Estos aminoácidos viajan al cerebro a través del torrente sanguíneo. Sin embargo, no pueden entrar inmediatamente en las células cerebrales porque hay una barrera hematoencefálica que controla lo que ingresa en ellas en todo momento.

El triptófano «nada» hacia la barrera hematoencefálica con todos los demás aminoácidos. Pero no puede superarla de inmediato. Hay muchas menos moléculas de triptófano que de otros aminoácidos; al ser superadas en número, pierden en la competición para cruzar la barrera. Piensa en el triptófano como en el más pequeño de la manada que se queda atrás en medio de la confusión. Esto significa que incluso si comes proteínas que contengan unos niveles de triptófano elevados, eso por sí solo no funcionará. El más pequeño necesita ayuda.

El cuerpo humano tiene una forma de ayudarlo a atravesar la barrera hematoencefálica. Cuando el organismo libera insulina, esta busca emplear aminoácidos para desarrollar masa muscular. Pero la insulina no está interesada en el más pequeño; solo quiere a los «chicos grandes». Lleva a los otros aminoácidos a otras partes del cuerpo en las que hay músculo y deja atrás un poco de triptófano para que atraviese la barrera hematoencefálica y sea utilizado para producir serotonina. Y una mayor cantidad de serotonina nos hace sentir mejor.

Piensa sobre esto. Si estás comiendo alimentos con mucho triptófano, todo lo que necesitas es una oleada de insulina para que el triptófano que hay en tu torrente sanguíneo pueda entrar en el cerebro para producir más serotonina, ¿verdad? ¿No significa esto que deberías comer dulces, pues esto hará que se libere más insulina y despejará el camino para que el pequeño triptófano entre en las células cerebrales? ¿No aliviará tu depresión un caramelo? ¿No se trataría de comer una gran cantidad de chocolate, helados y otros productos dulces para elevar el nivel de serotonina?

En realidad, esto es lo que han recomendado varios profesionales en los últimos años, a pesar de que crea unos problemas tremendos a las personas sensibles al azúcar. «Mejora tu estado de ánimo comiendo alimentos dulces a determinadas horas», dicen. «Incrementa la serotonina tomando gominolas antes de acostarte». «Come chocolate». De hecho, las investigaciones muestran que las personas que tienen bajo el nivel de serotonina, especialmente las mujeres que anhelan carbohidratos, están tratando de automedicar su depresión inconscientemente comiendo dulces, pan blanco y pasta. Pero como ocurre con otros consejos nutricionales que se dan a aquellos que tienen una química corporal normal, el consejo de comer chocolate no es bueno para las personas sensibles al azúcar. A ti, y a los otros individuos que tienen una química corporal como la tuya, el hecho de aumentar el nivel de insulina comiendo carbohidratos como gominolas, chocolate o pan francés da lugar a problemas aún mayores.

Alimentos como estos pueden hacer subir desmedidamente tu nivel de azúcar en sangre y predisponerlo a una gran caída. Es cierto que obtendrás insulina más que suficiente para ayudar al pequeño triptófano a cruzar la barrera hematoencefálica, pero también ocurrirá que tu azúcar en sangre experimentará un pico y, después, un descenso brusco. Además, los alimentos dulces harán que se libere mucha betaendorfina, y eso provocará que tu cerebro anhele aún más azúcar. Recuerda que estamos tratando de calmar el efecto de cebado.

Dado que todos los carbohidratos hacen subir el nivel de insulina, hay otras formas de introducir triptófano en las células cerebrales para producir serotonina sin que tengan lugar los efectos perjudiciales inducidos por las gominolas o el pan francés. Los carbohidratos complejos como las patatas horneadas, el pan integral y el arroz integral producirán una respuesta insulínica lenta y gradual, en lugar de un pico del azúcar en sangre. Las patatas al horno con su piel parecen funcionar muy bien, ya que tienen un nivel de potasio elevado. El potasio es lo que se llama un *cofactor* para la insulina, y hace que la patata tenga un efecto potente.

> Lo que me hizo confiar absolutamente en los pasos y me convirtió en devoto de ellos fue la comprensión de que, en mi caso, la voluntad no tuvo nada que ver. Nací con una fuerza de voluntad tremenda y soy terco como una mula, pero eso no sirvió para sanar mi bioquímica. Entré en los pasos con esa mentalidad. Tuve dificultades y mi momento de comprensión llegó cuando dejé de intentar intelectualizar el proceso, dije en voz alta «me rindo» y me limité a seguir las instrucciones. Me curé porque los pasos hicieron el trabajo. Tenía deseos que estaban en oposición con el paso 3. De hecho, dejar el café no entraba en absoluto en mis planes; ¡tampoco prescindir del vino los fines de semana! Pero el paso 4 lo hizo por mí. Una vez que dejé de actuar contra mi bioquímica y, en lugar de ello, pasé a actuar en favor de su curación, esto ocurrió por sí solo. No tuve que aplicar la voluntad ni la fuerza de voluntad, ni siquiera mucho esfuerzo. Pensé que eso era imposible.
>
> Mosaic

Ahora que has seguido los pasos 1 a 4, estás listo para el paso 5, la sustitución de los «alimentos blancos» por los «alimentos marrones». En este paso empezarás a modificar los tipos de carbohidratos que ingieras. Es el más fácil de todos los pasos. De hecho, ya preparaste el terreno para el paso 5 cuando añadiste un carbohidrato complejo al desayuno en el paso 1. A veces, cuando una persona llega al paso 5, ya no tiene ningún problema con él; en cambio, para otros el paso 5 puede ser más difícil, debido a la relación amorosa que han estado manteniendo con los carbohidratos. Los carbohidratos pueden ser «simples», como la cerveza, el vino y los azúcares, o «complejos», como el almidón que se encuentra en el arroz integral o las verduras. Que un carbohidrato sea simple o complejo depende de la cantidad de moléculas que tenga. Mientras que los azúcares se consideran carbohidratos simples, los almidones son carbohidratos complejos porque consisten en tres o más azúcares unidos para formar una larga cadena de moléculas. Las fuentes de almidón son los cereales (el trigo, el maíz, el arroz, etc.), las legumbres (los guisantes, las lentejas, los garbanzos, etc.) y los tubérculos (las patatas, el ñame, etc.).

¿Por qué debe importarnos si los carbohidratos que comemos son simples o complejos? Porque para que los carbohidratos se conviertan en combustible que el cuerpo pueda quemar, sus cadenas de moléculas deben ser lo suficientemente cortas para poder atravesar la pared del intestino delgado y ser absorbidas por el torrente sanguíneo. Antes de que esto pueda suceder, el cuerpo tiene que digerir los carbohidratos complejos ingeridos y descomponerlos en formas más simples. De hecho, acaba por descomponer todos los carbohidratos, incluso los que contiene el brócoli, en la forma más simple del azúcar, la glucosa.

Cuando se habla del nivel de azúcar en sangre, de lo que se está hablando en realidad es de la cantidad de glucosa que hay en la sangre. Recuerda que el «azúcar» no es malo. De hecho, es fundamental para nuestra vida. Pero se trata de que el organismo obtenga todos los efectos positivos de esta sustancia y no experimente los negativos. Para evitar que tu cuerpo sensible al azúcar experimente un subidón de glucosa demasiado grande y esto haga que tu azúcar en sangre suba por las nubes, y luego caiga en picado, es necesario reducir la liberación de azúcar en el torrente sanguíneo. También hay que evitar el cebado del sistema betaendorfínico derivado del consumo de alcohol o azúcares simples. Evitar los carbohidratos simples, que se absorben rápidamente en el torrente sanguíneo, y comer carbohidratos más complejos, que se absorben lentamente, puede contribuir a esta finalidad.

> Acabo de empezar a comer más arroz integral (después de que, durante toda la vida, no me gustase el arroz), y también he comido *chips* de maíz azul. He comido quinoa y cebada, pero solo de forma ocasional (solo una vez cada una de ellas, recientemente). Nunca he comido *teff* [un cereal antiguo] ni amaranto. Mmmm, no soy muy amante de los cereales... Me gustan las tortillas y el pan. Pueden ser tortillas de trigo germinadas y pan integral masticable, pero no tengo mucho interés en tener un montón de quinoa en el plato. ¡Supongo que por eso estoy aquí, sin embargo; para superar mis límites!
>
> Rebecca

Además, ciertos carbohidratos, como los cereales enteros y las verduras, contienen fibra. Al organismo le resulta muy difícil descomponer la fibra, la cual está constituida por largas cadenas de glucosa, que se unen como celulosa o pectina. El cuerpo no puede digerir la celulosa, como la que contiene el salvado, por lo que este tipo de fibra proporciona un gran volumen pero poco valor nutricional. La pectina, que se encuentra en las manzanas, la avena y las legumbres, es soluble en el agua y se puede digerir. La fibra que se disuelve en el agua es una gran aliada para las personas sensibles al azúcar, porque el cuerpo tarda más en descomponer sus largas cadenas de moléculas. El intestino delgado tiene que esforzarse mucho para extraer la glucosa; esto lleva tiempo y hace que entre en la sangre un flujo lento, estable y constante de glucosa. Por ejemplo, el pan integral, marrón, se absorbe más despacio que el pan francés, porque la parte marrón es la fibra.

Al diseñar tu plan alimentario, te convendrá incluir un buen suministro de carbohidratos complejos. Elige los de absorción más lenta. Empieza a sustituir los alimentos «blancos» por los «marrones» y los «verdes». El alcohol se hace añadiendo levadura a ciertos alimentos para fermentarlos. El vino se elabora a partir de la fermentación de la uva u otras frutas, la cerveza a partir de la fermentación de ciertos cereales, y para elaborar el licor fuerte primero se dejan fermentar ciertos cereales y después se destila el fermento para hacerlo más concentrado. La cerveza y el vino contienen un alto nivel de fructosa (un azúcar simple) y alcohol, el cual se puede absorber directamente desde el estómago y no requiere ser digerido en absoluto. El licor fuerte no contiene carbohidratos porque es un destilado de la base de carbohidratos de la que está hecho. Sin embargo, si se mezcla con el zumo de una fruta, se vuelve aún más potente. El resultado es que la ingesta de bebidas alcohólicas tendrá un efecto casi inmediato y demoledor en tu nivel de azúcar en sangre, y además causará el cebado del sistema betaendorfínico.

Azúcares simples

La siguiente lista te dará una idea de cuántos alimentos contienen azúcar. La mayor parte de la gente no tienen ni idea de que el azúcar está presente de tantas maneras. Los azúcares que están en negrita son evidentes; son los que conocen y consumen la mayoría de las personas. Pero recuerda que todo lo que hay en esta lista es un azúcar.

Agave
Amazake
Azúcar blanco
Azúcar de arce
Azúcar de caña integral
Azúcar de dátil
Azúcar de remolacha
Azúcar en bruto
Azúcar glas
Azúcar granulado
Azúcar invertido
Azúcar moreno
Azúcar sin refinar
Azúcar turbinado
Caña de azúcar
Cebada malteada
Celulosa microcristalina
Dextrina
Dextrosa
Edulcorante de maíz

Fructooligosacáridos	Jarabe de maíz de alta fructosa	Manitol, sorbitol, xilitol, maltitol
Fructosa	Jugo de caña	Melaza
Galactosa	Jugo de pasas	**Miel**
Glucosa	Lactosa	Polidextrosa
Jarabe de arroz integral	Malta de cebada	Sacarosa
Jarabe de maíz	Maltodextrina	Sirope de pasas
	Maltosa	Zumo de fruta concentrado

Los azúcares se encuentran en una extraordinaria diversidad de alimentos. La mayoría reconocemos que los comestibles como las barritas de caramelo, los pasteles, las galletas, los cereales endulzados, el chocolate con leche, los refrescos y los helados contienen azúcares. Pero pocas personas son conscientes de que muchos otros alimentos contienen azúcares ocultos. Los raviolis enlatados, los productos SlimFast, las barritas nutritivas, el pastel de carne precocinado y la fruta seca pueden contener más azúcares de lo que cabría esperar.

Clasifico los azúcares como *evidentes* (los que está claro que son azúcares) o *encubiertos* (los que están ocultos). Echemos un vistazo al contenido en azúcar de algunos de los alimentos que, tal vez, estás comiendo de forma regular y que clasifico como *alimentos con azúcares evidentes*. He calculado el valor de «impacto» de cada uno de estos azúcares evidentes determinando la densidad de los azúcares y la fibra en proporción a los carbohidratos totales y, luego, trasladando estas cantidades al tamaño de la ración. Cuanto mayor es el impacto, menor es la proporción de fibra y más intenso es el efecto del azúcar. Los he clasificado según su impacto.

La «dosis» típica de azúcares en los alimentos manufacturados es de 35 a 40 gramos por ración aproximadamente. Si empiezas a leer las etiquetas, te sorprenderá ver lo muy presente que está esta cantidad de azúcar. Observa tu propia respuesta al «sabor» de los alimentos dulces. Por lo general, esperamos que esta cantidad de azúcar tenga un sabor «correcto». Las personas sensibles al azúcar tienden a sentirse más a gusto con los alimentos más dulces.

Las frutas y los zumos de frutas también son ricos en azúcares. La mayoría de las personas creen que los azúcares que se encuentran en las frutas son muy saludables porque son «naturales». Es cierto que las frutas contienen vitaminas que no se encuentran en productos como la Coca-Cola. Sin embargo, tu cuerpo sensible al azúcar registra el azúcar que hay en la fruta y responde a él de forma tan potente como al azúcar que hay en las chispas de chocolate. Los zumos de fruta, en particular, son azúcar que tiene un gran valor de impacto, porque contienen muy poca fibra que pueda frenar dicho impacto. Aunque beber un zumo de naranja en lugar de un refresco de cola es más nutritivo, el contenido de azúcar es casi exactamente el mismo. Además, el zumo de uva contiene mucho más azúcar. Esta es la razón por la cual el zumo concentrado de uva se usa con tanta frecuencia como edulcorante en los alimentos «naturales». La gente piensa que el zumo de uva es más saludable que el azúcar blanco refinado, pero la respuesta del organismo a un alimento está determinada por la intensidad de la oleada de azúcar. Un zumo saludable muy vendido que se presenta como «bebida enriquecida con vitaminas y hierbas para las mujeres» tiene 72 gramos de carbohidratos; se hace constar que 56 de estos gramos son azúcares y 5 son fibra. No está claro qué son los 11 gramos restantes. Pero en cualquier caso seguro que muchas personas sensibles al azúcar se sienten atraídas por esta bebida «enriquecida», puesto que parece muy «saludable». Con la información que he ofrecido hasta aquí, estás en disposición de comprender por qué esta bebida te haría experimentar un subidón potente a corto plazo.

Si comparas los valores de estas frutas con los de los alimentos que he incluido en la lista de azúcares evidentes, empezarás a ver por qué el hecho de efectuar algunos cambios pequeños en tu alimentación, como comer frutas del bosque en lugar de compota de manzana o pasas, puede tener un gran efecto sobre la forma en que te sientes.

Empieza a advertir con qué frecuencia tomas alimentos azucarados. Haz una marca al lado de los comestibles azucarados que consumes en tu diario de alimentos. No te desanimes si te das cuenta de que un porcentaje significativo de lo que comes tiene un alto contenido en azúcar. No dejes los alimentos azucarados todavía, pero comienza a estar atento. Si comes algo dulce, planifica tomarlo con las comidas, para poder atenuar el impacto del azúcar con los otros alimentos que estés comiendo. Empieza a reducir el consumo de los azúcares evidentes lo mejor que puedas. Pero no te asustes. Recuerda que este plan no consiste en privarse de nada; consiste en prestar atención y efectuar elecciones fundamentadas. Cuanto más comprendas cómo encaja todo esto y la idiosincrasia de tu propio cuerpo, más preparado estarás para tomar decisiones adecuadas para ti.

Piensa en formas creativas de poder tomar los alimentos dulces que te gustan. Come frutas enteras (con su fibra) en lugar de zumos. Sustituye los refrescos por zumos, porque son más nutritivos, pero dilúyelos para no obtener un gran subidón de azúcar. Por ejemplo, si preparas un refresco con 90 ml de zumo de naranja y 260 ml de agua con gas en lugar de beber un refresco de naranja contenido en una lata, podrás reducir tu consumo de azúcar de forma drástica. Si estabas bebiendo cuatro refrescos al día, ¡reducirás la ingesta de azúcar en 112 gramos diarios!

Me preguntan a menudo sobre la conveniencia de consumir productos «sin azúcar». La respuesta requiere examinar un par de cuestiones. Por una parte, lo que ocurre con muchos productos que se anuncian como libres de azúcar es que no contienen ciertos tipos de azúcares, pero sí contienen otros. Si un fabricante usa un trisacárido (un azúcar compuesto por tres azúcares simples unidos), no tiene que decir que utiliza azúcar, ya que, legalmente, este compuesto es un almidón. La maltodextrina pertenece a esta categoría. Pero el organismo responde a la maltodextrina como si fuera un azúcar.

Por otra parte, en otros productos sin azúcar se utiliza el aspartamo como endulzante. El aspartamo está hecho de fenilalanina, que es un aminoácido. Las dosis altas de cualquier aminoácido pueden alterar el equilibrio entre aminoácidos en el cerebro y el resto del cuerpo. Dado que la fenilalanina es un precursor de la dopamina y la noradrenalina, que son neurotransmisores estimulantes, el empleo de aspartamo en cantidades elevadas puede tener precisamente un efecto estimulante. Es posible que te guste mucho el efecto que obtienes de los productos sin azúcar. Yo animo a mis pacientes a no consumir productos que contengan aspartamo, tanto por su potencial adictivo como porque refuerzan la dependencia del sabor dulce. Este es un ámbito más en el que conviene que tomes decisiones sobre lo que es adecuado para ti.

Muchos sustituyen el helado por el yogur bajo en grasa congelado como una forma de reducir la ingesta calórica. Pero si bien estos yogures tienen menos calorías en su escasa grasa, tienen mucho más azúcar. Para una persona sensible al azúcar es más apropiado un helado normal, porque la grasa que contiene reduce la velocidad a la que el azúcar es absorbido en el torrente sanguíneo. No estoy abogando por el consumo de helados a largo plazo, pero si comes estos postres, puedes experimentar para ver si el helado o el yogur sin grasa congelado te afectan de manera diferente.

En este momento, tu objetivo es comenzar a prestar atención a los azúcares evidentes; haz lo que puedas para reducir su consumo. Más adelante hablaré más sobre los azúcares encubiertos.

Los alimentos blancos

Utilizo las denominaciones *alimentos blancos*, *alimentos marrones* y *alimentos verdes* porque es fácil recordar estas imágenes simples a la hora de elegir qué comer. De la misma manera que has empezado a detectar los azúcares, observa ahora los almidones simples presentes en tu dieta. Empleo la denominación *alimentos blancos* para identificar los almidones refinados. Es una forma apropiada de referirme a ellos, porque la parte marrón del grano ha sido literalmente eliminada para hacerlos más atractivos visualmente. El hecho de quitar la parte marrón también hace que sean más dulces, porque el cuerpo tarda menos tiempo en digerir el almidón y convertirlo en azúcar.

Aquí tienes algunos ejemplos de alimentos blancos:

Arroz blanco
Bagels
Cereales
Crackers
Cruasanes
Galletas
Gofres
Macarrones
Pan blanco
Pasta
Pastas [de pastelería]
Pasteles
Tallarines
Tartas
Tortillas de harina
Tortitas hechas con harina blanca

Puedes preguntarte cuál es el «mejor» alimento blanco que puedes comer. Por poner un ejemplo, un *bagel* es mejor que el pan blanco porque tiene un poco más de fibra. Pero espera antes de elegir el «mejor» alimento blanco. Mira la lista de alimentos marrones que encontrarás más adelante, y empezarás a ver la enorme diferencia que hay entre los blancos y los marrones.

La mayor parte del pan que está a la venta contiene harina blanca refinada a pesar de estar etiquetado como «integral». Por ejemplo, los panes cuya lista de ingredientes está encabezada por las denominaciones *harina de trigo* o *harina* están elaborados con harina blanca refinada. A menos que el primer ingrediente sea *harina de trigo integral*, considera que el pan que tienes delante es un alimento blanco. Observa también, en la etiqueta, la cantidad de fibra que tienen, y busca que cada ración contenga 2 gramos de fibra o más. Los alimentos blancos no tienen mucha fibra. Recuerda que cuanto mayor sea el contenido en fibra más tardará en digerirse un alimento y más lento será el flujo del azúcar al torrente sanguíneo.

Echa un vistazo a la cantidad de fibra que contienen los alimentos blancos y compárala con la que contienen los que se enumeran en el próximo apartado, «Los alimentos marrones». La diferencia es enorme. El otro punto que conviene recordar es que los cereales integrales tienen mucho más valor nutricional, porque su «materia marrón» es la que contiene las vitaminas.

En una página en blanco de tu diario de alimentos, haz una lista de los alimentos que consumes que podríamos denominar «blancos». Tu objetivo será sustituir tu consumo de alimentos blancos por el de alimentos marrones. En el caso de muchos de ellos, puedes sustituir las versiones elaboradas con harina refinada por las versiones elaboradas con cereales enteros. Por ejemplo, puedes optar por el pan o la pasta hechos con trigo cien por cien integral. O comer arroz integral en lugar de arroz blanco. Puedes probar el trigo triturado en lugar del arroz inflado. O comer avena, que es lo mejor de todo, porque gran parte de su fibra es soluble. Los alimentos integrales son más complejos y le proporcionan a tu cuerpo un combustible sólido, uniforme.

La primera vez que has mirado la lista de los alimentos blancos, ¿te has sorprendido al ver la gran cantidad de ellos que te encantan? Las personas sensibles al azúcar *adoran* los alimentos blancos; a veces, incluso más que los helados u otros dulces. Es posible que te asuste el solo hecho de pensar en no comer alimentos blancos; hay gente que adora el pan por encima de todo lo demás. Si es así, sé amable contigo mismo; nadie te va a quitar tus alimentos favoritos. La idea es que vayas avanzando hacia el consumo de carbohidratos más complejos *como puedas*. Quizá puedas comenzar por encontrar un nuevo pan que sea un poco más saludable que el que comes actualmente. Y echa un vistazo a los cereales por los que puedas optar. No te dejes deslumbrar por la primera impresión y lee las etiquetas;

hay muchos alimentos que se presentan como totalmente naturales y se ven «marrones», pero están llenos de azúcares. Suele ocurrir esto con la granola (una especie de muesli tostado) que se vende al gran público. Seguro que tiene un buen aspecto a tus ojos, pero contiene muchos gramos de azúcar.

Si encuentras difícil renunciar a los alimentos blancos, haz lo que hiciste con los azúcares: intenta no comerlos solos. Tómalos con algún alimento de absorción lenta. Efectúa la transición al ritmo que te vaya bien. No tienes que forzar este proceso. Estamos buscando un éxito sólido a largo plazo, no unos resultados espectaculares a corto plazo.

Cuando comas los carbohidratos «marrones» y «verdes» en lugar de los «blancos», comenzarás a notar grandes cambios en tu sensación de bienestar y tu nivel de energía. Cuando mires tu diario de alimentos, verás la conexión que hay entre tu nueva forma de comer y tu estado emocional y físico.

Puedes encontrar difícil este paso. Nos encantan los alimentos blancos; a menudo representan el amor y el consuelo. Mucha gente mataría por el pan francés. Observa el apego emocional que sientes hacia este tipo de alimentos. Intenta descubrir qué parte de tu disfrute proviene de la respuesta bioquímica que te brindan y qué parte de tu disfrute proviene de tu asociación emocional con lo que estás comiendo.

La conclusión en cuanto al paso 5 es que hagas lo que puedas para pasar de consumir las fuentes de carbohidratos «blancas» a consumir las «marrones»; pero hazlo al ritmo con el que te sientas cómodo.

Los alimentos marrones

Los alimentos marrones son los ricos en fibra, como los cereales enteros, las semillas y las legumbres. La siguiente lista muestra algunos ejemplos de estos alimentos:

- Alubias (las usadas en el chili)
- Alubias negras
- Arroz integral
- Boniato
- Cereales integrales
- Garbanzos
- Granola, sin azúcares añadidos
- Harina de avena
- Hummus
- Lentejas
- Mijo
- Pan integral
- Pasta integral
- Patata con su piel
- Polenta
- Quinoa
- Soja
- Tortillas integrales (de maíz o trigo integral)
- Tortitas integrales

Los alimentos marrones son una fuente excelente de carbohidratos complejos. Es posible que reconozcas algunos de ellos porque constaban en la lista de alimentos ricos en proteínas (en el capítulo nueve). Las legumbres y los cereales contienen tanto proteínas como carbohidratos. Hasta el 24 % del peso de los cereales cocinados puede corresponder a los carbohidratos y es posible que solo el 3 % de su peso corresponda a las proteínas, mientras que el 19 % del peso de las legumbres pueden ser carbohidratos y el 8 % proteínas.

Los alimentos marrones le proporcionan al cuerpo una nutrición sólida y una energía sostenida. Te ayudarán a mantener constante el nivel de azúcar en sangre y respaldarán los estados óptimos de los que te he hablado. Aquí tienes, de nuevo, la tabla que muestra las diferencias en cuanto a cómo te encuentras según si tu azúcar en sangre está en un nivel óptimo o si se ha desplomado como resultado de comer azúcares y alimentos hechos con harina refinada. Estos son solamente algunos de los muchos beneficios que presenta pasar de los alimentos blancos a los alimentos marrones.

Individuo con el nivel de azúcar en sangre óptimo	Individuo con el nivel de azúcar en sangre bajo
Con energía.	Cansado todo el rato.
Cansado cuando es normal estarlo.	Cansado sin ningún motivo.
Enfocado y relajado.	Inquieto; no puede estar quieto.
Lúcido.	Confuso.
Buena memoria.	Dificultad para recordar cosas.
Capaz de concentrarse.	Dificultad para concentrarse.
Capaz de resolver problemas con eficacia.	Se frustra con facilidad.
Tranquilo.	Más irritable de lo habitual.
Sereno.	Se enoja de improviso.

A medida que vayas incorporando alimentos marrones a tu dieta, ve advirtiendo cómo respondes a lo que estás comiendo. Si ves que desarrollas apego hacia un determinado alimento, trata de averiguar lo que está sucediendo. Anne Marie concibió la receta de un pudin de calabaza que podría comer para desayunar. Parecía una buena idea: era un alimentos marrón y no tenía azúcar. Sin embargo, durante un par de meses en que estuvimos trabajando juntas en su plan alimentario, advertimos que estaba cada vez más apegada a su pudin. El desayuno era importante para ella porque podía tomarlo. Si lo sustituía por otra opción, se pasaba el día pensando en el pudin. No tenía claro por qué estaba sucediendo esto, pero le dije que el pudin de calabaza parecía estar actuando como un alimento gatillo y que tal vez podría sustituirlo por otra cosa. Estuvo de acuerdo y pasó a tomar otros alimentos para desayunar.

He visto este mismo tipo de respuesta inesperada de mis pacientes a varios elementos de la lista marrón, como las semillas de girasol o los productos de maíz. Debes prestar atención y advertir si algún alimento, ya sea blanco, marrón, verde o amarillo, te está «enganchando». Una parte importante del trabajo que debes realizar en el plan de alimentación consiste en que te alejes de cualquier relación adictiva con lo que estás comiendo. Cada persona tiene una respuesta diferente a estos alimentos. Si un determinado comestible te vuelve loco, descifra y resuelve lo que está sucediendo, con la ayuda de tu diario de alimentos. Experimenta. Examina las distintas piezas del puzle. Prueba nuevas alternativas.

> Los alimentos marrones son importantes. Sin ellos, mis hijas (de cinco y ocho años) no lo llevan nada bien y las comidas no las seducen. A menudo añadimos avena para bebés a nuestros batidos de proteínas; se integra muy bien en ellos y esta mezcla nos gusta a todos. En cuanto a los cereales, seguimos la regla de que deben contener menos de 10 gramos de azúcar por ración. Mis dos hijas saben cómo consultar el contenido de proteínas y azúcar en las etiquetas. Les encanta ir a la tienda y buscar un cereal nuevo que puedan probar. [...] A Laura le encantan los panecillos de trigo integral como alimento marrón de la mañana. A Alex le encanta la avena, y últimamente suele prepararse una tortilla de trigo integral. Ambas se emocionan si preparo tortitas, gofres o creps de trigo integral, y generalmente les añado proteína en polvo y/o requesón para tomar tanto proteínas como alimentos marrones en la misma comida. Cuanto más los incluyo en el proceso, más fácil me resulta. Además, es mucho más divertido hacerlo así.
>
> Emily

Los alimentos verdes

Los alimentos verdes son las verduras en sentido amplio (las hortalizas). Constituyen una parte importante de tu plan de alimentación porque son carbohidratos de absorción lenta y también proporcionan muchas vitaminas y minerales. Intenta consumir muchos alimentos verdes. (En realidad, algunos de ellos son de color naranja, rojo, amarillo o blanco, como ocurre con las zanahorias, los pimientos rojos y amarillos y los rábanos, pero hablo de *alimentos verdes* para abreviar). Las verduras son carbohidratos complejos que tienen largas cadenas de moléculas y mucha fibra, lo cual hace que se digieran con lentitud. Trata de comer verduras en el almuerzo y la cena. Prepara ensaladas regularmente. Las verduras crudas son más lentas de digerir que las cocinadas; cocinar las hortalizas descompone su fibra en lugar de dejar que sea el estómago el que lo haga.

Algunas personas sensibles al azúcar no tienen mucha experiencia con las verduras. Si es tu caso, elige las que te resulten más familiares y empieza con ellas. Si preparar verduras frescas te pone nervioso, opta por las congeladas. Las verduras congeladas son sabrosas y rápidas de preparar, y constituyen una forma sencilla de comenzar.

Estas son las verduras que yo como:

Aguacate
Ajo
Apio
Berenjena
Brócoli
Calabacín
Calabaza
Cebolla
Chirivía
Col china
Col rizada
Coles de Bruselas
Coliflor
Espárragos
Espinacas
Germinados de soja
Guindillas
Guisantes
Habas
Jícama
Judías verdes y habas de cera
Lechuga
Maíz
Pepino
Pimiento verde, rojo y amarillo
Quingombó
Rábanos
Remolacha
Repollo (blanco y rojo)
Setas
Tomate
Zanahoria

Más acerca de la fruta

Ahora que sabes más sobre los carbohidratos, regresemos a la fruta. Anteriormente, en este mismo capítulo, vimos que las frutas tienen una buena cantidad de azúcar. Pero, al igual que ocurre con los alimentos marrones y los verdes, el impacto del azúcar de las frutas se ve atenuado por la fibra que contienen. La cantidad de fibra que hay en la fruta influye en la forma en que esta puede afectar al organismo. Las frutas se convierten en una parte importante de tu recuperación a medida que vas excluyendo los azúcares evidentes de tu dieta. Pero es muy fácil sustituir los azúcares que uno está tratando de eliminar por una cantidad excesiva de fruta. Infórmate sobre las diferencias en el impacto de la fruta para no caer en esta trampa.

Revisa tu diario de alimentos para ver si puedes discernir qué efecto tiene en ti la fruta. ¿Qué frutas te atraen más? ¿Te gustan más las frambuesas o las pasas? Mira la fibra que tienen ambas. Las frambuesas tienen mucha fibra, por lo que el impacto del azúcar es mínimo. Las pasas, por otro lado, no tienen fibra, y sus carbohidratos son azúcar casi al cien por cien. Esta es la razón por la cual las personas sensibles al azúcar suelen preferir las pasas a las frambuesas.

Recuerda lo que sucede cuando convertimos una fruta entera en zumo: la proporción de fibra disminuye y pasa a haber menos fibra para desacelerar la absorción del azúcar. Lo mismo ocurre cuando la cocinamos. Consideremos también el impacto que tiene secar la fruta: esta operación elimina el agua y hace que la densidad de azúcar sea mucho mayor. Medio vaso de pasas contiene 63 gramos de azúcar, mientras que una Coca-Cola «solo» contiene 38, y una barrita de caramelo 40. Es fácil comer seis piezas de plátano seco, aunque nunca comeríamos tres plátanos enteros de una sentada. No te dejes engañar por el pequeño tamaño de la fruta seca; ¡piensa que es como azúcar concentrado!

Cambia lo que comes

Experimenta con tu plan alimentario para introducir pequeñas modificaciones que apoyen el cambio. Sé amable y paciente contigo mismo. Ten en cuenta el vínculo emocional que puede ser que experimentes hacia los azúcares o los alimentos blancos.

Tómate las cosas con calma; no dejes de sentirte a gusto con el proceso. Y felicítate por cualquier paso que des hacia los carbohidratos «verdes».

Capítulo 11

EL SEXTO PASO: LIDIAR CON LOS AZÚCARES

Al seguir los primeros cinco pasos, has establecido una base sólida para recuperarte de los problemas causados por la sensibilidad al azúcar. Te has estado esforzando mucho para comer de una manera estable y coherente. Has comenzado a comer cereales enteros y menos azúcar. Sigues escribiendo en tu diario de alimentos. Estas herramientas te han sido útiles y continuarán siéndolo. Ahora estás listo para comenzar a ocuparte directamente de los alimentos azucarados.

Prescindir de los azúcares

En el paso 6 continuarás fomentando la estabilidad bioquímica con cada cambio alimentario y de estilo de vida y comenzarás a efectuar las transiciones más difíciles. Esto asegurará que tu plan de alimentación sea seguro y efectivo, y que lo mantengas a largo plazo. Al recorrer el paso 6 y prescindir de los azúcares, comprenderás por qué he insistido tanto en avanzar gradualmente. Si hubieras tratado de dejar los azúcares la primera semana, te habrías sentido muy mal; pero cuando se comienza con el paso 6 tras haber recorrido bien los primeros cinco, la recuperación puede ser un proceso progresivo que culmine con éxito.

El paso 6 incluye mucha sanación conductual. Cuando uno está listo para renunciar a su «droga», se encuentra cara a cara con el apego que siente hacia ella. Muchas personas no tienen ni idea de lo fuerte que es este apego hasta que intentan superarlo.

Otro aspecto del paso 6 consiste en aprender a *esperar*. Estoy segura de que sabes que muchas personas entran «arrasando» y comienzan el programa pensando que renunciar al azúcar *enseguida* es clave. En gran medida, el paso 6 consiste en planificar, esperar, reflexionar y luego emprender la acción a conciencia. Esto es muy difícil para los adictos.

Un tercer aspecto relativo a la sanación incorporado en este paso consiste en que disciernas qué carga tienen para ti los distintos azúcares. Hasta que estés listo para renunciar a ellos, es fácil que no efectúes distinciones; pero el azúcar puro, el azúcar y el trigo juntos, el azúcar y la grasa, o el azúcar y la cafeína pueden tener un efecto diferente en ti. Tu experiencia con el diario te habrá enseñado esto. A lo largo del paso 6, puedes separar los componentes de estas combinaciones y ver qué sucede. Prueba a tomar la cafeína sin el azúcar y observa si la carga que experimentas proviene de la cafeína o del efecto tipo droga del azúcar.

Cuando escribí la edición original de este libro, pensaba que el paso 6 consistía en abandonar la droga; uno hacía esto y ya estaba listo. A través del diálogo continuo con los miembros de nuestra comunidad, comencé a comprender que el paso 6 no es un evento sino un proceso. Este proceso comienza con el logro de la estabilidad por medio de los primeros cinco pasos, después conduce a una reflexión sobre el papel del azúcar en cuanto droga en la vida de uno y finalmente lleva a planificar la mejor manera de abordar cómo eliminarlo de la dieta. Después de esto viene el «evento» consistente en prescindir de los azúcares, seguido de un período bastante largo en que uno intenta encontrarle sentido a la vida sin ellos. Este es el proceso de desintoxicación, y esto te ayudará a entenderlo y vivirlo.

Tras la pista de los azúcares secretos

Centrémonos ahora en los azúcares encubiertos. Regresa a tu diario de alimentos. Usando marcadores de distintos colores, identifica todos los tipos de azúcares que ingieres. Empieza con los azúcares evidentes y luego marca todos los otros alimentos que crees que contienen azúcar. ¿En cuántos lo encuentras?

Fíjate muy bien, asimismo, en los alimentos que proclaman que no tienen azúcar. Recuerda que «sin azúcar» solamente significa «sin sacarosa». Los fabricantes utilizan varios tipos de edulcorantes para disimular la cantidad de azúcar que contienen los productos comercializados como «saludables» o «bajos en grasa». Las etiquetas de estos alimentos pueden mostrar cinco ingredientes diferentes, como maltodextrina, jugo de pasas y fructosa. Parecen saludables, ¿no? Pero todos ellos son azúcares. Tus papilas gustativas y tu cuerpo los reconocerán como azúcares aunque la etiqueta del producto diga que no contiene azúcar. Por tanto, lee las etiquetas con detenimiento. Los requisitos del etiquetado exigen que el fabricante muestre tanto el contenido de carbohidratos como el de azúcar; sin embargo, la forma en que define *azúcar* puede diferir de lo que nosotros llamaríamos azúcar. Por ejemplo, es legal decir que el jarabe de arroz es un carbohidrato, porque está hecho de arroz, que es un almidón, no un azúcar.

Tendrás que usar el cerebro en este proceso. Una barrita energética de las que se venden en el gimnasio para apoyar el culturismo contiene *doce* tipos de azúcares. Por supuesto, comer una de estas barritas te haría sentir muy bien a corto plazo, porque haría subir tu nivel de azúcar en sangre y te proporcionaría una oleada de betaendorfina. Pero después te darías cuenta de que lo que al principio parecía un efecto positivo no es tal. Lee la etiqueta antes de comer cualquier alimento. Mira los gramos de azúcar que contiene. Puede ser útil traducir visualmente los *gramos* como *cucharaditas*: 4 gramos de azúcar equivalen a una cucharadita de azúcar. Si una lata de refresco de 330 ml contiene 39 gramos de azúcar, esto significa que estás bebiendo casi diez cucharaditas de azúcar con cada lata. Si pones diez cucharaditas de azúcar en un plato y observas cuánto hay en total, te puede resultar más fácil reducir el consumo de refrescos.

La etiqueta de la infame barrita «nutritiva» dice «sin jarabe de maíz de alta fructosa» y «baja en grasa». Estos son los ingredientes (los azúcares y carbohidratos se muestran en cursiva): granos de avena aplastados, *jarabe de arroz* o FruitSource (*jarabe de arroz* integral y *jugo concentrado de uva*), harina de arroz, salvado de avena, *jugo concentrado de pera*, harina de maíz, *higos*, *malta de cebada*, cacao en polvo, arroz crujiente, *chispas de chocolate*, granos de café, sabores naturales y levadura. La etiqueta dice que la barrita contiene 52 gramos de carbohidratos, 2 de fibra y 16 de azúcares. No está muy claro cuáles son los azúcares y cuáles son los carbohidratos. El jarabe de arroz, los higos y la malta de cebada pueden clasificarse como carbohidratos, a pesar de que el cuerpo responde a ellos como responde a los azúcares.

Tómatelo con calma

Puedes sentirte abrumado al observar todos los alimentos en los que hay azúcares escondidos. A los fabricantes les gusta añadir azúcar a los productos; hace que sepan «mejor», lo cual hará que los compre más gente. Después de haber examinado varias etiquetas, es muy posible que te preguntes qué podrás comer cuando decidas prescindir de los azúcares. O tal vez experimentarás la fuerte respuesta emocional de que no vale la pena vivir la vida si el azúcar no está presente. Pero no te asustes. Solo estás aprendiendo a leer las etiquetas. Sé amable contigo mismo. No acabarás con todos y cada uno de los azúcares presentes en tu dieta. Desarrollarás buenas habilidades de detective, gracias a las cuales sabrás dónde acecha el azúcar. Esta conciencia te permitirá pasar del apego inconsciente a los dulces a la elección consciente de lo que vas a comer. Si sabes que una lata de refresco contiene diez cucharaditas de azúcar, puedes elegir si bebértela o no; tus conocimientos y tu conciencia te permiten medir el impacto. Y puedes elegir tus formas de compensar tus renuncias. Es posible que encuentres que no es tan problemático tomar 90 ml de zumo de naranja mezclado con agua con gas en lugar de un refresco, puesto que hace que te sientas mucho mejor. Acaso descubras que cada vez te gusta más reducir la cantidad de azúcares que consumes.

El paso 6 te pide que cambies tu forma de pensar sobre lo que comes. Se trata de que prestes atención, sepas lo que estás comiendo y percibas el efecto que tiene lo que ingieres en tu estado de ánimo y en tu cuerpo. De hecho, muchas personas han descubierto que dejar el azúcar no supone ningún problema.

El próximo paso

Después de haber trabajado para sustituir los carbohidratos simples por los complejos y haber reducido el consumo de azúcares, puedes decidir que estás listo para seguir adelante y prescindir totalmente del azúcar. Si crees que estás listo para hacer esto, empieza por pensar que se trata de un proceso de desintoxicación. Dejar los azúcares no tiene por qué ser demasiado difícil desde el punto de vista físico. Puede costar más desde el punto de vista emocional. Te iré hablando de esto.

Te verás enormemente recompensado si eliges excluir la mayoría de los azúcares de tu dieta. Te sentirás mejor que nunca. Seguirás obteniendo las «buenas» sensaciones que te ha aportado el azúcar (el aumento de la serotonina y la betaendorfina), pero por otros medios. Las habilidades que has desarrollado como «químico de alimentos» y planificador de comidas te serán muy útiles.

Generarás en ti buenos sentimientos, emociones y sensaciones de forma intencionada con tus elecciones alimentarias. Y te gustará mucho este nuevo estado.

> Tengo en gran estima mis pequeñas rutinas matutinas y vespertinas. Me despierto fácilmente y de forma natural, dejo que los gatitos me molesten un poco con sus ronroneos y su cola, luego me levanto y les doy de comer a todos, leo los *posts* de RR [Radiant Recovery®] y hago mis quehaceres de la mañana; me siento muy agradecida de hacerlos en mi querido hogar. Siempre me levanto con el mismo estado de ánimo; nunca es muy diferente. En cambio, antes de seguir el programa RR había momentos en los que me sentía como una náufraga en una isla. Ahora siempre hay música en mi corazón, incluso cuando me siento triste.
>
> JoEllen

> Recuerdo, poco después de la desintoxicación, un momento en particular en el que estaba doblando la ropa [...] Estaba tan alegre por la actividad en sí que sentí como si hubiese tomado algún tipo de droga; estaba brillando. Me he estado cuidando durante mucho tiempo, pero por lo general siento las tareas del hogar como una obligación, y antes necesitaba poner música a un volumen alto mientras las hacía, para distraerme. En esa ocasión no puse música, y viví cada segundo como si estuviese enamorado. Me alegré de que mi madre no viera a su hijo disfrutando tanto. ¡Es muy tradicional y se habría preocupado!
>
> Mehmet

Al prepararte para desintoxicarte del azúcar, conviene que te ocupes también de tu consumo de alcohol. Como las bebidas alcohólicas contienen los azúcares que se absorben con mayor rapidez, debes incluirlas en tu plan de desintoxicación del azúcar. Pero si dependes bioquímicamente del alcohol, experimentarás el síndrome de abstinencia cuando dejes de beber. Quiero que pases por el proceso de forma segura.

Puesto que es posible que no sepas si tienes un problema con el alcohol, echemos un vistazo a una herramienta de evaluación rápida que te ayudará a averiguarlo. Responde estas cuatro preguntas:

1. ¿Alguna vez has sentido que deberías reducir tu consumo de alcohol?
2. ¿Alguna vez te ha hecho sentir molesto alguien al criticar tu consumo de alcohol?
3. ¿Alguna vez te has sentido mal o culpable por haber bebido?
4. ¿Alguna vez has echado un trago nada más levantarte para calmar tus nervios o deshacerte de una resaca?

Si has respondido *sí* a cualquiera de estas preguntas, es posible que tengas un problema con el alcohol. Acude a un especialista en alcoholismo para que te asesore sobre la mejor manera de abordar esta cuestión o visita mi sitio web* para obtener más información.

Adiós a los azúcares

Si no tienes problemas con el alcohol –o si tuviste un problema con él en el pasado y ahora te estás recuperando– y estás listo para dejar otros azúcares, acude a tu diario de alimentos. Este viejo amigo te orientará una vez más. Destaca con un rotulador marcador los azúcares evidentes que has estado consumiendo. Hazte una idea de cuáles son los alimentos que conviene que excluyas de tu dieta. Decide si vas a empezar por reducir su consumo antes de prescindir totalmente de ellos o si vas a «cortar por lo sano». *Ninguna de las dos opciones es mejor que la otra.* Lo que cuenta más es tu estilo, la forma en que te gusta efectuar cambios en tu vida. Básate en

* www.radiantrecovery.com

la experiencia que has tenido en las últimas semanas y meses para conocer tu propio estilo. ¿Lo tuyo es adoptar un enfoque gradual o lanzarte directamente? Sea cual sea la forma de proceder con la que te sientas a gusto, úsala a la hora de diseñar tu plan alimentario encaminado a reducir o excluir los azúcares.

A los miembros de la comunidad de Radiant Recovery® les ha resultado más fácil reducir primero el consumo de azúcares en su dieta y después elegir un momento para excluir el resto. Como he dicho antes, la mayoría de las personas se encontraban con que habían excluido la mayor parte del azúcar cuando llegaban al paso 6. Debes elegir lo que funcione para ti.

Planifica tu desintoxicación del azúcar

El síndrome de abstinencia del azúcar puede parecerse al de la abstinencia de las drogas. Esto se debe a que tanto el azúcar como los narcóticos aumentan nuestro nivel de betaendorfina, y cuando dejamos de consumirlos, nuestro cerebro empieza a exigir más. Recuerda que el azúcar suscita una respuesta betaendorfínica de la misma manera que lo hace una droga opiácea como la morfina o la heroína. Los síntomas de tu abstinencia no serán tan intensos como los de un adicto a la heroína, ciertamente, pero tú también estarás pasando por una desintoxicación fisiológica. Es posible que experimentes temblores, náuseas y nerviosismo, diarrea o dolores de cabeza durante unos días. Tal vez te sorprenda la intensidad de los cambios físicos que se presentarán. Por supuesto, si has reducido el consumo de azúcar antes de emprender la desintoxicación, es posible que no sufras el síndrome de abstinencia, en ninguna medida.

Si no experimentas ningún síntoma físico cuando dejes de consumir azúcar, existen varias posibilidades: no estabas consumiendo muchos azúcares, no eres sensible al azúcar después de todo o estás consumiendo tal cantidad de azúcares encubiertos que tu cerebro no nota ningún cambio.

Planifica llevar a cabo tu desintoxicación del azúcar en un período en que no vayas a estar muy estresado. El proceso suele requerir cinco días, y el cuarto es el más duro. Piensa en los plazos de tu desintoxicación y organízate para tener tiempo para ti el cuarto día. No plantees tu desintoxicación de tal manera que el cuarto día coincida con el día en que tendrás que presentar y explicar el importantísimo informe que habrás elaborado. No planifiques tampoco que el cuarto día coincida con la boda de tu hijo. Sé estratégico.

Comunícales a las personas cercanas, con antelación, que pasarás por un período de desintoxicación, porque vas a dejar de consumir azúcar. Obtén su apoyo. Si tu compañera de trabajo tiene un gran cuenco de grageas de chocolate con leche cubiertas con azúcar («lacasitos») encima de su escritorio, pídele que las quite de ahí mientras dejas el azúcar. Planifica mantenerte alejado de los lugares que supongan una tentación. No entres en la cafetería del barrio ni siquiera «a tomar café solamente» hasta que haya culminado tu proceso de desintoxicación; el hecho de ver u oler los bollos dulces podría reactivar tus antojos. La literatura sobre las drogas nos habla acerca del fenómeno llamado *kindling* (encendido o sensibilización), que consiste en que algo que vemos u olemos, o el recuerdo de un determinado lugar, puede activar una cascada de reacciones bioquímicas que desencadene los antojos.

Proponte mantener lo más estable posible el resto de tu ingesta alimentaria, y no olvides usar tu diario de alimentos. Este es un gran paso para ti. Si sientas las bases, dejar el azúcar no será tan difícil como puedas haber imaginado, y te sentirás fantásticamente bien cuando el proceso se haya completado.

¡Manos a la obra!

Tu síndrome de abstinencia se verá reducido a la mínima expresión y tendrás muy pocos antojos si prestas especial atención a tu forma de alimentarte durante el proceso de desintoxicación.

Bebe mucha agua: llena de agua una botella de litro y llévala contigo; intenta beber dos botellas enteras cada día. Come en mayores cantidades los alimentos que contienen fibra soluble, como la avena y la sopa de lentejas, porque te ayudarán a mantener estable el azúcar en sangre y reducirán al mínimo tus antojos.

Durante este período, limita el consumo de fruta. Como sabes, la fruta contiene azúcar, y estás tratando de reducir la ingesta de azúcar. Si vas a seguir tomando fruta, no comas más de dos piezas al día. Y no tomes zumos durante la desintoxicación.

Planifica qué alimentos comerás cada uno de los cinco días del período de desintoxicación. Es posible que te sientas malhumorado e irritable estos días y no quieras ir a la tienda de comestibles ni tener que planificar comidas. Prepárate para este momento, para sentirte apoyado y optimista respecto a la consecución del objetivo.

Tardarás unos cinco días en desintoxicarte totalmente del azúcar. El primer día empezarás con mucho entusiasmo. El segundo día es posible que comiences a sentirte irritable y nervioso. Los días tercero y cuarto puede que te sientas incómodo físicamente, con dolor de cabeza, dolor en las articulaciones o malestar en el estómago. Estos síntomas se presentan porque tienes receptores de betaendorfina en estos lugares y cuando no obtienen la «droga» a la que están acostumbrados, lo comunican de estas maneras. Probablemente te sientas irritable, enojado, tenso o nervioso. Tal vez tengas dificultades para concentrarte o recordar cosas. Quizá te preguntes quién te mandaba embarcarte en esta desintoxicación.

El cuarto día, el más difícil, será crucial. Si te sientes realmente incómodo, come una fruta. No, no comas cuatro plátanos; con uno bastará. O toma una manzana o unas cuantas fresas. No comas pasas ni higos aunque te tienten. Recuerda que estás cerca del final del período de desintoxicación. Agárrate a eso. Si superas la prueba, ¡el quinto día te sentirás genial! Tendrás energía y te sentirás más estable de lo que puedas recordar.

Tu desintoxicación puede llevar un poco más de tiempo o un poco menos, en función de la medida en que hayas reducido tu consumo de azúcar antes de comenzar esta fase. Evidentemente, si ya has ido prescindiendo de la mayor parte de los alimentos dulces con el tiempo, te resultará muy fácil pasar por esta etapa.

Una vez que hayas pasado por todo el proceso de desintoxicación, tómate un tiempo para acostumbrarte a tu nueva forma de comer. Sigue escribiendo en tu diario de alimentos y percibiendo cómo te va con tu plan alimentario. Mantente estable. Sigue comiendo muchas proteínas y alimentos marrones y verdes. Sigue tomando tres comidas al día a intervalos regulares y tus vitaminas. Y disfruta de cómo te sientes.

En Alcohólicos Anónimos se habla de vivir «día a día». En el caso de la recuperación del azúcar, esta recomendación no va a funcionar. Deberás vivir tu recuperación «decisión a decisión». En las primeras etapas posteriores a la desintoxicación, no pienses en no volver a tomar azúcar nunca más. Este concepto es nefasto; no le des vueltas a esta idea. Enfócate solamente en la elección del momento. No intentes hacer extensiva esta elección ni siquiera a un solo día; cíñete a cada situación. En el momento en que entres en la cafetería, pregúntate si puedes elegir no tomar un bollo con tu café. En el momento en que te pongas en la fila de la tienda de comestibles después del trabajo, pregúntate si puedes elegir no comprar una barrita de caramelo para comer en el coche de camino a casa. No vayas más allá de pequeñas elecciones como estas.

Aunque muchas de las sensaciones físicas son similares, dejar de consumir azúcares es muy diferente de dejar de consumir alcohol o drogas. En este caso no se puede «guardar la botella». Tendrás que efectuar elecciones alimentarias todos los días, muchas veces al día. Dejar los azúcares es una ardua tarea; date el reconocimiento y la confianza que mereces por llevar a cabo un trabajo fabuloso con algo que es muy difícil.

> Llevo diez días sin tomar azúcar ¡y me siento genial! Parece que noto ciertas cosas más que antes. Por ejemplo, veo que necesito un poco más de proteína en el almuerzo. También me resulta más fácil llevar el diario; parece que recibo más información, y más afinada. Sin embargo, me siento un poco vulnerable viviendo sin azúcar (sin «mi consuelo», como dijiste). Pero estoy segura de que esto pasará.
>
> Lisa, Suecia

Después de la desintoxicación, uno puede estar un poco desorientado durante un tiempo. Si eras adicto al azúcar, es muy posible que tuvieras un temperamento muy dramático o fueras adicto a la adrenalina. Tal vez estabas acostumbrado a sembrar el caos al dejar facturas sin pagar hasta que habían vencido, al no pagar impuestos, al olvidar una cita clave, al pelearte con tu cónyuge, tu pareja o tus hijos, al estallar en el trabajo, al tener rabietas..., lo que sea. El drama te hacía experimentar un subidón. Cuando empezaste con el programa y a trabajar con los pasos, seguiste un plan diseñado para reducir el drama al mínimo. Aprendiste a planificar reflexivamente en lugar de actuar reactivamente. Forjaste un cambio de comportamiento. Cuando optaste por no picotear hasta la hora de comer en el paso 3, aprendiste a esperar y tolerar la incomodidad.

Al principio, experimentarás una sensación de euforia por haber logrado lo que te habías propuesto. Pero con el tiempo puede ser que te sientas «plano», porque la vida espinosa asociada a la adicción se ha apaciguado. Tendrás que aprender a tolerar cierta uniformidad en lugar de crear dramas, y puede ser que consideres «aburrida» esta fase.

Cuando empezamos a procesar este sentimiento con los miembros de nuestro grupo del paso 6, vimos que todos lo estaban experimentando. Fue entonces cuando decidimos que no debíamos pensar en el paso 6 como un evento, sino como un proceso. La monotonía parece durar unos seis meses. Entonces sucede un milagro: la insulsez se convierte en «la Calma». Escuchemos a Cinzia, que escribió una descripción notable del proceso del paso 6:

> La desintoxicación propiamente dicha transcurrió sin incidentes. Después me sentí inestable durante varios meses, como si estuviera en un barco que se balancease. Estaba tranquila durante unos días, luego aparecía una «ola traidora» y me perturbaba. No era algo exagerado, pero sí sufría altibajos. Por lo general, no podía encontrar ninguna explicación a partir de lo que había apuntado en el diario. Y no me gustaba.
>
> El solo hecho de saber que otras personas habían experimentado lo mismo me ayudó. Seguí haciendo la comida, de forma tan sistemática como pude. Intenté no preocuparme por los altibajos, y seguí adelante. A veces tomaba más alimentos marrones, y comía muchos frutos secos. Después de la inestabilidad, vino la Calma. Realmente, fue como si hubiese pasado una tormenta. Contuve el aliento y me alegré de esta tregua. Pero la Calma no desapareció. Y me di cuenta de que mi cuerpo, mi mente y mi alma necesitaban este tiempo para integrar algunos de los enormes cambios que se estaban produciendo. Empecé a apreciar la Calma.
>
> Estas últimas semanas siento que estoy recuperando mi chispa. Me siento más optimista la mayor parte de los días. Es una cualidad diferente, difícil de describir. No es algo extremo ni dramático. Sencillamente, me siento más vigorosa a ratos. Supongo que esto es el brillo, ¿no?
>
> Cinzia

Capítulo 12

EL SÉPTIMO PASO: REVIVIR

La transición al paso 7 es un proceso. Hay personas que creen que seguirán los pasos, dejarán de consumir azúcar y todo habrá acabado. Se sorprenden de que la vida les parezca plana, de alguna manera, después de haberse desintoxicado del azúcar. «Bueno, ¿qué es lo siguiente? –preguntan–. ¿Es esto todo lo que hay?». Se sienten un poco aburridas con la calma asociada al equilibrio bioquímico.

Inicialmente llamé al paso 7 «conseguir una vida». Sabía que esta vida sería más fácil, pero me mostré imprecisa porque todavía no contaba con suficiente experiencia colectiva para describir exactamente lo que sucedería después. Ahora lo tengo claro.

La primera parte del paso 7 implica abandonar la estructura de los pasos 1 a 6. El paso 7 tiene que ver con el descubrimiento. Requiere reflexionar sobre el propio viaje. Es como orientarse después de llegar a nado a la orilla. Pregúntate: «¿Quién soy?, ¿dónde estoy?, ¿qué acaba de ocurrir?, ¿qué significa ser sensible al azúcar?».

Estas preguntas te ayudarán a recordar *por qué* estás haciendo la comida. El cerebro de las personas sensibles al azúcar presenta unas conexiones diferentes de las que presenta el cerebro de las que no tienen esta sensibilidad. Actualmente sabemos cómo se llaman estas conexiones, dónde están ubicadas y cómo funcionan, porque mi hipótesis de trabajo de hace veinticinco años se está estudiando en muchos laboratorios. Y estoy segura de que los estudios sobre la adicción a los opioides conducirán a más investigaciones sobre la adicción al azúcar.

Recuerda que la sensibilidad al azúcar significa estas tres cosas:

- Tu nivel de azúcar en sangre es inestable; se ve influido más intensamente por el consumo de carbohidratos.
- Naciste con unos niveles de serotonina más bajos, de manera que puedes caer en la depresión.
- Naciste con unos niveles más bajos de betaendorfina, de modo que sientes más profundamente el dolor físico y emocional. Tu autoestima está ligada a tu bioquímica. Reaccionas a las sustancias analgésicas con mayor intensidad y eres propenso a caer en la adicción.

Y luego encontraste *Más patatas y menos Prozac*, este «libro tonto» con un título un poco extraño; comenzaste a leerlo y pensaste: «¡Caramba! ¿Cómo puede estar dentro de mi cabeza?». Y supiste, porque tus células lo advirtieron, que esta obra estaba escrita para ti. Supiste que podías curarte. Tal vez emprendiste el programa el mismo día en que empezaste a leer, tal vez recorriste los seis pasos en una semana o tal vez tardaste años. Pero lo hiciste. Ahora estás en otro punto:

- Tu bioquímica permanece estable.
- Hacer la comida forma parte de tu vida.
- El azúcar lo había puesto todo en «modo espera». Ahora estás avanzando en todas las áreas de tu vida.
- Escuchas a tu cuerpo.
- Tu diario facilita que sigas siendo honesto.

Esta es la transición al paso 7. Sigue haciendo la comida y comienza a trabajar en el estilo de vida que el azúcar puso en espera. Algunos cambios serán divertidos, otros dolorosos, otros emocionantes y otros arduos. Puedes decidir en qué quieres trabajar, cuándo y en qué orden. Has superado los pasos y estás listo para comenzar. Esto es lo que quería decir cuando he anunciado que el paso 7 tiene que ver con los descubrimientos. Ahora, la cuestión clave es por dónde empezar y qué orden elegir.

Si ya has estado en contacto con la comunidad Radiant Recovery®, sabrás que aconsejamos una determinada secuencia. Hace diez años, no podíamos proporcionar una hoja de ruta detallada para el paso 7; en esta edición de la obra (primera en español), ya estamos en condiciones de hacerlo.

Comenzarás a saber más sobre los sentimientos y las emociones, y aprenderás a nombrarlos. Pasarás de la ira y el miedo a la alegría. Dominarás prácticas que te ayudarán a vivir con unos sentimientos maravillosos en el presente. Sanarás viejas heridas del pasado.

Después trabajarás para abordar todas las formas en que huyes del dolor. Al no poder recurrir al azúcar, tus células buscarán alternativas. Llamo a esto la «ameba de la adicción». Enfrentarte a tu propia ameba te resultará un poco abrumador, pero hacer la comida te proporcionará paciencia, diligencia e incluso humor. Irás limpiando tu hogar emocional punto por punto; irás poniendo orden y deshaciéndote de muchas cosas que ya no te convienen.

Sé que cuando comenzaste a hacer la comida solo querías sentirte mejor. Pero aquí estás. Así es la recuperación. Estás aprendiendo a reducir la velocidad y dar pequeños pasos. Estás aprendiendo a ser cuidadoso, valiente y amable.

El paso 7 te enseñará cómo «reiniciar» tu cerebro y el resto de tu cuerpo. Ahora que tu bioquímica está equilibrada, puedes retomar la tarea de ordenar tu vida. No cuesta nada; no necesitas un médico que te lo recete ni un terapeuta que te enseñe cómo hacerlo. Puedes leer sobre ello en línea de forma gratuita, o en libros como este. Es un proceso forjado a partir de la experiencia personal y que han ido verificando muchas personas al compartirlo.

Esta nueva parte del libro describe este proceso, que no vas a completar en treinta días; tal vez tampoco en un año. Recuerda que lo que aquí se ofrece es una hoja de ruta detallada para que no te pierdas.

Has trabajado mucho para llegar al paso 7. Ahora aprenderás a transformar la adicción en recuperación. Empecemos.

Capítulo 13

SOBRE LOS SENTIMIENTOS Y LAS EMOCIONES

Siempre he creído que un aspecto clave del paso 7 es aprender a identificar los sentimientos y las emociones. Las personas sensibles al azúcar sienten profundamente, y la adicción a esta sustancia te ha impedido saber cómo gestionar tus estados emocionales. Te enfrentaste a experiencias dolorosas en tu niñez, y aprendiste que los alimentos dulces te proporcionaban consuelo. A causa de tu sensibilidad, los efectos tipo droga del azúcar aumentaron. Lo que comenzó como un alivio se convirtió en dependencia y luego en adicción.

Oscilaste entre el dolor y lo que denomino «emociones del azúcar», que magnifican los altibajos de la vida y los convierten en unos dramas exagerados. Y tanto si fuiste alguien con chispa, hablador y divertido como si fuiste un ratón de biblioteca tranquilo, triste y reflexivo, tu consumo de azúcar moldeó tu personalidad. Hay muchas posibilidades de que nadie estableciese la conexión entre tus sentimientos y emociones y el azúcar que estabas tomando. Ahora, mientras aprendes a vivir sin azúcar y haces la comida, tu relación con tu aspecto emocional va a cambiar.

Como ya he explicado, crecí en un hogar marcado por el alcoholismo. Mi padre trabajaba en la Fuerza Aérea y a menudo no estaba en casa. Mi madre trabajaba a jornada completa y generalmente estaba ausente por las noches, dirigiendo obras en nuestro teatro local de repertorio. Era introvertida y expresaba sus sentimientos por medio de la escritura. Escribió una obra coral titulada *Scatter the Dreams* [Dispersa los sueños]. Y mi padre lidiaba con sus sentimientos por medio de la bebida.

Llevaron a mi padre al hospital para veteranos en diciembre de 1962. Yo tenía dieciséis años. La muerte por alcohol no es algo agradable. Estaba sola con él cuando falleció. Mi madre estaba en otra habitación, abrumada. Recuerdo que pensé que era una tontería que muriera así. Había sido un hombre creativo, divertido, cariñoso y brillante. No hubo nadie que me ayudase a encontrarle sentido a todo lo ocurrido. Fui a la universidad y conocí a un hombre maravilloso, y puse toda mi energía en nuestra relación.

A los diecinueve años me quedé embarazada. Nos casamos. Mi marido tenía veintiún años. Cinco años después, nuestro matrimonio dejó de funcionar. Con veinticinco años, tenía un niño de cuatro años, otro de dos y un bebé. Regresé a la universidad. En este punto de mi vida, dejé de beber alcohol y mi relación con los helados y los refrescos floreció. Mi autoestima se había visto lastimada por el final de mi matrimonio, pero no tenía ni idea de la conexión que había entre mi dieta y mis estados emocionales. Como hija de un alcohólico, sabía cómo cuidarme, y estaba decidida a cuidar de mí y de mis hijos. Regresé al programa de pregrado que había dejado unos años antes. Y seguí comiendo helados y bebiendo refrescos.

La decana de mi universidad entendió que podía irme mejor seguir un programa de aprendizaje autogestionado que asistir a un aula tradicional con adolescentes de dieciocho años. Me animó a apuntarme al Programa de Grado para Adultos del Goddard College, y así lo hice. Decidí especializarme en psicología. El movimiento de la psicología humanista estaba empezando en aquel entonces, y diseñé un curso independiente sobre esta materia. El primer libro que leí en este ámbito lo había escrito un hombre llamado Carl Rogers y se titulaba *El proceso de convertirse en persona*. Escribió acerca de sus sentimientos al estar presente para alguien que estaba «luchando por ser [ella misma], pero con un miedo mortal».

Leí el libro de un tirón. Recuerdo dónde permanecí sentada durante la lectura y lo que sentí ante el hecho de que alguien hubiese expresado mi propia experiencia de vida. En ese momento supe que mi capacidad de saber lo que sentían los demás, de ponerle nombre y de confiar en ello era un don y no una maldición. Mi capacidad de escuchar profundamente, mi «sensibilidad», pasó a ser una cualidad que manifesté en la universidad y en mi práctica terapéutica. Incrementé esta habilidad cursando un máster en asistencia psicológica y la llevé a un mayor grado de profundidad poniendo en marcha y administrando un centro de tratamiento de personas que padecían alcoholismo y adicción a las drogas. Después regresé a la universidad para terminar un doctorado. El conjunto de todas estas experiencias me permitió escribir este libro.

Cuando escribí la primera edición original, incluí un resumen exhaustivo de varios tipos de sentimientos y emociones. Quería que los lectores anotaran lo que sentían en sus diarios de alimentos. Parecía un sistema útil y ordenado. Pero a la gente le costaba anotar lo que sentía. Yo aún no había descubierto de qué forma desdibuja los sentimientos y las emociones la adicción al azúcar: los adormece y nos ayuda a olvidarlos. Llamo *anestesia y amnesia* a este fenómeno. Cuando uno está embargado por la adicción al azúcar y no siente y no recuerda, le resulta muy difícil saber lo que siente. Cuando uno recupera el equilibrio bioquímico en el paso 6, su capacidad de sentir eclosiona; en el momento en que eso ocurre se aprende a reconocer, identificar y gestionar los propios sentimientos y emociones. Se pasa a gozar de «fluidez emocional». Así empieza este proceso: hay sentimientos y emociones en el cerebro y el resto del cuerpo. El cuerpo siente y el cerebro interpreta. Este proceso consta de una serie de pasos.

Lo primero que hay que hacer es recordar lo siguiente:

Los sentimientos y las emociones no son actos.

Esto significa que si sientes algo no tienes que «hacer» nada. Quiero enseñarte a experimentar tus estados emocionales con cierto desapego y a trabajar con ellos sin asustarte.

Cuando surja un sentimiento o una emoción, date cuenta de que estás experimentando un aspecto emocional. A continuación, trata de discernir cuál es. En realidad, todos los estados emocionales guardan relación con cuatro emociones básicas:

Contento Rabia Tristeza Temor

¿Cómo sientes estas cuatro emociones en tu cuerpo? Intenta describir cómo te afecta cada una de ellas. Muchos jóvenes han aprendido acerca de las emociones mediante el uso de los emoticonos del correo electrónico y los mensajes de texto. Los emoticonos son representaciones de expresiones faciales que reflejan emociones, y constituyen una forma maravillosa de aprender a describir estas. Si te cuesta describir las emociones, prueba a incluir emoticonos en tu diario.

- **Contento.** Cuando estoy contento, sonrío. Mis ojos brillan. Quiero cantar, saltar, bailar o aplaudir. Siento calidez y una especie de cosquilleo.
- **Rabia.** Cuando estoy furioso, mi corazón late más rápido. Aguanto la respiración. Frunzo el ceño. Aprieto la mandíbula. Aprieto los puños. Exploto.
- **Tristeza.** Cuanto estoy triste, lloro. Me duele la garganta. Me duele el estómago. Quiero vomitar.

- **Temor.** Cuando estoy asustado, dejo de respirar. Cierro los ojos. Me tapo las orejas. Desconecto.

Le pregunté a una amiga sobre sus reacciones. Esta es su lista:

Contenta	Furiosa	Triste	Asustada
Doy saltos.	Grito.	Lloro.	Tiemblo.
Abrazo.	Doy golpes.	Canto canciones tristes.	Corro.
Canto.	Me muestro sarcástica.	Permanezco sentada.	Me quedo inmóvil.
Río.	Camino ansiosa de un lado a otro.	Espero.	Me siento indefensa.
Bailo.	Hago cosas para distraerme.	Adopto medidas.	Hago preguntas.
Comparto.	Gesticulo.	Limpio la casa.	Me quedo en blanco.
Aplaudo.	Actúo.	Me acurruco.	Me encojo.

Caí en la cuenta de que mi perro, *Brody*, sabe mucho sobre emociones. Pido disculpas a los amantes de los gatos. No he vivido con gatos, así que no puedo ofrecer esa perspectiva, pero así es como *Brody* experimenta las emociones básicas en su cuerpo:

Contento	Furioso	Triste	Asustado
Menea la cola.	Me da la espalda.	Se encorva.	Se marcha corriendo.
Ladra.	Se retrae.	Se retrae.	Se esconde.
Se contonea.	Se va.	Permanece quieto.	Tiembla.
Salta.	Muerde.	Se encoge.	Muerde.
Se tumba de espaldas.	Rasga cosas.	Aúlla.	Se esconde detrás de alguien más grande que él.

Contento	Furioso	Triste	Asustado
Lame.	Destruye cosas.	No come.	Se va a un lugar seguro.
Salta a mis brazos.	Mira ferozmente.	Se marcha solo.	Se queda dentro del armario ropero.
Corre en círculos.	Gruñe.	Suspira.	Gime.

En el paso 7, debes ver lo que sabes sobre cómo experimentas los distintos estados emocionales en tu cuerpo. No te alarmes si te cuesta. Recuerda que cuando eras niño experimentaste emociones fuertes y no hubo nadie que te ayudase a entenderlas. A una edad muy temprana, aprendiste a apaciguar esas emociones fuertes con el azúcar. Aprendiste a anestesiarlas y olvidarlas *antes* de saber nombrarlas. Ahora, no es que no puedas hacerlo; ocurre solamente que no tienes bien desarrollada esta habilidad.

Haz tu propia lista de reacciones en relación con las cuatro emociones principales. Y recuerda que *los sentimientos y las emociones no son actos*. No te alarmes por las emociones intensas; vienen y se van. Ten espíritu científico. Recopila información.

Al hacer esto, es posible que empieces a reflexionar sobre tu infancia. Tal vez vuelvas a experimentar emociones que sentiste de niño. Tú sigue haciendo la comida. Cada vez contarás con mayor estabilidad en medio de las emociones básicas del pasado y del presente. Pronto, podrás empezar a experimentar el mundo de las emociones adultas.

El contento, la rabia, la tristeza y el temor se convierten en:

Gozo Ira Pena Miedo

Podrás aplicar lo que has aprendido sobre las emociones que son el contento, la rabia, la tristeza y el temor a estas emociones adultas más profundas. Aprender a reconocerlas y procesarlas es muy útil. Cuando caemos en la adicción y generamos amnesia y anestesia para deshacernos de la ira, el miedo y la pena, perdemos el gozo. En última instancia, el sentido que tiene seguir los pasos y hacer la comida es recuperar este último. Acabarás por ser capaz de convivir con las otras tres emociones sin asustarte, y tu vida pasará a estar marcada por la viveza y la alegría.

Te voy a hablar del funcionamiento de estas emociones. Descubrirás de dónde provienen, por qué las sientes tan profundamente y cómo usarlas como una herramienta de sanación. Te mostraré qué relación hay entre tu comportamiento actual, tus experiencias de la infancia y tu forma de ver el mundo. Las viejas emociones están ahí y afectan a la forma en que te comportas. Si no conectas con ellas y las sanas, te dirigirán sin que te des cuenta, y nunca llegarás a ser tu mejor versión. Conectar con ellas y sanarlas es mucho más que terapéutico; descubrirás la esencia de lo que significa ser sensible al azúcar y comprenderás por qué es tan importante que hagas la comida.

Capítulo 14

MÁS SOBRE LAS EMOCIONES BÁSICAS

Dónde residen las cuatro emociones

Las cuatro emociones básicas se procesan y almacenan en una parte del cerebro llamada *amígdala*. La amígdala consta de dos estructuras, cada una del tamaño de una almendra (*amýgdalo* significa 'almendra' en griego). Aunque sea pequeña, la amígdala afecta al cerebro de manera importante. Está en el centro; en la siguiente representación aparece marcada como *Amyg*.

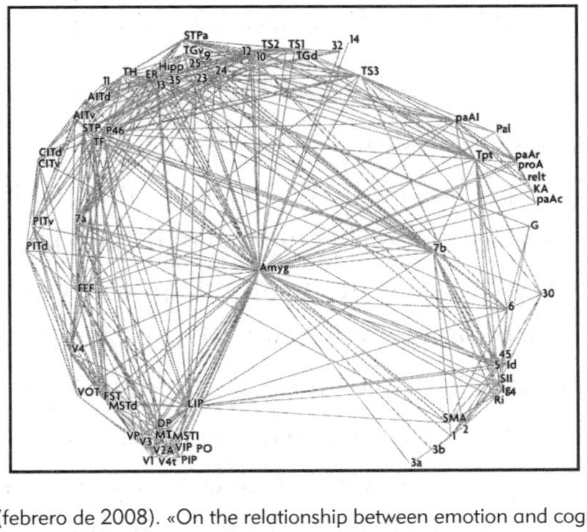

Fuente: L. Pessoa, (febrero de 2008). «On the relationship between emotion and cognition» [Sobre la relación entre emoción y cognición]. *Nature Reviews Neuroscience*, 9, 152.

Cada parte de la amígdala está asociada con distintas emociones. Un lado controla la ira y el miedo; el otro, el gozo y la pena. El lado de la ira y el miedo también tiene algunos receptores para el gozo, pero el lado del gozo y la pena no tiene receptores para la ira y el miedo.

Visualiza estas dos pequeñas almendras descansando en una hamaca tejida con receptores de betaendorfina. Esta área del cerebro se llama corteza cingulada anterior (CCA), y en ella los receptores de betaendorfina están más presentes que en cualquier otra zona del cerebro. Si la hamaca CCA está intacta, literalmente «sostiene» o acuna la amígdala.

Ahora quiero ayudarte a comprender por qué las personas sensibles al azúcar nos desequilibramos con nuestra adicción a esta sustancia. Creo que en nuestro caso la «hamaca» es más delgada que en el caso de los individuos no sensibles al azúcar, y que esta es la razón por la que sentimos con mayor profundidad. Se sabe que la persona sensible al azúcar tenemos menos betaendorfina para amortiguar las emociones dolorosas; esto hace que sintamos más profundamente, sobre todo en la niñez. Nuestra hamaca es más frágil y se rasga cuando tenemos malas experiencias. Llamo a este proceso *creación de la herida*.

Cómo se crea la herida

La *creación de la herida* hace referencia a la rasgadura que tiene lugar en la CCA, el protector de la amígdala, donde se originan las emociones. En tu infancia, tuvieron lugar sucesos desagradables. Tal vez experimentaste la negligencia, el maltrato, la pérdida u otro trauma. Acaso viviste un evento profundamente traumático, como pudo ser la muerte súbita de tu madre, o una sucesión de situaciones angustiosas menos impactantes. Por ejemplo, tal vez tu padre hacía promesas que nunca cumplía, o tu madre no paraba de tener novios, o tuviste que cambiar de escuela todos los años. O quizá tu padre se emborrachaba y le pegaba a tu hermano.

Es posible que hayas vivido en un entorno en el que los maltratos eran tan frecuentes y predecibles que los adultos que te rodeaban dejaron de apreciar esas situaciones como abusivas. Tal vez se trató de abusos sutiles, incluso enmascarados como una forma de enseñarte a forjar el carácter. También es posible que hayas experimentado dolor indirectamente. Y tus reacciones frente a estas situaciones se vieron agudizadas por tu sensibilidad al azúcar, tu tendencia innata a sentir profundamente.

Cuando eras pequeño, no tenías forma de encontrarle sentido a lo que estabas experimentando. Y es muy probable que te dejaran solo para que tratases de averiguarlo por tu cuenta. Esto pudo deberse a alguno de estos motivos:

- Los adultos que había a tu alrededor tampoco podían entenderlo.
- Los adultos que había a tu alrededor no sabían lo que sucedía.
- Los adultos que había a tu alrededor estaban causando esos hechos.

Hay algo dentro de todos nosotros que tiene como objetivo mantenernos vivos y protegernos de los sentimientos de dolor e impotencia. Ese algo, que era de naturaleza bioquímica, quiso aislarte de esos sentimientos. Para ello, indujo una liberación de betaendorfina en la CCA. La betaendorfina es el analgésico natural del cerebro; provoca anestesia y amnesia.

Si el trauma o los abusos fueron prolongados, se liberó más betaendorfina. Comenzaste a desarrollar una relación compleja con el dolor. A medida que te fuiste haciendo mayor, es posible que buscaras inconscientemente el dolor porque, en un nivel más profundo, deseabas el efecto calmante y reconfortante de la betaendorfina que se liberaría. Es por eso por lo que muchas personas sensibles al azúcar parecen ser adictas al sufrimiento. Es un círculo vicioso.

El problema que tiene que generes dolor en tu propia vida como solución al hecho de sentirte mal es que la betaendorfina no está presente todo el rato y, lo que es más importante, aumenta tu tolerancia a su efecto. Como consecuencia de ello, necesitas más dolor para no sentir el dolor. Espero que entiendas lo que quiero decir.

Piensa en cómo esta dinámica puede haber impulsado tu adicción al azúcar. Cuando empezaste a trabajar con los pasos, pasaste a enfrentarte a la vida sin tu analgésico. Ahora quieres mantener tu recuperación, y es importante que encuentres una manera de lidiar con los sentimientos dolorosos. Si vas a hacer un trabajo de sanación emocional, debes poder contar con algo que te ayude a tolerar el dolor que se ha estado ocultando debajo de tus analgésicos. Hacer la comida te proporciona una red de seguridad bioquímica para que puedas tolerar las emociones actuales, pero no afecta al viejo dolor emocional que llevas dentro.

Cuando acallaste el viejo dolor hace mucho tiempo, quedó escondido en la amígdala, un lugar al que no se puede acceder por medio de las palabras o los pensamientos. Es imposible entrar (o salir) de ese lugar tan bien protegido de esta manera. No puedes alcanzar los sentimientos registrados en la amígdala usando tu mente.

Ahora eres más fuerte, tienes algunas habilidades y puedes tolerar mejor tus sentimientos actuales, convivir mejor con ellos. A medida que aprendes a hacer esto, es posible que empieces a establecer conexiones entre ciertas emociones que experimentas ahora y las que experimentaste de niño. Puedes tener impresiones sutiles al respecto, o una sensación pasajera de algo antiguo, y tal vez te preguntes si tendría sentido verificar esa conexión. Muchas personas me preguntan si sería apropiado que buscasen ayuda profesional durante el paso 7.

¿Cómo puedes saber si te convendría acudir a terapia o a sesiones de *coaching*? Un profesional capacitado puede ayudarte a discernir el lenguaje de las emociones. Si decides buscar este tipo de apoyo, es muy importante que trabajes con alguien que entienda la sensibilidad al azúcar. Conozco a muchos que pasaron años en terapia trabajando sobre sus «emociones del azúcar» y nada cambió para ellos. Hacer la comida y equilibrarte bioquímicamente os permite a ti y a la persona con la que estés trabajando discernir los problemas reales y planificar su resolución.

Quienes son sensibles al azúcar suelen ser personas extremas: o bien desconectan de sus sentimientos o bien, presos de la intensidad de las «emociones del azúcar», van de una crisis a otra. Puede ser que estés ubicado en uno de estos dos extremos o que vayas pasando de uno a otro; si es así, a veces tienes un temperamento dramático y otras veces eres un hacedor férreo, eficiente y organizado. Ninguna de estas dos posturas es especialmente útil para experimentar la intimidad, la autenticidad o la alegría.

En términos generales, hacer la comida, seguir los pasos, te aleja de los extremos del continuo emocional. Empiezas a equilibrarte. Puedes trabajar con cualquiera de las cuatro emociones básicas (el contento, la rabia, la tristeza o el temor). Trabajar con un terapeuta o consejero puede ayudarte a reconocer lo que sientes y a ponerle nombre. Los individuos dramáticos suelen obtener buenos resultados con el aprendizaje de alguna técnica cognitiva conductual, que les permita *pensar* en las emociones en lugar de verse inundados por ellas. Y a los que están desconectados de sus sentimientos les irá mejor con terapias de carácter emotivo, como el arte, la danza o una terapia de movimiento.

En cualquier caso, un aspecto clave que debes recordar es que si quieres acceder a los contenidos que quedaron almacenados en tu amígdala debes realizar un trabajo que te ponga en disposición de *sentir*. Con esta finalidad, la persona con la que trabajes debe inspirarte confianza. Debes sentirte seguro con ella. Si no es así, busca otro consejero o terapeuta. Con los años, he descubierto que la visualización guiada es la herramienta más efectiva para acceder a las heridas ocultas. Voy a extenderme al respecto, pero antes quiero dejar muy claro que lo que estoy defendiendo se centra en enseñarles a tu cuerpo y a tus células a *recordar* la sensación de seguridad. El contenido concreto del evento original es menos importante que esta sensación.

Si estás haciendo la comida, la visualización guiada puede ser una herramienta maravillosa. Pero si sigues utilizando el alcohol, las drogas o los helados para adormecer tus sentimientos, no acudas a este recurso; tu cerebro aún está afectado.

Mi interés en las meditaciones guiadas surgió a mediados de la pasada década de los ochenta, cuando estuve trabajando en cárceles en Rhode Island. Utilizábamos una meditación llamada Encontrar un lugar seguro, que un colega y yo desarrollamos para ayudar a las personas a sentirse seguras mientras experimentaban sus emociones. La usamos con hombres que se encontraban en una instalación de alta seguridad por haber cometido delitos sexuales. Un recluso estaba encarcelado por haber violado a su bebé, un crimen que estaba más allá de lo que yo era capaz de imaginar. Hizo la meditación y después dibujó lo que vio. Era un paisaje en el que había un camino negro, árboles quemados y una pequeña rueda verde con un diseño en su interior que rodaba por el camino. El hombre dijo que no tenía ni idea de lo que significaba eso, y a continuación empezó a sollozar y contar la historia de lo que le había sucedido en su vida. Era alcohólico y no fue consciente de sus actos cuando violó a su hijo. Cuando ocurrieron los hechos, no tuvo ningún recuerdo de lo que hizo. Dijo: «Nunca he hablado con nadie sobre esto. No puedo entender cómo pude hacer algo tan horrible. ¿Cómo pude ser ese tipo de monstruo?».

En ese momento imaginé un ángel con pantalones de color caqui y una camiseta blanca (el uniforme de la prisión) sentado a su lado y presente con su dolor. Algo en mi corazón se abrió. Se trataba de una persona que había hecho algo *horrible*, pero mi corazón supo que no podía soportar el dolor que había en su vida, así que usó el alcohol para enterrarlo. Su alcoholismo lo había llevado a un lugar muy oscuro, negro, que estaba quemado. Miré esa pequeña rueda verde y supe que simbolizaba la redención y el renacimiento. Las lágrimas de ese hombre, su historia, el símbolo y el ángel me impactaron. Ahí había una tragedia creada por el alcoholismo. Sentí un perdón inesperado. Mi cerebro racional nunca podría haber pasado por alto lo que hizo, pero mi corazón, abierto también por la meditación Encontrar un lugar seguro, sí pudo hacerlo. Esa experiencia cambió mi vida. En el plano personal, entendí que las visualizaciones guiadas podían ser una herramienta potente, y empecé a utilizarlas de forma regular en mi trabajo con los pacientes, según un procedimiento muy simple. Para empezar, pongo una pieza musical que ayuda a relajarse (hasta el día de hoy, siempre he usado la misma música que pusimos en esa cárcel). El tempo de la música suena como el latido de un corazón e induce una profunda relajación. Cuando la persona está relajada, le pido que permita que aparezca en su conciencia una imagen que le inspire una sensación de seguridad. La clave es no forzar o evocar dicha imagen, sino esperar a que aparezca.

Les pido a los pacientes que exploren los colores, las texturas, los sonidos y los olores que hay en el lugar seguro representado en esa imagen. El hecho de implicar sus sentidos los ayuda a permanecer en el cuerpo y conectados a tierra. Tal vez digan que están en la silla de su abuela, en los brazos de su padre, en la playa, en un recinto fortificado que hicieron o con su perro; a cada persona se le ocurre una imagen diferente. Luego les pido que presten atención a cómo se sienten en ese lugar. Ese espacio lo ha elegido su psique, su corazón, solo para ellos, por lo que está perfectamente «diseñado» para evocar los sentimientos que comenzarán a sanar sus heridas en el nivel más profundo.

Luego les pido que dibujen su lugar seguro. Esto hace que no dejen de *sentir*. La música sigue sonando mientras hacen su dibujo. A continuación les pido que hablen de lo que han experimentado.

No lo interpretamos, sino que ponemos el acento en los sentimientos que les ha evocado el lugar seguro. El objetivo es que redescubran la sensación de seguridad.

Empecé a incorporar este tipo de meditación porque sabía que el solo hecho de hablar no podía aportar la solución. Había trabajado como consejera desde que me saqué el máster, y era buena en este ámbito. Pero las conversaciones nunca llevaron a las personas al mismo tipo de «lugar seguro». Mis pacientes de la terapia de conversación realizaron hallazgos importantes, pero nada que ver con los que alcanzaron aquellos con los que utilicé las visualizaciones guiadas. Estas evocan un sentir mucho más potente que cualquier estado mental, y de una manera muy segura.

Durante la pasada década de los noventa, dirigí mi atención hacia la nutrición, pero seguí apreciando mucho la visualización guiada. Luego, en 2009, impartí una ponencia en un congreso nacional. Allí también asistí a un discurso de apertura pronunciado por Belleruth Naparstek sobre el tratamiento de veteranos que padecían el trastorno de estrés postraumático (TEPT). Comenzó a hablar de la visualización guiada, y se me erizó el pelo de la nuca. Dijo que los veteranos estadounidenses regresaban de Iraq y Afganistán con un TEPT importante y que no había nada que los ayudara a sanar. No querían hacer terapia, y le pidieron que les diese algo que pudiesen tener en el iPod. Naparstek grabó algunas visualizaciones guiadas que sacó de un proyecto que dirigió para el Departamento de Asuntos de los Veteranos. Los veteranos pusieron esas meditaciones en sus iPods, y comenzaron a mejorar. Ahí estaba de nuevo el milagro de la visualización guiada. Recordé las experiencias que yo misma había tenido unos años atrás. Compré el libro *Invisible Heroes*, de Naparstek, y descubrí que en los treinta años transcurridos desde que comencé a usar la visualización guiada la ciencia había efectuado hallazgos muy precisos sobre el circuito neuronal del trauma. Ahora pude entender científicamente la razón por la cual esta herramienta era tan efectiva en el tratamiento de las viejas heridas: porque trabaja con la amígdala.

Como hemos visto anteriormente, las emociones que contienen mucha carga se experimentan primero en la amígdala. Esta es también la zona del cerebro en la que, por lo general, se procesa la experiencia de la situación, se consolida como recuerdo y se le pone una etiqueta. (Por ejemplo, un encuentro con un tigre dientes de sable es etiquetado como «¡PELIGRO!»). A continuación, el recuerdo se envía a otra parte del cerebro, donde se almacena. El cerebro usa la etiqueta mencionada para identificar ese recuerdo, con el fin de poder usar sus lecciones («¡CORRE!») en la vida cotidiana. Sin embargo, si la experiencia es *demasiado* aterradora, las emociones intensas permanecen en la amígdala para que no se entrometan en la vida normal e interfieran en ella. La mayoría de las veces esto funciona. Pero en ocasiones el viejo recuerdo surge y causa las reviviscencias asociadas con el TEPT.

Para curar las viejas heridas hay que acceder a la parte de la amígdala en la que está almacenado el recuerdo que no se ha etiquetado. Visualizo la amígdala agarrando el recuerdo, envolviéndolo en una suave manta de betaendorfina y guardándolo en un escondite perfecto. La meditación Encontrar un lugar seguro aborda la protección inquebrantable de la amígdala de una manera completamente diferente. El amor duro* o las palabras no invitan a la amígdala a ceder. Sin embargo, hay una forma de entrar. Si podemos crear una sensación de seguridad, la amígdala permite que lo que estaba oculto se revele.

Desde que conocí estos hallazgos, comencé a pensar en usar la meditación Encontrar un lugar seguro de otra manera. Tal vez el

* El amor duro es una forma de crianza que busca lograr un equilibrio entre la disciplina estricta y el afecto. Los padres que creen en el amor duro a menudo usan frases como: «Estoy haciendo esto porque te quiero» o «Tenemos que corregir este error para que crezcas y seas un adulto responsable». El amor duro ayuda a inculcar disciplina y responsabilidad en los niños. También ayuda a desarrollar la autoestima y alienta el comportamiento respetuoso... Pero esto solo tendrá lugar si realmente se encuentra el equilibrio. (Fuente: www.bekiapadres.com).

hecho de escuchar la meditación todos los días codificaría la sensación de seguridad en un nivel profundo y cambiaría lo que estaba sucediendo en la amígdala.

Hice lo que había hecho Naparstek con los veteranos: darle un uso individual a la visualización guiada. Aconsejé a los miembros de nuestra comunidad Radiant Recovery® que escucharan el CD 1 de la meditación Encontrar un lugar seguro todas las noches. De vez en cuando, alguien se sentía tan inquieto que no podía continuar. Les dije a esas personas que confiaran en su psique, la cual les estaba diciendo que no era el momento de hacer el trabajo.

Pero casi todos los otros miembros de la comunidad tuvieron una experiencia positiva. Primero, dijeron que dormían mejor. Después, empezaron a ocurrir sucesos inesperados: las viejas heridas comenzaron a surgir, no durante la meditación, sino en varios momentos del día y de la noche. Sin embargo, esos recuerdos no daban miedo. Sencillamente, iban a la deriva. A veces acudían en un sueño, a veces en la ducha, a veces durante la meditación o al escribir en un diario. Una y otra vez, decían que los recuerdos que aparecían *no contenían ninguna carga*. Sencillamente, venían y pasaban.

Era como si la amígdala supiera que la persona estaba a salvo, por lo que pasaba a ser una compañera en la sanación en lugar de seguir ejerciendo de protectora. El niño herido se ha convertido en ti, el adulto desintoxicado y sobrio que hace la comida con constancia. La amígdala protectora puede soltar su control y permitir que el viejo dolor salga a la superficie, lo sientas, lo entiendas y lo sueltes. El equilibrio bioquímico que has obtenido al trabajar con el programa permite que tus emociones lleguen a un lugar seguro y se acurruquen. La estabilidad te permite a ti, el adulto, transmitirle al niño herido un mensaje de seguridad y protección. El herido se convierte en el sanador.

El proceso de la visualización guiada te brinda, como adulto que está en proceso de recuperación, una herramienta para reescribir las viejas historias que te doblegaron en tu niñez. Te proporciona un tipo de sanación efectiva pero suave. No hay desmoronamientos, angustias ni dramas en el proceso, el cual se sirve de las mejores cualidades que tienes como persona sensible al azúcar. Tú sabes mejor que nadie en el mundo lo que necesitabas de niño pero no obtuviste. Ahora estás en condiciones de proporcionártelo.

Si estás trabajando con otra persona de esta manera, es importante que te acuerdes de confiar en tu intuición. La visualización guiada no es algo con lo que «jugar». Es un recurso potente que te permite acceder a un lugar vulnerable que hay dentro de tu cerebro. Es importante trabajar con gente que sepa lo que está haciendo y entienda el impacto de esta herramienta. Si uno está trabajando para restablecer la seguridad en el nivel más profundo, *debe* sentirse seguro al utilizarla.

Capítulo 15

CONVERTIR LA ADICCIÓN EN RECUPERACIÓN

Llevas un tiempo siguiendo los pasos. Has estado haciendo la comida. Has comenzado a trabajar con las emociones. Has sentido tus viejas heridas, y ahora... están todas esas cosas esperando.

Durante todos estos años, hemos acudido al azúcar para evitar «esas cosas». Desde que eras muy pequeño, entrenaste a tus células para reaccionar frente a las emociones profundas usando o consumiendo algo. Es natural que este patrón te resulte familiar. Ahora que estás evitando el azúcar, es posible que busques escapes alternativos: «Está bien prescindir del azúcar, pero salgamos de compras. Entra en el Facebook; ahí podré tranquilizarte. Busca un antepasado más. ¡Pero si te encantan esos pequeños saleros y pimenteros! Una novela romántica más calmará tu corazón. ¿Un viaje a Las Vegas con las chicas? Un té verde con leche es bueno para ti. Tus hijos necesitan que vuelvas a hacer de niñera. Ahora que te has librado del azúcar, prosigamos con la pérdida de peso. Ve al gimnasio. Apúntate a la clase de aerobic». Quizá estés girando los ojos hacia arriba. Pero sigue leyendo. Verás que estas reacciones tienen sentido.

El siguiente paso en tu curación consiste en que prestes atención al impulso de evitar los sentimientos y las emociones importantes a través de la anestesia o la amnesia. Si no acudes al azúcar, estás entrenado para encontrar otro elemento que cumpla esta función.

En la clase de biología del instituto aprendimos sobre un organismo unicelular llamado *ameba*. Está lleno de protoplasma y se desplaza por medio de unos pequeños pies llamados seudópodos. Si quiere ir hacia algo, envía el protoplasma en la dirección que le interesa y lanza un pie a modo de tentáculo para llegar ahí.

He mencionado esta analogía anteriormente, pero creo que la ameba ofrece una magnífica imagen sobre cómo funciona el cerebro sensible al azúcar. Somos como una ameba llena de un protoplasma fluido que se desplaza en busca de experiencias que la ayuden a sobrevivir. Quítale las drogas, y fluirá hacia el alcohol. Quítale el alcohol, y fluirá hacia el azúcar o el ejercicio o la codependencia o el exceso de trabajo o la ingesta excesiva o la ingesta insuficiente o los tatuajes.

Pero el hecho de usar cualquier sustancia o proceso para hacer frente al dolor reactivará la adicción.

Cuando la comunidad Radiant Recovery® trabajó con este concepto, comenzamos a llamar a los pequeños pies reptantes *piecitos* para abreviar. Esto nos libró de la carga de tener que lidiar con una adicción más. Hizo que nos riésemos ante la idea de que podíamos convertir casi cualquier cosa en un problema: nos podíamos hacer una prueba de ADN y perdernos en nuestros antepasados. Podíamos aprender a hacer un video con nuestro teléfono inteligente y perdernos en el laberinto de Facebook. Podíamos tomar oxicodona para aliviar el dolor provocado por una muñeca rota y volvernos dependientes de este opioide. La risa acerca de los «piecitos» nos permite ver temas (*adicciones de transferencia*) que podrían ser realmente preocupantes.

Primero, les di a los participantes una lista de posibles adicciones de transferencia. La lista tenía muy poca carga: el trabajo, el ejercicio, la comida, el sexo, las personas, el dolor, el alcohol, las drogas ilegales, las drogas legales, gastar dinero. Les pregunté si les parecían atemorizantes y todos respondieron que «no, en absoluto». Después les pregunté qué había en su propia lista. Siguen a continuación algunas de las respuestas.

Elaine, de Colorado, escribió:

> En el pasado, he luchado muy fuerte contra las adicciones «piecitos de ameba». Las prácticas sexuales alternativas (de varios tipos), los tatuajes, gastar mi dinero a la ligera y la codependencia han sido problemas que he tenido desde que llegué al paso 7. Me sorprendió, Kathleen, que mencionases el «peligro»: nunca lo he visto en mi vida; me pregunto si está por ahí, en alguna parte. Aquí hay algunos piecitos de los que me puedo reír ahora y que son inusuales:
>
> - Accesorios para el pelo. No sé cuánto tiempo y dinero invertí en comprar horquillas, leer sobre el cuidado del cabello, etc. Era una solemne tontería y, para ser honesta, actualmente no tengo ni idea de por qué me preocupé tanto por esto en esos momentos.
> - Los acuarios. Compré siete en el transcurso de unos pocos meses, y nunca instalé tres de ellos. También leí sobre el mantenimiento de los peces, asistí a reuniones, etc.
> - Añadiría la compra y venta compulsiva de acciones a la lista. No puedo reírme de eso todavía, porque la cantidad de dinero que perdí me sigue afectando, pero si no fuese por eso lo pondría aquí, en esta lista.
> - Piecitos que siguen tentándome son los juegos de ordenador (actualmente no juego a ellos) y el «ocupadismo»: siempre hay algo que debo hacer y me altero por no estar haciendo lo suficiente; nunca me relajo.

Lisa C. escribió:

Estos son mis piecitos:

- Gastar dinero.
- Beber.
- Los hombres, las relaciones, el sexo, los engaños, los enamoramientos.
- La necesidad de ser la superheroína, la salvadora universal, la solucionadora de los problemas del mundo.
- La aflicción.
- El aislamiento y el consecuente «pobre de mí».
- La ira.

Gina escribió:

- El alcohol.
- La cafeína.
- El azúcar.
- Complacer a los demás.
- La preocupación.
- El miedo.
- La aflicción.
- Considerar que lo que tienen los demás siempre es mejor que lo que tengo yo.

Ruth Anne dijo:

Aunque llevo más de veinte años trabajando con mis diversas adicciones, tanto en terapia como en mis comunidades locales de doce pasos, nunca las había escrito en un solo lugar. Hacerlo fue realmente potente. Tengo una verdadera sensación de alegría y paz cuando pienso en las muchas personas que están en proceso de recuperarse actualmente (nunca me curaré, pero estoy disfrutando

la recuperación). Creo que es curiosa mi relación con la vergüenza: no me siento avergonzada por mi adicción a la comida, pero sí he tenido que lidiar con la vergüenza de recuperar el peso que había perdido hace unos años. Parece lo mismo, pero para mí es diferente de alguna manera.
¡Gracias!

Luego hicimos otra ronda en nuestra sala de chat. Me di cuenta de que la mayoría de la gente hablaba de lo que consideraba comportamientos adictivos «suaves». Me pregunté si nos sería útil ser más audaces. Expuse una lista más explícita y dije: «Recordad que la adicción significa el uso o el consumo continuo a pesar de las consecuencias adversas. Echad un vistazo a esta lista y a ver qué pensáis al respecto».

- Trabajo [tiempo, intensidad, energía].
- Ejercicio [compulsivo, depurador].
- Comportamientos alimentarios [atracones, vomitar la comida, restricciones].
- Sexo [arriesgado, ilícito, pornografía, violencia, masturbación, parejas compulsivas].
- Personas [romances, amor, relaciones, codependencia].
- Dolor [tatuajes, *piercings*, sadomasoquismo, abusos, aflicción, cortes, autolesiones].
- Alcohol.
- Drogas ilegales [marihuana, cocaína, opioides, metanfetamina, alucinógenos, sustancias inhalables].
- Drogas legales [medicamentos con receta, cafeína, nicotina, comida basura, medicamentos de venta libre].
- Dinero [comprar, endeudarse, conseguirlo, acumularlo, apostar, jugar, participar en sorteos, invertirlo, evitar gastarlo].

- Tiempo delante de la pantalla, películas, Internet [juegos, navegación, Facebook, compras, chismes, Netflix u otros «atracones virtuales»].

Cuando hube publicado esta lista, primero se produjo el silencio, después hubo una respiración profunda y luego una gran sensación de vulnerabilidad. Los participantes empezaron por marcar los distintos elementos: sí/sí/no/no... Les recordé que no se trata de cuestiones morales, sino que son formas de huir del dolor. El dolor duele (por supuesto), y la betaendorfina calma el dolor. *Cada uno de los elementos de la lista hace que se libere betaendorfina*; todos ellos son analgésicos.

Nos echamos a reír. Hablamos acerca de ir a distintos supermercados a comprar vino, para que los empleados no supieran cuánto estábamos bebiendo. O de ir a una cafetería diferente para que el barman no supiera que ya habíamos tomado un gran café con leche esa mañana. En general, todos coincidimos en la codependencia y todos sabíamos qué era estar enganchados a la «aflicción». Y alguien dijo: «Dios mío, ¿qué hago con esta lista? ¡Esto es demasiado!».

Seguimos hablando. Los participantes empezaron a comprender el poder del impulso de aliviar el dolor y la facilidad con que este se traslada a otras cuestiones. Hablamos sobre cómo la transparencia nos ayuda a no «olvidar». Esta es la esencia de lo que genera la adicción: el olvido. Nos olvidamos de la vida, de la recuperación, de lo que es nuestro por derecho de nacimiento. Les aconsejé que conectaran con lo que ya habían hecho y recordasen que cuanta más energía pusiesen en la recuperación menos fuerza tendría la llamada de los «piecitos» de la adicción a que encontrasen otras vías de escape.

¿Cómo harías frente a una gran cantidad de basura dispersa en una playa? Recogerías cada elemento. Para empezar, recuerda que tienes la capacidad de recuperarte. Quítale toda carga a lo que veas, sé práctico y divide el proceso en pequeños cambios progresivos y manejables. Piensa en las pequeñas partes de las que estaba compuesto cada uno de los pasos que has abordado. Repasa los «piecitos» con los que aún debes lidiar. Puedes emprender esta tarea de dos maneras: clasificarlos de más fáciles a más difíciles y comenzar por trabajar con los más fáciles, uno después de otro, o identificar cuál de ellos te está arruinando la vida y centrarte en ese.

Esta es una variante del paso 1. Tómatelo con calma, divídelo en partes más pequeñas y elige la más fácil. Empieza con lo que puedas hacer. Tal vez adviertas que, de hecho, muchas de esas cuestiones te afectaban con fuerza antes, y que ahora que estás en el paso 7 muchas se han calmado, han disminuido o sencillamente se han resuelto. A medida que vas descubriendo la fuente del dolor que conduce al «piecito» y vas prestando atención a tus emociones y sentimientos, vas temiendo cada vez menos el dolor y puedes dejar que pase sin tener que hacer algo. No olvides que los sentimientos y las emociones no son actos.

Pasar por este proceso con otras personas es realmente útil. La adicción fomenta el aislamiento. La adicción *necesita* el aislamiento. La conexión es el antídoto. En Alcohólicos Anónimos lo saben desde hace muchos años, y en Radiant Recovery® lo estamos aprendiendo. Vemos que Internet puede ser una herramienta de curación, una forma de encontrar a «nuestra gente». Quizá alguien que viva en Perth (Australia) se haya recuperado. Tal vez alguien que esté en Georgia entienda el «piecito barman» y tal vez alguien de Wyoming se reirá contigo del piecito de las novelas románticas. Quizá aprendas a dejar entrar a las personas en tu corazón, y esto podría hacer que ocurriese algún milagro... O podrías descubrir que puedes contar contigo mismo.

Una mañana escribí lo siguiente. Todavía estaba oscuro. Tenía sueño y no estaba completamente presente, pero tuve la sensación de que cierta energía amorosa me sostenía:

> Voy a aparecer por ti. Te encontraré. Te llamaré, te honraré. Te apreciaré. Te daré lo que no recibiste cuando eras pequeña. Pediré ayuda. Elegiré la alegría en lugar del sufrimiento. Si no sabemos cómo, lo aprenderemos. Podemos acudir a quienes lo saben.

Lo releí más tarde. Pensé: «Esto es mucho mejor que tratar de lidiar con mil piecitos. Es más como un cachorro de *golden retriever* de cinco semanas que salta en una pequeña piscina azul llena de bolas de plástico de colores brillantes. Puedo basarme en la alegría; y quien sea o lo que sea esa voz que hay dentro de mí puede guiarme».

Esto es lo que dijo Ruth Ann mientras estaba asistiendo al curso que imparto centrado en las emociones:

> Tuve un día realmente malo hoy, ya sabéis de qué tipo. En un momento dado, durante medio segundo aproximadamente, me planteé seriamente huir y unirme a un circo. ;0)
>
> Al salir del trabajo, pensé que iba a saltarme el gimnasio e iba a irme a casa a beberme una botella de vino. Esta fue la primera vez que vi claramente que el estrés me hacía anhelar el alcohol. ¡Y había puesto el tema del alcohol como el menos molesto en mi lista! Me detuve en seco.
>
> Se me ocurrieron un par de pensamientos: «Dios se está divirtiendo conmigo porque le he dado poca importancia a este problema». ;0) Entonces pensé: «Realmente, no creo que Dios sea así. Creo que Dios ha estado esperando pacientemente que encuentre un espacio seguro en mi vida en el que finalmente pueda afrontar este problema». Y a continuación: «Esta es la naturaleza de la adicción de la ameba. Estoy trabajando activamente con la comida, y entonces los gastos se volvieron excesivos». Me puse a trabajar también con los gastos, y ahora es el alcohol lo que más me tienta. Pero no tengo solamente la ameba de la adicción para ayudarme a lidiar con el dolor. Tengo mi ameba de la recuperación.

> De manera que me fui al gimnasio, y se lo conté todo a una vieja amiga de confianza. Nos quejamos y nos reímos. Llegué a casa y tomé una contundente comida del estilo *Más patatas y menos Prozac*, ¡con muchos alimentos marrones!
>
> Estoy encantada con lo bien que cuido de mí misma. Agradezco esta claridad. Y estoy convencida de que las buenas decisiones que tomo hoy son el resultado de hacer la comida. Pero no creo que hubiera juntado todas las piezas sin este curso. Realmente me ha ayudado a enfocarme en esto.
>
> Este proceso me fascina.

Las habilidades que aprendemos cuando somos presas de la adicción (obtener lo que necesitamos en cualquier lugar, en cualquier momento y como sea) nos pueden ser útiles en la recuperación. En esto consiste convertir la adicción en recuperación.

Capítulo 16

SANAR EL CUERPO

La recuperación incluye una parte física. El cuerpo también necesita ser curado. Cuando comencé a escribir sobre el aspecto corporal de la curación, el proceso parecía sencillo. Pensé que incluiría información sobre la salud, el estado físico y el peso. Pero mientras escribía me di cuenta de que había problemas que afectaban específicamente a las personas sensibles al azúcar. Escuché a nuestra comunidad y en estas páginas me he basado en su experiencia.

No es sorprendente que el primer problema que surge sea el peso. Unos quieren perderlo, otros no quieren recuperarlo. Al examinar detenidamente las historias que había oído por parte de nuestra comunidad Radiant Recovery®, me di cuenta de que se mencionaban algunos temas clave. Casi todos los que habían empezado a seguir nuestro programa albergaban un conjunto de creencias (mitos) sobre el impacto que tenía pesar más de lo que estaba bien visto socialmente.

El miedo y el dolor asociados con el peso es la mayor preocupación con la que viven las mujeres sensibles al azúcar. La vergüenza, la impotencia y una profunda sensación de insuficiencia son inmanentes en la mujer sensible al azúcar. La preocupación por el peso configura al dolor más profundo que albergan las mujeres que entran en el programa: «Solo con que pesara tantos kilos, mi vida estaría bien». Vidas enteras se moldean a partir de sentirse «menos que» durante muchísimos años. Esto es así incluso si se pierde el peso sobrante; el pánico que produce la posibilidad de regresar al estado anterior continúa dirigiendo el pensamiento. No nos dimos cuenta de esto hasta que comenzamos a hablar de nuestras experiencias entre nosotros.

Bauticé como *terror gordo* a estas emociones. Creo que el terror gordo moldea nuestro sentido de la identidad más allá de lo que podemos imaginar; por ello, su curación deja espacio para una alegría y un poder inimaginables.

El terror gordo es un miedo celular profundo a engordar, a permanecer gordo, a engordar más o a estar gordo toda la vida. No se trata de querer perder algunos kilos o adelgazar por vanidad; la motivación es mucho más profunda que esta. Tiene que ver con que te digan que eres inferior o insuficiente debido a la forma de tu cuerpo. Tiene que ver con que te traten como si fueses invisible debido al tamaño de tu cuerpo. O con que te descarten independientemente de lo inteligente, creativo o brillante que seas. Cuando el terror gordo se suma a un cuerpo sensible al azúcar desequilibrado, es un factor fatídico en la posibilidad de tener éxito. Gran parte de la acción de los pasos está concebida para poner fin al reinado del terror gordo y después desatar la creatividad del corazón *antes* de abordar la pérdida de peso.

Mientras seguíamos los pasos, el terror gordo y la ansiedad por el peso se calmaron lo suficiente como para permitir que el pánico retrocediera. A medida que aumentaron la serotonina y la betaendorfina, nuestra autoestima mejoró y confiamos en nuestra capacidad de prescindir de ciertos alimentos. Dejamos de sentir que no teníamos el control. Pudimos retomar la tarea de curar nuestro cuerpo con curiosidad, paciencia y compromiso.

Descubrimos que la mayor parte de lo que nos habían enseñado sobre el peso era falso; entre ello, afirmaciones como estas: «Todos tus problemas derivan de que estás gordo», «Perder peso resolverá tus problemas» o «Estar gordo no es saludable; la grasa mata». La obesidad y el sobrepeso se perciben como una causa más que como algo que está asociado a muchos problemas de salud. Mi postura al respecto es que la obesidad es un síntoma de los mismos desequilibrios que dan lugar a la diabetes, las enfermedades cardíacas, la artritis y otras. Podemos trabajar en nuestra curación y darle menos prioridad a la pérdida de peso sin creer que nos vamos a morir.

Fue entonces cuando las cosas se pusieron realmente interesantes. Puesto que gran parte de la historia de nuestra vida orbitaba alrededor del tamaño de nuestro cuerpo, descubrimos que la mayoría de nosotros habíamos estado siguiendo dietas o enfocados en las restricciones.

Una dieta significa comer menos... y que menos es mejor. La restricción se ha convertido en un valor moral que determina lo que es «bueno» para nosotros.

Me resultó fascinante observar que incluso los miembros de la comunidad más hábiles con el paso 7 volvían a caer en esta mentalidad: «Muy bien; estoy prescindiendo del gluten», «No estoy tomando lácteos», «No puedo con los cereales», «Solo tomaré algunos *crackers* en lugar de una patata», «Voy a hacer ejercicio al máximo ahora». Muchas personas deciden prescindir de los carbohidratos y piensan: «Kathleen no entiende cuánto necesito perder peso».

Sistemáticamente, quienes efectuaron estos cambios empezaron a comportarse de manera diferente. Comenzaron a ir a la deriva. Compartieron menos en el chat y en las listas. Esto me pareció significativo. Desde mi punto de vista, me pareció una especie de adicción. Pensé que las restricciones tienen que ver con el dolor, y que el dolor suscita la liberación de betaendorfina, por lo que, por supuesto, uno puede ser adicto a las restricciones. Estas pueden hacer que uno se sienta bien... por poco tiempo.

Hubo personas que continuaron siguiendo los pasos, haciendo la comida y llevando el diario. Cuando leían información sobre el gluten, se preguntaban si era problemático, y si los problemas eran causados por el gluten o por el glifosato [un herbicida] que se rociaba sobre el trigo. Así que probaron a prescindir del gluten, sin dramas. Escribieron en el diario y observaron atentamente sus datos. De esta manera averiguaron si el hecho de prescindir del gluten supuso alguna diferencia. Pidieron otras opiniones. Su relación con la comida se volvió más amorosa y menos temerosa, más reflexiva y menos obsesiva.

Comenzaron a explorar las mejores posibilidades: qué proteína les sentaba mejor, qué alimentos marrones y qué grasas les proporcionaban una sensación de estabilidad. Su relación con la comida se volvió alegre y experimental.

Vi cómo empezaron a descubrir las verduras. Ponían espinacas en sus batidos, y sus ensaladas no consistían en lechuga solamente. Asaban espárragos a la parrilla. Preparaban fideos de calabacín y chucrut con repollo. Hablaban de colores, texturas y sabores. Y se trataba de personas que, cuando empezaron con el programa, solamente comían kétchup y encurtidos. Quizá lo más significativo es que no tenían miedo a los carbohidratos. No se creían el mito de que debían prescindir de todos ellos.

Esto es lo que sucede en el paso 7. Te atraen unos alimentos que te encantan. Estás cada vez más equilibrado. Tu confianza crece cuando ves que puedes ejecutar el plan alimentario en cualquier momento y lugar. A medida que te va resultando más fácil seguir estos patrones, continúas sanándote en el ámbito emocional. Buscar lo «mejor» en lugar de optar por las restricciones cambia la ecuación. Ahora quieres gozar de la abundancia y estar alegre.

Así que seguimos compartiendo y riéndonos. Compartimos recetas y hablamos de comida porque nos encanta tomarla. Comemos más; pedimos raciones dobles de verduras en los restaurantes. Llevamos nuestros propios alimentos cuando vamos de visita, el batido George's® a los congresos y los palitos de queso a los retiros. Sacamos nuestra ensalada con arroz integral en las reuniones, a la hora del almuerzo, y nos la comemos delante de otras personas. Le decimos al dependiente de la tienda de comida para llevar que ponga más carne en nuestro sándwich. Ponemos nuestra comida en la nevera portátil y nos vamos de pícnic.

Pedimos agua con gas o gaseosa cuando viajamos y nos reímos juntos en nuestros chats en línea mientras averiguamos la palabra «correcta» para pedir este tipo de agua según el lugar en el que nos encontramos. No nos da vergüenza decir «no, gracias» cuando nos ofrecen una cerveza cuando vamos a ver un partido de béisbol o cuando nos ofrecen vino en un banquete. Cuando nos invitan a una cena, llevamos agua mineral con gas saborizada para beberla en lugar de vino. No nos molesta efectuar estos cambios.

Antes de empezar con el programa, cuando estábamos a dieta, cuanto más perdíamos, más lo celebrábamos. Hablábamos de eso, los demás se daban cuenta y también hablaban de ello. Nuestros amigos y familiares nos felicitaban por tener menos, por ser menos.

Ahora no hablamos de esto *especialmente*. Los testimonios nos parecen inadecuados. Les decimos a los que acaban de empezar que las cosas se pondrán más fáciles, pero nos abstenemos de decirles: «Cariño, todo tu mundo se transformará más allá de lo que alcances a imaginar. Todo va a cambiar. Tu vida será diferente. Dejarás de tener miedos».

En los programas de doce pasos se dice: «No te vayas antes de que acontezca el milagro». Aquí no decimos eso. Nos limitamos a preguntar, una y otra vez: «¿Qué tomas para desayunar?».

No puedes lograr que todo vaya perfectamente por medio de la comida. La vida es demasiado compleja. El objetivo no es la perfección; es el brillo. El brillo nos lleva al humor, la ternura, el disfrute y el deleite. El brillo nos insta a meditar, reír, bailar, rezar, cantar, pintar, leer y correr; a buscar la buena comida, la intimidad y la buena compañía, y a conectar con el sentido de nuestra vida. A medida que te asientes en tu nueva forma de estar en el mundo, ya no te conformarás con ver aliviado tu dolor. Querrás más que eso.

Descubrirás que todo el trabajo que has realizado con tu pequeño y divertido diario de alimentos te ha preparado para obtener el brillo. El arte de prestar atención, tener un plan y dar un paso tras otro es una habilidad. Lo que has estado practicando estos últimos meses tiene que ver con mucho más que con la comida. Cambiar lo que comes no lo es todo; hay mucho más. Cambiar tu relación con la comida significa cambiar tu relación contigo mismo.

Llamé al paso 7 el «paso de reclamar lo que es tuyo por derecho de nacimiento», pero nunca articulé la profundidad y el poder de lo que significa realmente esto. No pude prever que «hacer la comida» podría desatar este tipo de poder: sanar lo que nos detiene, despertar la creencia en la posibilidad de no pasar desapercibidos, ser valorados, hacer cosas que tengan repercusión, ser deseados, ser amados... Ciertamente, nunca imaginé todo esto cuando empecé.

Sabía que lo que me había sucedido era real, pero atribuí el cambio a mi maduración, a mi experiencia de vida o a mi compromiso inquebrantable con nombrar y cumplir mi propósito existencial. Al principio, no tenía ni idea del increíble poder que tiene hacer la comida. Pero veinticinco años después lo veo de una forma muy diferente.

Hacer la comida lo cambia todo. El paso 7 es el descubrimiento de «todo». El paso 7 dice: «Y esto, querido, es lo que te estaba esperando».

Si acudes a mí y me dices que *debes* dejar el azúcar de inmediato, no te voy a hablar del paso 7. Solo te ayudaré a que el dolor te dé una tregua el tiempo suficiente para que confíes en que la vida puede ser que esté bien y puedas aspirar a algo más que perder peso.

Te estoy ofreciendo que encuentres el propósito de tu vida y lo vivas con gozo. Pero te estoy diciendo que desayunes, hagas la comida, te quites de en medio, dejes que actúe la gracia y confíes en que no estás solo.

Apéndice

LA BASE CIENTÍFICA DE LA SENSIBILIDAD AL AZÚCAR

Algunas personas heredan una química corporal especial, llamada sensibilidad al azúcar, que las predispone a desarrollar unos determinados rasgos conductuales y psicológicos. Los individuos sensibles al azúcar suelen tener antecedentes familiares de alcoholismo y les encantan los alimentos dulces y los carbohidratos. Es probable que sean impulsivos en general, que tengan comportamientos compulsivos con respecto a la comida y otras cuestiones y que sufran sobrepeso o depresión. Pueden subir de peso de manera desproporcionada en relación con la cantidad de calorías que consumen. Sienten más profundamente tanto el dolor físico como el emocional. Pueden tener arrebatos de ira inexplicables o desproporcionados, reaccionar de forma exagerada frente a las situaciones estresantes y no obtener los resultados que esperan en psicoterapia. Muchos han experimentado traumas o abusos en la infancia.

A menudo se les dice a las personas sensibles al azúcar que son adictas al chocolate o a los carbohidratos, o se las acusa de ser golosas. Su apetito excesivo en relación con los alimentos dulces o los almidones no parece estar relacionado con el hambre física; comen estos alimentos por razones emocionales o para obtener consuelo. Las situaciones estresantes o que susciten emociones intensas hacen que las personas sensibles al azúcar quieran comer aún más alimentos dulces o pan. Estos individuos también pueden sentir debilidad por el alcohol; las mujeres sensibles al azúcar están especialmente expuestas a consumirlo después de la menopausia.

Las personas sensibles al azúcar exhiben unos estados de ánimo sorprendentemente contrastados, que van desde emociones de gran entusiasmo y competencia hasta un abatimiento y una desesperación abrumadores. Estos estados de ánimo pueden estar muy exacerbados en las mujeres sensibles al azúcar justo antes de la menstruación. De hecho, es más probable que los individuos sensibles al azúcar sean mujeres. Los hombres que tienen sobrepeso, están deprimidos o son impulsivos, o que están especialmente apegados al alcohol, también es probable que sean sensibles al azúcar.

Es posible que quienes son sensibles al azúcar tengan unos síntomas físicos inexplicables que no respondan a los tratamientos médicos convencionales. Algunos de estos síntomas pueden ser fatiga, inquietud, frustración, irritabilidad, pérdida de concentración, problemas de memoria, trastornos del sueño y dolor de cabeza.

Aunque no se ha demostrado científicamente todavía, parece ser que los individuos sensibles al azúcar tienen muchas probabilidades de ser muy creativos, excepcionalmente intuitivos y muy conscientes de las dinámicas interpersonales. Puede que en ocasiones tengan sueños vívidos y muy significativos. También puede ser que posean una visión extraordinaria de las cosas y la capacidad de llegar rápidamente al núcleo de situaciones complejas. Y es posible que se desempeñen muy bien y obtengan grandes logros en su vida profesional.

Los aspectos científicos

Echemos un vistazo a los aspectos científicos que subyacen a esta hipótesis. *Sensibilidad al azúcar* es una denominación que he acuñado para describir a las personas que parecen presentar una disfunción en tres sistemas biológicos separados pero conectados que afectan a las emociones y el comportamiento. Estas disfunciones son una alteración en el metabolismo de los carbohidratos, una acción menor de la serotonina y un nivel bajo de betaendorfina que dan como resultado una respuesta exagerada a las sustancias exógenas productoras de betaendorfina. Las consecuencias de estas tres alteraciones son tanto fisiológicas como psicológicas.

Aunque la hipótesis de la sensibilidad al azúcar es inferencial en estos momentos, ofrece la posibilidad fascinante de que exista realmente un síndrome fisiológico que pueda identificarse y examinarse más a fondo. La literatura científica ha establecido claramente y examinado ampliamente la existencia de los tres problemas que he relacionado con el síndrome de la sensibilidad al azúcar (la alteración del metabolismo de los carbohidratos, el menor impacto de la serotonina y el menor impacto de la betaendorfina).

El debate sobre la capacidad de respuesta del organismo a las intervenciones alimentarias destinadas a mitigar o resolver estos trastornos está extendido en diversos grados. Se han recopilado muchos datos sobre la resolución del mal funcionamiento de los carbohidratos y son muy conocidos. El examen del papel de la alimentación en el aumento del nivel de serotonina se inició con la investigación de Fernstrom en la Universidad de Pittsburgh[1] y de Wurtman y Wurtman en el Instituto Tecnológico de Massachusetts.[2] Aunque estos datos no se han replicado en muchas ocasiones, se han obtenido cuidadosamente y gozan de credibilidad en el ámbito de la ciencia nutricional. Esta información ha sido ampliamente difundida entre el público a través de la literatura científica popular que versa sobre la relación entre los alimentos y los estados de ánimo.

El análisis relevante sobre el funcionamiento de la betaendorfina se ha encontrado en la literatura sobre el alcoholismo y la adicción que ha examinado el papel de este neurotransmisor en el incremento de las propiedades del alcohol y otras drogas. Originalmente diseñada como una sustancia de control efectiva en las investigaciones sobre la betaendorfina, la sacarosa se ha convertido en una sustancia fascinante que se consume debido a muchas de las propiedades que comparte con el alcohol (por ejemplo, la producción de betaendorfina). El papel del consumo de azúcares como factor de predicción de la ingesta de alcohol en los humanos se presentó en el *American Journal of Psychiatry*.[3]

Los análisis sobre el papel de la alimentación en el tratamiento del alcoholismo se han centrado principalmente en el desarrollo de dietas restauradoras de carácter general destinadas a mejorar la ingesta de nutrientes y equilibrar el nivel de azúcar en sangre reduciendo al mínimo la ingesta de productos elaborados con carbohidratos refinados.[4,5] Otros datos han sugerido que es útil aumentar la ingesta de azúcares como una forma de mantener la sobriedad. El concepto de modular la dieta como un modo de controlar los efectos de cebado del sistema betaendorfínico provocados por los azúcares fue presentado por primera vez en 1996, en mi propia tesis doctoral.[6] Los conceptos que expuse en ella aún no se han demostrado exhaustivamente ni se han replicado en otros trabajos.

El mal funcionamiento de los carbohidratos

En la literatura científica centrada en animales y en humanos se han encontrado alteraciones específicas en el metabolismo de los carbohidratos. La tesis de base es que hay animales e individuos a quienes les gustan o desagradan los alimentos dulces (y el alcohol), y que unos y otros presentan unas respuestas fisiológicas diferentes a la ingestión del azúcar y el alcohol.

Parece que hay unos rasgos distintivos y genéticamente replicables en el hecho de preferir los alimentos dulces y el alcohol. Se han criado distintas cepas de ratones para que se vean fuertemente atraídos por el alcohol (C57GL6) o para que lo eviten (DBA). Las ratas pueden ser criadas para que consuman en exceso soluciones dulces.[7] El rasgo de la preferencia excesiva por el dulce parece estar particularmente relacionado con el sexo en el caso de las ratas; afecta especialmente a las hembras. Estas ratas también muestran un gran interés por la autoestimulación intracraneal.[7] Los ratones que prefieren el alcohol también prefieren la sacarosa.[8] La preferencia por la sacarosa no depende de la ingesta previa de alcohol, ya que surge con la exposición previa al alcohol.[9]

El alcohol y los azúcares parecen tener varios efectos diferentes sobre las cepas de animales que prefieren o evitan el alcohol. Estos efectos incluyen su respuesta a una carga de sacarosa, la producción de insulina, la resistencia a la insulina producida y la tendencia a la obesidad. El alcohol tiene efectos diferentes sobre el metabolismo de los carbohidratos de los ratones que prefieren el alcohol y los que no lo prefieren.[10] Los que lo prefieren que nunca lo han probado tienen niveles más altos de glucosa en sangre en respuesta a la carga de sacarosa que los animales criados para evitar el alcohol.[11] Los que prefieren el alcohol son resistentes a la insulina y, de hecho, mantienen más alto el nivel de insulina de base cuando comen espontáneamente.[11] Las ratas subieron más de peso al comer sacarosa que al obtener la misma cantidad de calorías de otros alimentos.[12] Las dietas ricas en azúcares simples pueden dar lugar a un apetito y un hambre mayores que las ricas en carbohidratos complejos.[13]

Aunque muchos de los primeros estudios se realizaron con animales, cada vez hay más pruebas de que las mismas características son válidas para los humanos. Se ha demostrado que el alcoholismo y la preferencia por el alcohol están genéticamente vinculados.[14] Ciertos grupos corren el riesgo de caer en el alcoholismo debido a sus antecedentes familiares.[15] También se ha demostrado que los alcohólicos manifiestan una gran preferencia por los alimentos dulces.[16] Un consumo de dulces elevado puede predecir la motivación por la ingesta de alcohol.[3]

Se cree que entre el 9 y el 17% de la población es sensible a los carbohidratos. Estas personas presentan una respuesta insulínica exagerada a una carga de sacarosa.[17] Una carga combinada de glucosa y betaendorfina también provocó una respuesta insulínica exagerada que fue dos veces mayor que el efecto de la betaendorfina sola.[18] Parece haber distintos tipos de personas a las que les gustan o bien les desagradan los alimentos dulces.[19] Este gusto y este desagrado se extienden a los azúcares distintos de la sacarosa.[20] Quienes advierten el sabor de la feniltiocarbamida (PTC) o del 6-n-propiltiouracilo (PROP) experimentan el sabor dulce de la sacarosa más intensamente que quienes no perciben estos sabores.[21] Los individuos que presentaron una respuesta exagerada tanto a la sacarosa como al PROP fueron clasificados como *supercatadores*.[22] El sexo masculino o femenino y el amor por el dulce se correlacionan fuertemente con las diferencias en la aliestesia (el incremento del sabor dulce debido al hambre).[23] Quienes ansían carbohidratos presentan una respuesta diferente a la ingesta de estos nutrientes que quienes no los ansían. Estos últimos están más somnolientos, más fatigados y menos alertas después de la ingestión de carbohidratos que quienes los anhelan.[24]

Los vínculos fisiológicos entre el gusto por los dulces y el ansia de alcohol no se han estudiado en los textos dedicados a los carbohidratos. Estos vínculos se examinan más ampliamente en los textos dedicados al alcohol que analizan la acción de la betaendorfina y los mencionaré más adelante.

El nivel de serotonina afecta al estado de ánimo y el comportamiento

El impacto de la serotonina en el estado de ánimo y el comportamiento está bien documentado científicamente. El nivel bajo de serotonina está asociado con la obesidad, el ansia de carbohidratos, la depresión, la impulsividad y la violencia;[23-26] también con el alcoholismo.[27] Las personas que han experimentado el trastorno de estrés postraumático (TEPT) presentan un nivel de serotonina más bajo.[28,29]

La síntesis de la serotonina depende de la disponibilidad de triptófano en la sangre, que puede ser trasladado al cerebro gracias a la ingestión de carbohidratos sin la ingestión simultánea de proteínas. La respuesta del nivel de serotonina a las intervenciones alimentarias también está bien documentada. Pasa a haber más serotonina en el cerebro después de la ingestión de carbohidratos.[22,30] Las concentraciones cerebrales de triptófano y la síntesis de serotonina responden a la ingesta secuencial de proteínas y carbohidratos si transcurre el tiempo suficiente entre las comidas.[30]

El nivel de betaendorfina afecta al estado de ánimo y el comportamiento

La betaendorfina tiene un papel fundamental en la sensibilidad al azúcar. El sistema de recompensa del cerebro de las personas que pertenecen a familias con riesgo de alcoholismo presenta una respuesta a la betaendorfina más acentuada.[31] El azúcar actúa como una droga como la morfina o la heroína y suscita una respuesta betaendorfínica.[32-36] El hecho de bloquear los sitios receptores de la betaendorfina reduce la ingesta de sacarosa.[35] La respuesta al consumo de azúcares puede ser como la respuesta a otras drogas opiáceas. La motivación de tomar sacarosa aumenta a medida que se incrementa la concentración de sacarosa.[32] El consumo de azúcar puede considerarse «la madre de todas las adicciones».[37]

Distintas personas responderán a los efectos tipo droga de los azúcares de maneras diferentes. Los individuos con niveles más bajos de betaendorfina natural presentarán una respuesta acentuada al alcohol, lo que inducirá una respuesta betaendorfínica. Una dosis moderada de alcohol da lugar a una respuesta betaendorfínica significativamente mayor en los pertenecientes a familias en las que el riesgo de alcoholismo es elevado que en los pertenecientes a familias en las que el riesgo de alcoholismo es bajo. Esta mayor respuesta betaendorfínica se da incluso cuando los niveles de alcohol en sangre son los mismos[31] y puede extenderse al consumo de azúcares debido a los efectos de tipo opioide que suscitan estos.[6]

Esta mayor vulnerabilidad a los efectos del alcohol, las drogas opiáceas y los azúcares puede afectar especialmente a ciertos grupos, como los alcohólicos y los adictos a la heroína, que se sabe que tienen unos niveles de betaendorfina bajos,[38] y a personas pertenecientes a familias que están en riesgo de caer en el alcoholismo.[39] Las mujeres y los individuos con sobrepeso también son especialmente vulnerables a los medicamentos de tipo opioide. En el páncreas hay receptores opioides[18] que pueden estar implicados en esta reacción. Las mujeres que tienen un peso normal presentan un nivel de betaendorfina más bajo que el de los hombres[40] y responden de manera diferente a la modulación opioide de la ingesta de sacarosa.[36] Puesto que tienen menos betaendorfina, las mujeres sienten el dolor más profundamente que los hombres,[41] y su nivel de betaendorfina es incluso más bajo antes de la menstruación.[42] El descenso de la betaendorfina es crucial para que la hormona luteinizante reciba la señal de que debe ir preparando la menstruación.[42] Los antojos alimentarios, el malestar físico y la ansiedad están asociados con la disminución significativa de la betaendorfina que tiene lugar como resultado de la actividad hormonal premenstrual.[43,44] El ansia de chocolate alcanza un pico máximo en el período premenstrual.[45]

Tanto los hombres como las mujeres obesos tienen unos niveles de betaendorfina más bajos,[40] lo cual parece desempeñar un papel en la regulación del apetito.[46] Hay receptores opioides en el páncreas y los hombres obesos experimentan un aumento significativamente mayor de la betaendorfina tras haber ingerido glucosa.[47] Esto puede deberse a una respuesta opioide aumentada similar a la que experimentan los hombres alcohólicos. Los hombres obesos puede ser que respondan al azúcar más como las mujeres que como los hombres de peso normal que tienen, de forma natural, unos niveles de betaendorfina más altos, junto con una densidad menor de receptores de betaendorfina.

Todos estos grupos (los alcohólicos y los adictos a la heroína, las personas pertenecientes a familias en las que podrían darse casos de alcoholismo, las mujeres y los hombres obesos) puede ser que tengan unas experiencias emocionales muy similares como resultado de sus niveles de betaendorfina naturalmente reducidos. Puede ser que experimenten una mayor indefensión aprendida,[48] que la ansiedad que padezcan debido a las separaciones sea mayor,[34] que su sensación de soledad sea más acusada,[49] que experimenten el dolor emocional y físico con mayor intensidad[34] y que sean más propensos a llorar frente a la angustia emocional.[49] Puede ser que tengan menos autoestima, resistencia anímica y estabilidad.[50] Debido a estas carencias emocionales, quizá busquen aislarse especialmente, y este mayor aislamiento hace que disminuyan los péptidos opioides.[51]

Cuando consumen drogas o medicamentos opioides, alcohol o azúcares, es posible que estas personas vean aliviados sus estados físicos y emocionales negativos en mayor medida que aquellas que tienen unos niveles de betaendorfina más altos. Los niveles de betaendorfina más bajos dan lugar a distintas densidades de receptores de opioides en su cerebro.[52] Las densidades elevadas se encuentran en las partes del cerebro asociadas con las emociones.[52] En consecuencia, cuando estos grupos experimentan estrés emocional, puede ser que esto los conduzca a un mayor consumo de sustancias de tipo opioide.[53] Además, la ingesta de cantidades moderadas de azúcares o alcohol puede generar un mayor consumo de sustancias inductoras de alivio.[54] El consumo de algunos azúcares por parte de estos grupos puede conducirlos a una adicción compulsiva, a largo plazo.

Una solución

La sensibilidad al azúcar describe la presencia de estas tres carencias interactivas. La angustia creada por la sensibilidad al azúcar garantiza una intervención agresiva. Históricamente, se ha buscado alivio a través de una intervención dirigida a una sola fase del problema. Sin embargo, la complejidad de las interacciones apunta a lo oportuno que es diseñar una intervención integrada para abordar las tres fases simultáneamente. Los principios alimentarios que se describen en este libro abordan los tres aspectos: la inestabilidad del nivel de azúcar en sangre, el bajo nivel de serotonina y el bajo nivel de betaendorfina, con su reacción acrecentada concomitante.

El plan de alimentación estabiliza el azúcar en sangre al normalizar la ingesta de alimentos y reducir el consumo de alimentos productores de insulina. Incrementa la sensibilidad a la insulina gracias a los cambios alimentarios y el ejercicio. La mayor sensibilidad a la insulina permite lograr el peso deseado, más acorde con la ingesta calórica. También reduce al mínimo los síntomas físicos negativos asociados con un nivel bajo de azúcar en sangre.

El plan alimentario mejora la producción de serotonina incrementando la disponibilidad del triptófano, precursor de la serotonina, mediante el consumo secuencial y programado de proteínas y carbohidratos. Un nivel de serotonina elevado está asociado con la reducción de estos factores: el ansia de carbohidratos, el consumo de azúcar, la impulsividad, la agresividad, la depresión, los comportamientos compulsivos y el consumo de alcohol. También está asociado con un incremento de estos factores: la concentración, los estados anímicos positivos, el control de los impulsos, el sueño reparador y la acción creativa.

Finalmente, el plan alimentario y de vida reduce el impacto del cebado del sistema betaendorfínico debido al consumo compulsivo de alcohol y azúcares. Los cambios en el estilo de vida contribuyen a la normalización del funcionamiento de la betaendorfina, la cual puede aumentar la tolerancia al dolor físico y emocional y mejorar la capacidad de estar solo. La producción mayor y estabilizada de betaendorfina parece mejorar la autoestima y la resistencia anímica, la pérdida de peso, la estabilidad emocional y la acción creativa. También puede afectar a la capacidad de alcanzar y mantener la sobriedad a largo plazo.

Este protocolo, aunque todavía no se ha estudiado rigurosamente de forma controlada, parece tener aplicaciones clínicas consistentes y potentes. El plan alimentario y de vida se desarrolla sin acciones invasivas y con unos efectos secundarios mínimos. Puesto que es barato, fácil de aprender y muy accesible, puede ofrecer una alternativa viable a un problema generalizado e insoluble hasta la fecha.

NOTAS

1. Fernstrom, J. D. y Wurtman, R. J. (3 de diciembre de 1971). «Brain serotonin: Increase following ingestion of carbohydrate diet». *Science,* 174, 1023-1025.
2. Wurtman, J. J. y Wurtman, R. J. (diciembre de 1977). «Fenfluramine and Fluoxetine spare protein consumption while suppressing caloric intake by rats». *Science*, 194, 1178-1180.
3. Kampov-Polevoy, A., Garbutt, J. C. y Janowsky, D. (1997). «Evidence of preference for a high-concentration sucrose solution in alcoholic men». *American Journal of Psychiatry*, 154 (2), 269-270.
4. Guenther, R. (1983). «The role of nutritional therapy in alcoholism treatment». *International Journal of Biosocial Research*, 4 (1), 5-18.
5. Mathews-Larson, J. y Parker, R. A. (1987). «Alcoholism treatment with biochemical restoration as a major component». *International Journal of Biosocial Research*, 9 (1), 92-106.
6. DesMaisons, K. (1996). «Biochemical restoration as an intervention for multiple offense drunk driving». Lectura de tesis doctoral en The Union Institute (Cincinnati, Ohio).
7. Leibach, I. *et al.* (26 de agosto de 1983). «Morphine tolerance in genetically selected rats induced by chronically elevated saccharine intake». *Science*, 221, 871-873.
8. Bachmanov, A. A., Tordoff, M. G y Beauchamp, G. K. (1996). «Ethanol consumption and taste preferences in C57BL/6ByJ and 129/J mice». *Alcoholism: Clinical and Experimental Research*, 20 (2), 201-206.
9. Stewart, R. B. *et al.* «Consumption of sweet, salty, sour, and bitter solutions by selectively bred alcohol-preferring and alcohol-nonpreferring lines of rats». *Alcoholism: Clinical and Experimental Research*, 18 (2), 375-381.
10. Forsander, O. A. y Poso, A. R. (1987). «Is carbohydrate metabolism genetically related to alcohol drinking?». *Alcohol and Alcoholism*, 1, 357-359.

11. Goas, J. A., Lippa, A. S. *et al.* (1978). «Endocrine factors underlying the ethanol preference of C57BL/6j Mice». En *Federal Proceedings*, 37, 421.
12. Kanarek, R. B. y Orthen-Gambill, N. (1982). «Differential effects of sucrose, fructose and glucose on carbohydrate-induced obesity in rats». *Journal of Nutrition*, 112, 1546-1554.
13. Geiselman, P. y Novin, D. (1982). «The Role of Carbohydrates in appetite, hunger and obesity». *Appetite: Journal for Intake Research*, 3, 203-223.
14. Cadoret, R. J., Cain, C. A. y Grove, W. M. (mayo de 1980). «M.S. Development of alcoholism in adoptees raised apart from alcoholic biologic relatives». *Archives of General Psychiatry*, 37, 561-563.
15. Gianoulakis, C. *et al.* (1989). «Different pituitary beta-endorphin and adrenal cortisol response to ethanol in individuals with high and low risk for future development of alcoholism». *Life Sciences* (Inglaterra), 45 (12), 1097-1109.
16. Yung, L., Gordis, E. y Holt, J. (1983). «Dietary choices and likelihood of abstinence among alcoholic patients in an outpatient clinic». *Drug and Alcohol Dependence*, 12, 355-362.
17. Israel, K. D. *et al.* (1983). «Serum uric acid, inorganic phosphorus, and glutamic-oxalacetic transaminase and blood pressure in carbohydrate-sensitive adults consuming three different levels of sucrose». *Annals of Nutrition and Metabolism*, 27, 425-435.
18. Ipp, E., Dobbs, R. y Unger, R. H. (1978). «Morphine and beta-endorphin influence the secretion of the endocrine pancreas». *Nature*, 276, 190-191.
19. Bartoshuk, L. M. (noviembre de 1991). «Sweetness: History, preference, and genetic variability». *Food Technology*, 108-113.
20. Looy, H., Callaghan, S. y Weingarten, H. (agosto de 1992). «Hedonic response of sucrose likers and dislikers to other gustatory stimuli». *Physiology and Behavior*, 52, 219-225.
21. Laeng, B., Berridge, K. y Butter, C. (diciembre de 1993). «Pleasantness of sweet taste during hunger and satiety: Effects of gender and "sweet tooth"». *Appetite*, 21, 247-254.
22. Wurtman, J. J., Lieberman, H. R. y Chew, B. (1986). «Changes in mood after carbohydrate consumption among obese individuals». *American Journal of Clinical Nutrition*, 44, 772-778.
23. Brown, G. L. (1990). «CSF serotonin metabolite (5-HIAA) studies in depression, impulsivity, and violence». *Journal of Clinical Psychiatry*, 51, supl. 4, 31-41.
24. Virkkunen, M. (1993). «Brain serotonin, type II alcoholism and impulsive violence». *Journal of the Study of Alcoholism*, 11 (supl.), 163-169.
25. Hrdina, P. *et al.* (enero de 1995). «Serotonergic markers in platelets of patients with major depression: Upregulation of 5-HT2 receptors». *Journal of Psychiatry and Neuroscience*, 20 (1), 11-119.

26. Wurtman, R. J. y Wurtman, J. J. (1995). «Brain serotonin, carbohydrate-craving, obesity, and depression». *Obesity Research*, 3, supl. 4, 477S-80S.
27. Gill, K. *et al.* (1988). «A further examination of the effects of sertraline on voluntary ethanol consumption». *Alcohol*, 5, 355-358.
28. Van der Kolk, B. A. *et al.* (1989). «Endogenous opioids, stress induced analgesia, and posttraumatic stress disorder». *Psychopharmacology Bulletin*, 25 (3), 417-421.
29. Van der Kolk, B. A. (1993). «The body keeps score: Memory and the evolving psychobiology of posttraumatic stress». Massachusetts General Hospital.
30. Fernstrom, M. H. y Fernstrom, J. D. (1995). «Brain trytophan concentrations and serotonin synthesis remain responsive to food consumption after the ingestion of sequential meals». *American Journal of Clinical Nutrition*, 61, 312-319.
31. Gianoulakis, C., Krishnan, B. y Thavundayil, J. (1996). «Enhanced sensitivity of pituitary beta-endorphin to ethanol in subjects at high risk of alcoholism». *Archives of General Psychiatry*, 52 (3), 250-257.
32. Cleary, J. *et al.* (1996). «Naloxone effects on sucrose-motivated behavior». *Psychopharmacology*, 176, 110-114.
33. Czirr, S. A. y Reid, L. D. (1986). «Demonstrating morphine's potentiating effects on sucrose-intake». *Brain Research Bulletin*, 17, 639-642.
34. Blass, E., Fitzgerald, E. y Kehoe, P. (1986). «Interactions between sucrose, pain and isolation distress». *Pharmacology, Biochemistry & Behavior*, 26, 483-489.
35. Leventhal, L. *et al.* (10 de julio de 1995). «Selective actions of central mu and kappa opioid antagonists upon sucrose intake in sham-fed rats». *Brain Research*, 685, 205-210.
36. Moles, A. y Cooper, S. (octubre de 1995). «Opioid modulation of sucrose intake in CD-1 mice: Effects of gender and housing conditions». *Physiology and Behavior*, 58, 791-796.
37. Cheraskin, E. y Ringsdorf Jr., W. M. (1980). «A biochemical denominator in the primary prevention of alcoholism». *Journal of Orthomolecular Psychiatry*, 9 (3), 158-163.
38. Genazzani, A. R. *et al.* (1982). Central deficiency of β-endorphin in alcohol addicts». *Journal of Clinical Endocrinology and Metabolism*, 55 (3), 583-586.
39. Gianoulakis, C. y de Waele, J. P. (1994). «Genetics of alcoholism: Role of the endogenous opioid system». *Metabolic Brain Disease*, 9 (2).
40. Ritter, M. *et al.* (junio de 1991). «Beta-endorphin plasma levels and their dependence on gender during an enternal glucose load in lean subjects as well as in obese patients before and after weight gain». *International Journal of Obesity*, 15, 421-427.

41. Gearl, R. *et al.* (1996). «Kappa-opioids produce significantly greater analgesia in women than men». División de Reumatología de la Universidad de California en San Francisco.
42. Quigley, M. E. y Yen, S. S. C. (1980). «The role of endogenous opiates on LH secretion during the menstrual cycle». *Journal of Clinical Endocrinology and Metabolism*, 51 (1), 179-181.
43. Bowen, D. J. y Grunberg, N. E. (1990). «Variations in food preference and consumption across the menstrual cycle». *Physiology and Behavior*, 47, 287-291.
44. Giannini, A. *et al.* (1994). «Symptoms of premenstrual syndrome as a beta-endorphin: Two subtypes». *Program Neuropsychopharmacol. Biol. Psychiatry*, 18 (2), 321-327.
45. Rozin, P., Levine, E. y Stoess, C. (1991). «Chocolate craving and liking». *Appetite*, 17 (3), 199-212.
46. Morley, J. E. y Levine, A. S. (1982). «The role of the endogenous opiates as regulators of appetite». *American Journal of Clinical Nutrition*, 35, 757-761.
47. Brunani, A. *et al.* (1996). «Influence of insulin on beta-endorphin plasma levels in obese and normal weight of subjects». *International Journal of Obesity and Related Metabolic Disorders*, 20 (8), 710-714.
48. Besson, A. *et al.* (1996). «Effects of morphine, Naloxone and their interaction in the learned-helplessness paradigm in rats». *Psychopharmacology* (Berlín), 123 (1), 71-78.
49. Panksepp, J., Meeker, R. y Bean, N. J. (1979). «The neurochemical control of crying». *Pharmacology, Biochemistry & Behavior*, 12, 437-443.
50. Zorrilla, E. P., DeRubeis, R. J. y Redei, E. (1995). «High self-esteem, hardiness and affective stability are associated with higher basal pituitary-adrenal hormone levels». *Psychoneuroendocrinology*, 20 (6), 591-601.
51. Shoemaker, W. y Kehoe, P. (febrero de 1995). «Effect of isolation conditions on brain regional enkephalin and beta-endorphin levels and vocalizations in 10-dayold rat pups». *Behavioral Neuroscience* (EUA), 109 (1), 117-122.
52. De Waele, J. P., Kiianmaa, K. y Gianoulakis, C. (1995). «Distribution of the mu and delta opioid binding sites in the brain of the alcohol-preferring AA and alcohol-avoiding ANA lines of rats». *Journal of Pharmacology and Experimental Therapeutics*, 275 (1), 518-527.
53. Van Ree, J. (1996). «Endorphins and experimental addiction». *Alcohol*, 13 (1), 25-30.
54. Volpicelli, J. R. *et al.* (1992). «Naltrexone in the treatment of alcohol dependence». *Archives of General Psychiatry*, 49, 876-880.

GLOSARIO

Adicción. Consumo compulsivo de una sustancia o comportamiento compulsivo, de tal manera que se produce una tolerancia creciente hacia esa sustancia o comportamiento y hacia los síntomas de la abstinencia fisiológica cuando uno deja de tomar esa sustancia o de tener ese comportamiento.

Almidones. Larga cadena de cientos de moléculas de glucosa unidas entre sí. Los almidones se encuentran en los cereales, las legumbres y las verduras.

Angustia por aislamiento. Dolor emocional inducido por verse separado de un entorno amoroso y favorable. Las sensaciones de angustia por aislamiento se incrementan a medida que el nivel de betaendorfina baja y se reducen a medida que el nivel de betaendorfina aumenta.

Azúcares encubiertos. Azúcares que están «ocultos» en los alimentos procesados. Algunos de ellos son el jarabe de maíz de alta fructosa, la maltodextrina, la pasta de pasas, etc.

Azúcares evidentes. Azúcares que están claramente asociados con el dulzor, como el azúcar de mesa, la miel, el almíbar y los azúcares que se encuentran en los helados, las galletas, los pasteles o los refrescos.

Barrita energética. Alimento nutritivo diseñado para proporcionar energía rápida. Generalmente anunciadas como «bajas en grasa», las barritas energéticas suelen contener varios azúcares en cantidades elevadas.

Betaendorfina. Una sustancia química cerebral (un neurotransmisor, concretamente) responsable de modular el dolor emocional y físico. Contribuye a las sensaciones de autoestima, euforia y confianza emocional.

Bomba de recaptación. Mecanismo que actúa como una aspiradora para reciclar los neurotransmisores usados.

Carbohidratos complejos. Carbohidratos que tienen más de tres azúcares simples unidos. Incluyen los almidones, los alimentos marrones y los alimentos verdes.

Carbohidratos simples. Azúcares como los monosacáridos (glucosa, fructosa, galactosa) y los disacáridos (maltosa, sacarosa, lactosa).

Cebado. La activación bioquímica del sistema betaendorfínico por la acción de una droga que desencadena el ansia de más de lo mismo o el anhelo de otra droga que tenga un efecto similar. Por ejemplo, la ingesta de azúcar hace que quieras más azúcar, y también puede hacer que quieras alcohol.

Alimentos blancos. Alimentos elaborados con cereales refinados y almidones simples carentes de fibra. Incluye alimentos como el pan blanco, la pasta, el arroz blanco y las patatas sin piel.

Alimentos marrones. Carbohidratos complejos integrales que contienen altos niveles de fibra. Incluyen alimentos como el pan integral, los cereales integrales, el arroz integral, las patatas con piel, las lentejas, los frutos secos y las legumbres. Consulta la página 198 para ver una lista más completa de alimentos marrones.

Alimentos verdes. Carbohidratos complejos como las verduras, que incluyen las hortalizas verdes, amarillas, blancas, moradas y rojas.

Control de los impulsos. La capacidad de decir no. La distancia que hay entre la intención y el acto. Depende de la cantidad de serotonina presente en el cerebro: si el nivel de serotonina es bajo, la persona tiene escaso control sobre sus impulsos, y viceversa.

Desliz. Coqueteo con un comportamiento compulsivo o adictivo por poco tiempo. Si un desliz tiene lugar durante más de unos pocos días, desemboca en una recaída.

Diario de alimentos. Registro escrito de la cantidad y el tipo de alimentos consumidos, la fecha y la hora en que se toman, y las sensaciones físicas y emocionales que inducen.

Fatiga suprarrenal. Respuesta física progresiva de las glándulas suprarrenales al estrés a largo plazo resultante de las situaciones difíciles, el consumo de alcohol o drogas, o ciertos patrones alimentarios, especialmente el consumo frecuente de azúcar. Afecta negativamente a la rapidez y la efectividad de la capacidad normal del cuerpo de regular el nivel de azúcar en sangre. La fatiga suprarrenal exacerba la adicción.

Hipoglucemia. Nivel bajo de azúcar en sangre como resultado de una serie de causas, como no comer regularmente o ingerir alimentos con un alto contenido en azúcares. Las personas sensibles al azúcar son más vulnerables a la hipoglucemia porque se cree que su organismo libera insulina de forma exagerada ante los alimentos dulces. (Consulta «Nivel bajo de azúcar en sangre»).

Medicamentos antidepresivos. Fármacos psicoterapéuticos diseñados para mitigar la depresión al incrementar la disponibilidad de la serotonina u otros neurotransmisores implicados en la fisiología de la depresión.

Naltrexona. Medicamento que obstaculiza el efecto analgésico de las drogas opioides, como la heroína.

Neurorreceptores. Centros de recepción de la célula especializados que están codificados para aceptar unos determinados neurotransmisores y enviar el mensaje apropiado a través de la célula.

Neurotransmisores. Sustancias químicas cerebrales responsables de enviar mensajes especializados de una célula cerebral a otra. Este libro habla sobre los neurotransmisores serotonina, betaendorfina y dopamina.

Nivel bajo de azúcar en sangre. Estado físico en que la cantidad de glucosa que hay en la sangre desciende significativamente, lo cual da lugar a síntomas como fatiga, irritabilidad, pérdida de concentración y vulnerabilidad emocional.

Opioides endógenos. Neurotransmisores producidos dentro del cerebro que actúan como analgésicos naturales para el dolor físico y emocional. La betaendorfina es un opioide endógeno clave.

Recaída. Retorno a la conducta compulsiva o adictiva. Ver también «Desliz».

Regulación a la baja. Proceso que tiene lugar en el cerebro por el cual la cantidad de neurorreceptores para una determinada sustancia química cerebral disminuye para compensar el incremento de la cantidad de neurotransmisores que transportan dicha sustancia química.

Regulación al alza. Proceso que tiene lugar en el cerebro por el cual la cantidad de neurorreceptores para una determinada sustancia química cerebral aumenta para compensar la reducción de la cantidad de neurotransmisores que transportan dicha sustancia.

Sensibilidad al azúcar. Un problema bioquímico heredado que afecta a la reacción al consumo de azúcar. Da lugar a altibajos físicos y emocionales según el estado de su equilibrio. La sensibilidad al azúcar desequilibrada se caracteriza por un nivel de azúcar en sangre muy inestable, unos niveles de serotonina y betaendorfina bajos y una mayor respuesta a los efectos analgésicos de los azúcares. La sensibilidad al azúcar equilibrada se caracteriza por un nivel de azúcar en sangre constante, unos niveles de serotonina y betaendorfina adecuados y una menor reactividad emocional. Está asociada con la compasión, la empatía, el humor, la amabilidad y el gozo.

Serotonina. Neurotransmisor responsable del estado de ánimo y del comportamiento impulsivo y compulsivo.

Síndrome (síntomas) de abstinencia. Respuesta fisiológica que tiene lugar dentro del cerebro cuando los sitios receptores se han adaptado a una cierta cantidad de neurotransmisores y se «quejan» cuando esta cantidad se reduce. Los síntomas pueden incluir fatiga, irritabilidad, náuseas, insomnio, dolor de cabeza, estreñimiento y diarrea.

Síndrome del doctor Jekyll y el señor Hyde. Es el pimpón emocional y físico derivado de la sensibilidad al azúcar no tratada. Las emociones y los comportamientos son erráticos e impredecibles y contribuyen a que la persona sea mucho menos efectiva a la hora de tratar con el mundo.

Síndrome premenstrual. Una fase previa a la menstruación en que el nivel de betaendorfina cae en picado, aumentan los antojos de alimentos dulces y empeoran los síntomas físicos y emocionales difíciles.

Terror gordo. Creer que el peso es el único factor determinante del propio bienestar.

BIBLIOGRAFÍA

Adams, W. K., Sussman, J. L., Kaur, S., D'souza, A. M., Kieffer, T. J. y Winstanley, C. A. (2015). «Long-term, calorie-restricted intake of a high-fat diet in rats reduces impulse control and ventral striatal D2 receptor signaling –two markers of addiction vulnerability». *European Journal of Neuroscience*, 42 (12), 3095-3104. https://doi.org/10.1111/ejn.13117.

Akkok, F., Manha, N. A., Czirr, S. A. y Reid, L. D. (1988). «Naloxone persistently modifies water-intake». *Pharmacology, Biochemistry, and Behavior*, 29 (2), 331-334. https://doi.org/10.1016/0091-3057(88)90165-7.

Anderson, I. M., Parry-Billings, M., Newsholme, E. A., Fairburn, C. G. y Cowen, P. J. (1990). «Dieting reduces plasma tryptophan and alters brain 5-HT function in women». *Psychological Medicine*. https://doi.org/10.1017/S0033291700036473.

Angelogianni, P. y Gianoulakis, C. (1989). «Prenatal Exposure to Ethanol Alters the Ontogeny of the β-Endorphin Response to Stress». *Alcoholism: Clinical and Experimental Research*. https://doi.org/10.1111/j.1530-0277.1989.tb00379.x.

Avena, N. M. y Hoebel, B. G. (2003). «A diet promoting sugar dependency causes behavioral cross-sensitization to a low dose of amphetamine». *Neuroscience*, 122 (1), 17-20. https://doi.org/10.1016/S0306-4522(03)00502-5.

Avena, N. M., Rada, P., Moise, N. y Hoebel, B. G. (2006). «Sucrose sham feeding on a binge schedule releases accumbens dopamine repeatedly and eliminates the acetylcholine satiety response». *Neuroscience*. https://doi.org/10.1016/j.neuroscience.2005.12.037.

Avena, N. M. (2009). «Binge eating: neurochemical insights from animal models». *Eating Disorders*, 17 (1), 89-92. https://doi.org/10.1080/10640260802371604.

Avena, N. M., Bocarsly, M. E. y Hoebel, B. G. (2012). «Animal models of sugar and fat bingeing: relationship to food addiction and increased body weight». *Methods in Molecular Biology* (Clifton, N. J.), 829, 351-365. https://doi.org/10.1007/978-1-61779-458-2_23.

Avena, N. M., Bocarsly, M. E., Rada, P., Kim, A. y Hoebel, B. G. (2008). «After daily bingeing on a sucrose solution, food deprivation induces anxiety and accumbens dopamine/acetylcholine imbalance». *Physiology & Behavior*, 94 (3), 309-315. https://doi.org/10.1016/j.physbeh.2008.01.008.

Avena, N. M., Carrillo, C. A., Needham, L., Leibowitz, S. F. y Hoebel, B. G. (2004). «Sugar-dependent rats show enhanced intake of unsweetened ethanol». *Alcohol* (Fayetteville, N. Y.), 34 (2-3), 203-209.

Avena, N. M. y Hoebel, B. G. (2003). «Amphetamine-sensitized rats show sugar-induced hyperactivity (cross-sensitization) and sugar hyperphagia». *Pharmacology, Biochemistry, and Behavior*, 74 (3), 635-639.

Avena, N. M., Long, K. A. y Hoebel, B. G. (2005). «Sugar-dependent rats show enhanced responding for sugar after abstinence: evidence of a sugar deprivation effect». *Physiology & Behavior*, 84 (3), 359-362. https://doi.org/10.1016/j.physbeh.2004.12.016.

Avena, N. M., Potenza, M. N. y Gold, M. S. (2015). «Why are we consuming so much sugar despite knowing too much can harm us?». *JAMA Internal Medicine*, 175 (1), 145-146. https://doi.org/10.1001/jamainternmed.2014.6968.

Avena, N. M., Rada, P. y Hoebel, B. G. (2008). «Evidence for sugar addiction: behavioral and neurochemical effects of intermittent, excessive sugar intake». *Neuroscience and Biobehavioral Reviews*, 32 (1), 20-39. https://doi.org/10.1016/j.neubiorev.2007.04.019.

Avena, N. M., Bocarsly, M. E., Rada, P., Kim, A. y Hoebel, B. G. (2008). «After daily bingeing on a sucrose solution, food deprivation induces anxiety and accumbens dopamine/acetylcholine imbalance». *Physiology and Behavior*. https://doi.org/10.1016/j.physbeh.2008.01.008.

Avena, N. M., Long, K. A. y Hoebel, B. G. (2005). «Sugar-dependent rats show enhanced responding for sugar after abstinence: Evidence of a sugar deprivation effect». *Physiology and Behavior*. https://doi.org/10.1016/j.physbeh.2004.12.016.

Avena, N. M., Rada, P. y Hoebel, B. G. (2008). «Evidence for sugar addiction: Behavioral and neurochemical effects of intermittent, excessive sugar intake». *Neuroscience and Biobehavioral Reviews*. https://doi.org/10.1016/j.neubiorev.2007.04.019.

Ayaz, A., Nergiz-Unal, R., Dedebayraktar, D., Akyol, A., Pekcan, A. G., Besler, H. T. y Buyuktuncer, Z. (2018). «How does food addiction influence dietary intake profile?». *PloS One*, 13 (4), e0195541. https://doi.org/10.1371/journal.pone.0195541.

Beczkowska, I. W., Bowen, W. D. y Bodnar, R. J. (1992). «Central opioid receptor subtype antagonists differentially alter sucrose and deprivation-induced water intake in rats». *Brain Research*. https://doi.org/10.1016/0006-8993(92)91289-Q.

Beilharz, J. E., Maniam, J. y Morris, M. J. (2016). «Short-term exposure to a diet high in fat and sugar, or liquid sugar, selectively impairs hippocampal-dependent memory, with differential impacts on inflammation». *Behavioural Brain Research*. https://doi.org/10.1016/j.bbr.2016.03.018.

Beilharz, J. E., Maniam, J. y Morris, M. J. (2015). «Diet-induced cognitive deficits: The role of fat and sugar, potential mechanisms and nutritional interventions». *Nutrients*. https://doi.org/10.3390/nu7085307.

Bello, N. T., Patinkin, Z. W. y Moran, T. H. (2011). «Opioidergic consequences of dietary-induced binge eating». *Physiology and Behavior*. https://doi.org/10.1016/j.physbeh.2011.04.032.

Bencherif, B., Guarda, A. S., Colantuoni, C., Ravert, H. T., Dannals, R. F. y Frost, J. J. (2005). «Regional mu-opioid receptor binding in insular cortex is decreased in bulimia nervosa and correlates inversely with fasting behavior». *Journal of Nuclear Medicine*, 46 (8): 1349-1351.

Bergamo, C. (marzo de 2015). «Sucrose and warmth for analgesia in healthy newborns: An RCT Gray L., Garza E., Zageris D., *et al*. *Pediatrics*, 135; e607-14.

Berner, L. A., Bocarsly, M. E., Hoebel, B. G. y Avena, N. M. (2009). «Baclofen suppresses binge eating of pure fat but not a sugar-rich or sweet-fat diet». *Behavioural Pharmacology*, 20 (7), 631-634. https://doi.org/10.1097/FBP.0b013e328331ba47.

Beulens, J. W. J., Bindels, J. G., De Graaf, C., Alles, M. S. y Wouters-Wesseling, W. (2004). «Alpha-lactalbumin combined with a regular diet increases plasma Trp-LNAA ratio». *Physiology and Behavior*. https://doi.org/10.1016/j.physbeh.2004.02.027.

Blass, E. M., Fillion, T. J., Weller, A. y Brunson, L. (1990). «Separation of opioid from nonopioid mediation of affect in neonatal rats: nonopioid mechanisms mediate maternal contact influences». *Behavioral Neuroscience*. https://doi.org/10.1037/0735-7044.104.4.625.

Blass, E., Fitzgerald, E. y Kehoe, P. (1987). «Interactions between sucrose, pain and isolation distress». *Pharmacology, Biochemistry and Behavior*. https://doi.org/10.1016/0091-3057(87)90153-5.

Bocarsly, M. E., Hoebel, B. G., Paredes, D., von Loga, I., Murray, S. M., Wang, M., Arolfo, M. P., Yao, L., Diamond, I. y Avena, N. M. (2014). «GS 455534 selectively suppresses binge eating of palatable food and attenuates dopamine release in the accumbens of sugar-bingeing rats». *Behavioural Pharmacology*, 25 (2), 147-157. https://doi.org/10.1097/FBP.0000000000000029.

Bodnar, R. J., Kelly, D. D., Brutus, M. y Glusman, M. (1980). «Stress-induced analgesia: neural and hormonal determinants». *Neuroscience and Biobehavioral Reviews*. https://doi.org/10.1016/0149-7634(80)90028-7.

Boggiano, M. M. y Chandler, P. C. (2006). «Binge eating in rats produced by combining dieting with stress». *Current Protocols in Neuroscience*. https://doi.org/10.1002/0471142301.ns0923as36.

Bray, G. A. (2016). «Is sugar addictive?». *Diabetes*. https://doi.org/10.2337/dbi16-0022.

Brink, P. J. (1993). «Addiction to sugar». *Western Journal of Nursing Research*. https://doi.org/10.1177/019394599301500301.

Brown, A. J., Avena, N. M. y Hoebel, B. G. (2008). «A high-fat diet prevents and reverses the development of activity-based anorexia in rats». *International Journal of Eating Disorders*, 41 (5), 383-389. https://doi.org/10.1002/eat.20510.

Bruinsma, K. y Taren, D. L. (1999). «Chocolate: food or drug?». *Journal of the American Dietetic Association*, 99 (10), 1249-1256. https://doi.org/10.1016/S0002-8223(99)00307-7.

Bujatti, M. y Biederer, P. (1976). «Serotonin, noradrenaline, dopamine metabolites in transcendental meditation-technique». *Journal of Neural Transmission*. https://doi.org/10.1007/BF01256514.

Bulwa, Z. B., Sharlin, J. A., Clark, P. J., Bhattacharya, T. K., Kilby, C. N., Wang, Y. y Rhodes, J. S. (2011). «Increased consumption of ethanol and sugar water in mice lacking the dopamine D2 long receptor». *Alcohol*, 45 (7), 631-639. https://doi.org/10.1016/j.alcohol.2011.06.004.

Burgdorf, J. y Panksepp, J. (2006). «The neurobiology of positive emotions». *Neuroscience and Biobehavioral Reviews*. https://doi.org/10.1016/j.neubiorev.2005.06.001.

Burger, K. S. y Stice, E. (2012). «Frequent ice cream consumption is associated with reduced striatal response to receipt of an ice cream-based milkshake». *American Journal of Clinical Nutrition*, 95 (4), 810-817. https://doi.org/10.3945/ajcn.111.027003.

Butt, M. S., Tahir-Nadeem, M., Khan, M. K. I., Shabir, R. y Butt, M. S. (2008). «Oat: unique among the cereals». *European Journal of Nutrition*. https://doi.org/10.1007/s00394-008-0698-7.

Choi, S. J., DiSilvio, B., Fernstrom, M. H. y Fernstrom, J. D. (2009). «Meal ingestion, amino acids and brain neurotransmitters: effects of dietary protein source on serotonin and catecholamine synthesis rates». *Physiology and Behavior*. https://doi.org/10.1016/j.physbeh.2009.05.004.

Choi, S., DiSilvio, B., Fernstrom, M. H. y Fernstrom, J. D. (2011). «The chronic ingestion of diets containing different proteins produces marked variations in brain tryptophan levels and serotonin synthesis in the rat». *Neurochemical Research*, 36 (3), 559-565. https://doi.org/10.1007/s11064-010-0382-1.

Christie, M. J. y Chesher, G. B. (1982). «Physical dependence on physiologically released endogenous opiates». *Life Sciences*. https://doi.org/10.1016/0024-3205(82)90659-2.

Claes, L., Muller, A., Norre, J., Van Assche, L., Wonderlich, S. y Mitchell, J. E. (2012). «The relationship among compulsive buying, compulsive Internet use and temperament in a sample of female patients with eating disorders». *European Eating Disorders Review*. https://doi.org/10.1002/erv.1136.

Cleary, J., Weldon, D. T., O'Hare, E., Billington, C. y Levine, A. S. (1996). «Naloxone effects on sucrose-motivated behavior». *Psychopharmacology*. https://doi.org/10.1007/BF02246345.

Codella, R., Terruzzi, I. y Luzi, L. (2017). «Sugars, exercise and health». *Journal of Affective Disorders*. https://doi.org/10.1016/j.jad.2016.10.035.

Colantuoni, C., Rada, P., McCarthy, J., Patten, C., Avena, N. M., Chadeayne, A. y Hoebel, B. G. (2002). «Evidence that intermittent, excessive sugar intake causes endogenous opioid dependence». *Obesity Research*, 10 (6), 478-488. https://doi.org/10.1038/oby.2002.66.

Contet, C., Kieffer, B. L. y Befort, K. (2004). «Mu opioid receptor: a gateway to drug addiction». *Current Opinion in Neurobiology*. https://doi.org/10.1016/j.conb.2004.05.005.

Craft, R. M. (2008). «Sex differences in analgesic, reinforcing, discriminative, and motoric effects of opioids». *Experimental and Clinical Psychopharmacology*. https://doi.org/10.1037/a0012931.

Czirr, S. A., Hubbell, C. L., Milano, W. C., Frank, J. M. y Reid, L. D. (1987). «Selected opioids modify intake of sweetened ethanol solution among female rats». *Alcohol*, 4 (3), 157-160.

Czirr, S. A. y Reid, L. D. (1986). «Demonstrating morphine's potentiating effects on sucrose-intake». *Brain Research Bulletin*, 17 (5), 639-642.

D'Anci, K. E. (1999). «Tolerance to morphine-induced antinociception is decreased by chronic sucrose or polycose intake». *Pharmacology, Biochemistry, and Behavior*, 63 (1), 1-11.

D'Anci, K. E., Kanarek, R. B. y Marks-Kaufman, R. (1996). «Duration of sucrose availability differentially alters morphine-induced analgesia in rats». *Pharmacology, Biochemistry, and Behavior*, 54 (4), 693-697.

D'Anci, K. E., Kanarek, R. B. y Marks-Kaufman, R. (1997). «Beyond sweet taste: saccharin, sucrose, and polycose differ in their effects upon morphine-induced analgesia». *Pharmacology, Biochemistry, and Behavior*, 56 (3), 341-345.

D'Anci, K. E. y Kanarek, R. B. (2004). «Naltrexone antagonism of morphine antinociception in sucrose-and chow-fed rats». *Nutritional Neuroscience*, 7 (1), 57-61. https://doi.org/10.1080/1028415042000198807.

D'Anci, K. E., Watts, K. L., Kanarek, R. B. y Taylor, H. A. (2009). «Low-carbohydrate weight-loss diets. Effects on cognition and mood». *Appetite*, 52 (1), 96-103. https://doi.org/10.1016/j.appet.2008.08.009.

Da Silva, A. S., Pauli, J. R., Ropelle, E. R., Oliveira, A. G., Cintra, D. E., De Souza, C. T., Velloso, L. A., Carvalheira, J. B. y Saad, M. J. (2010).

«Exercise intensity, inflammatory signaling, and insulin resistance in obese rats». *Medicine and Science in Sports and Exercise*, 42 (12), 2180-2188. https://doi.org/10.1249/MSS.0b013e3181e45d08.

Daniels, S., Pratt, M., Zhou, Y. y Leri, F. (2018). «Effect of steady-state methadone on high fructose corn syrup consumption in rats». *Journal of Psychopharmacology*, 32 (2), 215-222. https://doi.org/10.1177/0269881117742116.

Davidson, R. J., Kabat-Zinn, J., Schumacher, J., Rosenkranz, M., Muller, D., Santorelli, S. F., Urbanowski, F., Harrington, A., Bonus, K. y Sheridan, J. F. (2003). «Alterations in brain and immune function produced by mindfulness meditation». *Psychosomatic Medicine*. https://doi.org/10.1097/01.PSY.0000077505.67574.E3.

De Souza, C. T., Araujo, E. P., Bordin, S., Ashimine, R., Zollner, R. L., Boschero, A. C., Saad, M. J. y Velloso, L. A. (2005). «Consumption of a fat-rich diet activates a proinflammatory response and induces insulin resistance in the hypothalamus». *Endocrinology*, 146 (10), 4192-4199. https://doi.org/10.1210/en.2004-1520.

De Waele, J. P., Kiianmaa, K., Gianoulakis, C., Kieffer, B. L., Matthes, H. W. D., Koob, G. F. y Gold, L. H. (1995). «Distribution of the mu and delta opioid binding sites in the brain of the alcohol-preferring AA and alcohol-avoiding ANA lines of rats». *Journal of Pharmacology and Experimental Therapeutics*, 275 (1), 518-527.

Dela, F., von Linstow, M. E., Mikines, K. J. y Galbo, H. (2004). «Physical training may enhance β-cell function in type 2 diabetes». *American Journal of Physiology-Endocrinology and Metabolism*. https://doi.org/10.1152/ajpendo.00056.2004.

DiNicolantonio, J. J., O'Keefe, J. H. y Wilson, W. L. (2018). «Sugar addiction: is it real? A narrative review». *British Journal of Sports Medicine*, 52 (14), 910-913. https://doi.org/10.1136/bjsports-2017-097971.

DiPietro, L. (2010). «Exercise training and fat metabolism after menopause: implications for improved metabolic flexibility in aging». *Journal of Applied Physiology*. https://doi.org/10.1152/japplphysiol.01152.2010.

Drewnowski, A., Henderson, S. A., Levine, A. y Hann, C. (1999). «Taste and food preferences as predictors of dietary practices in young women». *Public Health Nutrition*. https://doi.org/10.1017/S1368980099000695.

Drewnowski, A., Krahn, D. D., Demitrack, M. A., Nairn, K. y Gosnell, B. A. (1995). «Naloxone, an opiate blocker, reduces the consumption of sweet high-fat foods in obese and lean female binge eaters». *American Journal of Clinical Nutrition*, 61 (6), 1206-1212. https://doi.org/10.1093/ajcn/61.6.1206.

Drewnowski, A. y Bellisle, F. (2007). «Is sweetness addictive?». *Nutrition Bulletin*. https://doi.org/10.1111/j.1467-3010.2007.00604.x.

Dumortier, M., Brandou, F., Pérez-Martín, A., Fedou, C., Mercier, J. y Brun, J. F. (2003). «Low intensity endurance exercise targeted for lipid oxidation improves body composition and insulin sensitivity in patients with the metabolic syndrome». *Diabetes and Metabolism*. https://doi.org/10.1016/S1262-3636(07)70065-4.

Elfhag, K. y Erlanson-Albertsson, C. (2006). «Sweet and fat taste preference in obesity have different associations with personality and eating behavior». *Physiology and Behavior*. https://doi.org/10.1016/j.physbeh.2006.03.006.

Elliot, T. A., Cree, M. G., Sanford, A. P., Wolfe, R. R. y Tipton, K. D. (2006). «Milk ingestion stimulates net muscle protein synthesis following resistance exercise». *Medicine and Science in Sports and Exercise*. https://doi.org/10.1249/01.mss.0000210190.64458.25.

Erlanson-Albertsson, C. (2005). «Sugar triggers our reward-system. Sweets release opiates which stimulates the appetite for sucrose –insulin can depress it». *Lakartidningen*, 102 (21), 1620-1622, 1625, 1627.

Falbe, J., Thompson, H. R., Patel, A. y Madsen, K. A. (2018). «Potentially addictive properties of sugar-sweetened beverages among adolescents». *Appetite*, 133, 130-137. https://doi.org/10.1016/j.appet.2018.10.032.

Falcon, E. y McClung, C. A. (2009). «A role for the circadian genes in drug addiction». *Neuropharmacology*. https://doi.org/10.1016/j.neuropharm.2008.06.054.

Fantino, M., Hosotte, J. y Apfelbaum, M. (1986). «An opioid antagonist, naltrexone, reduces preference for sucrose in humans». *American Journal of Physiology*, 251 (1, Pt. 2), R91-6. https://doi.org/10.1152/ajpregu.1986.251.1.R91.

Fantino, M., Hosotte, J. y Apfelbaum, M. (1986). «An opioid antagonist, naltrexone, reduces preference for sucrose in humans». *American Journal of Physiology-Regulatory, Integrative and Comparative Physiology*. https://doi.org/10.1152/ajpregu.1986.251.1.R91.

Farias, J. M., Maggi, R. M., Tromm, C. B., Silva, L. A., Luciano, T. F., Marques, S. O., Lra, F. S., de Souza, C. T. y Pinho, R. A. (2012). «Exercise training performed simultaneously to a high-fat diet reduces the degree of insulin resistance and improves adipoR1-2/APPL1 protein levels in mice». *Lipids in Health and Disease*, 11, 134. https://doi.org/10.1186/1476-511X-11-134.

Fernstrom, J. D. (1994). «Dietary amino acids and brain function». *Journal of the American Dietetic Association*, 94 (1), 71-77.

Fernstrom, J. D. (1981). «Dietary precursors and brain neurotransmitter formation». *Annual Review of Medicine*, 32, 413-425. https://doi.org/10.1146/annurev.me.32.020181.002213.

Fernstrom, J. D., Fernstrom, M. H. y Gillis, M. A. (1983). «Acute effects of aspartame on large neutral amino acids and monoamines in rat brain». *Life Sciences*, 32 (14), 1651-1658.

Fernstrom, J. D. y Wurtman, R. J. (1971). «Brain serotonin content: increase following ingestion of carbohydrate diet». *Science*, 174 (4013), 1023-1025.

Fernstrom, J. D. (2013). «Large neutral amino acids: dietary effects on brain neurochemistry and function». *Amino Acids*, 45 (3), 419-430. https://doi.org/10.1007/s00726-012-1330-y.

Fernstrom, J. D. (2012). «Effects and side effects associated with the non-nutritional use of tryptophan by humans». *Journal of Nutrition*, 142 (12), 2236S-44S. https://doi.org/10.3945/jn.111.157065.

Figlewicz, D. P., Bennett, J. L., Aliakbari, S., Zavosh, A. y Sipols, A. J. (2008). «Insulin acts at different CNS sites to decrease acute sucrose intake and sucrose self-administration in rats». *American Journal of Physiology. Regulatory, Integrative and Comparative Physiology*, 295 (2), R388-94. https://doi.org/10.1152/ajpregu.90334.2008.

Fortuna, J. L. (2010). «Sweet preference, sugar addiction and the familial history of alcohol dependence: shared neural pathways and genes». *Journal of Psychoactive Drugs*. https://doi.org/10.1080/02791072.201.10400687.

Frank, G. K. W., Oberndorfer, T. A., Simmons, A. N., Paulus, M. P., Fudge, J. L., Yang, T. T. y Kaye, W. H. (2008). «Sucrose activates human taste pathways differently from artificial sweetener». *NeuroImage*. https://doi.org/10.1016/j.neuroimage.2007.10.061.

Franklin, J. L., Mirzaei, M., Wearne, T. A., Homewood, J., Goodchild, A. K., Haynes, P. A. y Cornish, J. L. (2016). «Extended exposure to sugar and/or caffeine produces distinct behavioral and neurochemical profiles in the orbitofrontal cortex of rats: Implications for neural function». *Proteomics*, 16 (22), 2894-2910. https://doi.org/10.1002/pmic.201600032.

Freeman, C. R., Zehra, A., Ramírez, V., Wiers, C. E., Volkow, N. D. y Wang, G.-J. (2018). «Impact of sugar on the body, brain, and behavior». *Frontiers in Bioscience (Landmark Edition)*, 23, 2255-2266.

Garber, A. K. y Lustig, R. H. (2011). «Is fast food addictive?». *Current Drug Abuse Reviews*, 4 (3), 146-162. https://doi.org/10.2174/1874473711104030146.

Genazzani, A. R., Nappi, G., Facchinetti, F., Mazzella, G. L., Parrini, D., Sinforiani, E., Petraglia, F. y Savoldi, F. (1982). «Central deficiency of β-Endorphin in alcohol addicts». *Journal of Clinical Endocrinology and Metabolism*. https://doi.org/10.1210/jcem-55-3-583.

Gentry, R. T. y Dole, V. P. (1987). «Why does a sucrose choice reduce the consumption of alcohol in C57BL/6J mice?». *Life Sciences*, 40 (22), 2191-2194.

Gianoulakis, C., de Waele, J. P. y Kiianmaa, K. (1992). «Differences in the brain and pituitary β-endorphin system between the alcohol-preferring AA and alcohol-avoiding ANA rats». *Alcoholism: Clinical and Experimental Research*. https://doi.org/10.1111/j.1530-0277.1992.tb01399.x.

Gianoulakis, C., Dai, X., Thavundayil, J. y Brown, T. (2005). «Levels and circadian rhythmicity of plasma ACTH, cortisol, and β-endorphin as a function of family history of alcoholism». *Psychopharmacology*. https://doi.org/10.1007/s00213-005-0129-x.

Gianoulakis, C. y de Waele, J. P. (1994). «Genetics of alcoholism: role of the endogenous opioid system». *Metabolic Brain Disease*. https://doi.org/10.1007/BF01999765.

Gianoulakis, C. y Gupta, A. (1986). «Inbred strains of mice with variable sensitivity to ethanol exhibit differences in the content and processing of β-endorphin». *Life Sciences*. https://doi.org/10.1016/0024-3205(86)90662-4.

Gianoulakis, C., Krishnan, B. y Thavundayil, J. (1996). «Enhanced sensitivity of pituitary β-endorphin to ethanol in subjects at high risk of alcoholism». *Archives of General Psychiatry*. https://doi.org/10.1001/archpsyc.1996.01830030072011.

Goldman, J. A., Lerman, R. H., Contois, J. H. y Udall, J. N. (1986). «Behavioral effects of sucrose on preschool children». *Journal of Abnormal Child Psychology*. https://doi.org/10.1007/BF01260524.

Gosnell, B. A. (1987). «Central structures involved in opioid-induced feeding». *Federation Proceedings*, 46 (1), 163-167.

Gosnell, B. A. (1988). «Involvement of mu opioid receptors in the amygdala in the control of feeding». *Neuropharmacology*, 27 (3), 319-326.

Gosnell, B. A. (2000). «Sucrose intake predicts rate of acquisition of cocaine self-administration». *Psychopharmacology*, 149 (3), 286-292.

Gosnell, B. A., Krahn, D. D. y Majchrzak, M. J. (1990). «The effects of morphine on diet selection are dependent upon baseline diet preferences». *Pharmacology, Biochemistry and Behavior*. https://doi.org/10.1016/0091-3057(90)90322-9.

Gosnell, B. A., Morley, J. E. y Levine, A. S. (1986). «Opioid-induced feeding: localization of sensitive brain sites». *Brain Research*. https://doi.org/10.1016/0006-8993(86)90526-3.

Grau, J. W., Hyson, R. L., Maier, S. F., Madden IV, J. y Barchas, J. D. (1981). «Long-term stress-induced analgesia and activation of the opiate system». *Science*. https://doi.org/10.1126/science.7268445.

Hatcher, A. S. (1989). «From one addiction to another: life after alcohol and drug abuse». *Nurse Practitioner*, 14 (11), 13-14, 16-17, 20.

Hawley, J. A. y Lessard, S. J. (2008). «Exercise training-induced improvements in insulin action». *Acta Physiologica*. https://doi.org/10.1111/j.1748-1716.2007.01783.x.

Hayes, J. F., D'Anci, K. E. y Kanarek, R. B. (2011). «Foods that are perceived as healthy or unhealthy differentially alter young women's state body image». *Appetite*, 57 (2), 384-387. https://doi.org/10.1016/j.appet.2011.05.323.

Himaya, A., Fantino, M., Antoine, J. M., Brondel, L. y Louis-Sylvestre, J. (1997). «Satiety power of dietary fat: a new appraisal». *American Journal of Clinical Nutrition*, 65 (5), 1410-1418. https://doi.org/10.1093/ajcn/65.5.1410.

Hirsch, A. R., Kampov-Polevoy, A., Garbutt, J. C. y Janowsky, D. (1997). «High sucrose preference in alcoholic men [11] (multiple letters)». *American Journal of Psychiatry*.

Hollenberg, N. K. (2001). «Effects on blood pressure of reduced dietary sodium and the dietary approaches to stop hypertension (DASH) diet: editor's comments». *Current Hypertension Reports*. https://doi.org/10.1007/s11906-001-0052-4.

Holt, S. H., Brand-Miller, J. C., Petocz, P. y Farmakalidis, E. (1995). «A satiety index of common foods». *European Journal of Clinical Nutrition*. https://doi.org/10.3109/03008207.2013.862527.

Inagaki, T. K., Ray, L. A., Irwin, M. R., Way, B. M. y Eisenberger, N. I. (2016). «Opioids and social bonding: naltrexone reduces feelings of social connection». *Social Cognitive and Affective Neuroscience*. https://doi.org/10.1093/scan/nsw006.

Israel, K. D., Michaelis, O. E., Reiser, S. y Keeney, M. (1983). «Serum uric acid, inorganic phosphorus, and glutamic-oxalacetic transaminase and blood pressure in carbohydrate-sensitive adults consuming three different levels of sucrose». *Annals of Nutrition and Metabolism*. https://doi.org/10.1159/000176714.

Jenkins, D. J., Thorne, M. J., Taylor, R. H., Bloom, S. R., Sarson, D. L., Jenkins, A. L. y Blendis, L. M. (1984). «Slowly digested carbohydrate food improves impaired carbohydrate tolerance in patients with cirrhosis». *Clinical Science* (Londres), 66 (6), 649-657. https://doi.org/10.1042/cs0660649.

Jewett, D. C., Grace, M. K. y Levine, A. S. (2005). «Chronic sucrose ingestion enhances mu-opioid discriminative stimulus effects». *Brain Research*. https://doi.org/10.1016/j.brainres.2005.05.012.

Johnson, R. J., Gold, M. S., Johnson, D. R., Ishimoto, T., Lanaspa, M. A., Zahniser, N. R. y Avena, N. M. (2011). «Attention-deficit/hyperactivity disorder: is it time to reappraise the role of sugar consumption?». *Postgraduate Medicine*, 123 (5), 39-49. https://doi.org/10.3810/pgm.2011.09.2458.

Kampov-Polevoy, A. B., Alterman, A., Khalitov, E. y Garbutt, J. C. (2006). «Sweet preference predicts mood altering effect of and impaired control over eating sweet foods». *Eating Behaviors*. https://doi.org/10.1016/j.eatbeh.2005.09.005.

Kanarek, R. B., Gerstein, A. V, Wildman, R. P., Mathes, W. F. y D'Anci, K. E. (1998). «Chronic running-wheel activity decreases sensitivity to morphine-induced analgesia in male and female rats». *Pharmacology, Biochemistry, and Behavior*, 61 (1), 19-27.

Kanarek, R. B., Marks-Kaufman, R., D'Anci, K. E. y Przypek, J. (1995). «Exercise attenuates oral intake of amphetamine in rats». *Pharmacology, Biochemistry, and Behavior*, 51 (4), 725-729.

Kanarek, R. B., Przypek, J., D'Anci, K. E. y Marks-Kaufman, R. (1997). «Dietary modulation of mu and kappa opioid receptor-mediated analgesia». *Pharmacology, Biochemistry, and Behavior*, 58 (1), 43-49.

Katsuura, Y. y Taha, S. A. (2014). «Mu opioid receptor antagonism in the nucleus accumbens shell blocks consumption of a preferred sucrose solution in an anticipatory contrast paradigm». *Neuroscience*. https://doi.org/10.1016/j.neuroscience.2013.12.004.

Kehoe, P. y Blass, E. M. (1986). «Opioid-mediation of separation distress in 10-day-old rats: Reversal of stress with maternal stimuli». *Developmental Psychobiology*. https://doi.org/10.1002/dev.420190410.

Kendig, M. D. (2014). «Cognitive and behavioural effects of sugar consumption in rodents. A review». *Appetite*, 80, 41-54. https://doi.org/10.1016/j.appet.2014.04.028.

Knapp, D. J., Kampov-Polevoy, A. B., Overstreet, D. H., Breese, G. R. y Rezvani, A. H. (1997). «Ultrasonic vocalization behavior differs between lines of ethanol- preferring and nonpreferring rats». *Alcoholism: Clinical and Experimental Research*. https://doi.org/10.1111/j.1530-0277.1997.tb04443.x.

Kuzmin, A., Semenova, S., Zvartau, E. E. y Van Ree, J. M. (1996). «Enhancement of morphine self-administration in drug naive, inbred strains of mice by acute emotional stress». *European Neuropsychopharmacology*. https://doi.org/10.1016/0924-977X(95)00066-X.

Kovacs, L. G., Sarnyai, Z. y Szabo, G. (1998). «Oxytocin and addiction: A review». *Psychoneuroendocrinology*. https://doi.org/10.1016/S0306-4530(98)00064-X.

Laeng, B., Berridge, K. C. y Butter, C. M. (1993). «Pleasantness of a sweet taste during hunger and satiety: effects of gender and "sweet tooth"». *Appetite*, 21 (3), 247-254. https://doi.org/10.1006/appe.1993.1043.

Lam, M. P., Marinelli, P. W., Bai, L. y Gianoulakis, C. (2008). «Effects of acute ethanol on opioid peptide release in the central amygdala: an in vivo microdialysis study». *Psychopharmacology*. https://doi.org/10.1007/s00213-008-1267-8.

Lam, M. P., Nurmi, H., Rouvinen, N., Kiianmaa, K. y Gianoulakis, C. (2010). «Effects of acute ethanol on β-endorphin release in the nucleus accumbens of selectively bred lines of alcohol-preferring AA and alcohol-avoiding ANA rats». *Psychopharmacology*. https://doi.org/10.1007/s00213-009-1733-y.

Langman, L. y Chung, M. C. (2013). «The relationship between forgiveness, spirituality, traumatic guilt and posttraumatic stress disorder (PTSD) among people with addiction». *Psychiatric Quarterly*. https://doi.org/10.1007/s11126-012-9223-5.

Laurent, V., Morse, A. K. y Balleine, B. W. (2015). «The role of opioid processes in reward and decision-making». *British Journal of Pharmacology*. https://doi.org/10.1111/bph.12818.

Lazar, S. W., Bush, G., Gollub, R. L., Fricchione, G. L., Khalsa, G. y Benson, H. (2000). «Functional brain mapping of the relaxation response and meditation». *NeuroReport*. https://doi.org/10.1016/j.pedhc.2010.06.014.

Leidy, H. J., Ortinau, L. C., Douglas, S. M. y Hoertel, H. A. (2013). «Beneficial effects of a higher-protein breakfast on the appetitive, hormonal, and neural signals controlling energy intake regulation in overweight/obese, "breakfast-skipping", late-adolescent girls». *American Journal of Clinical Nutrition*. https://doi.org/10.3945/ajcn.112.053116.

Leventhal, L., Kirkham, T. C., Cole, J. L. y Bodnar, R. J. (1995). «Selective actions of central μ and β opioid antagonists upon sucrose intake in sham-fed rats». *Brain Research*. https://doi.org/10.1016/0006-8993(95)00385-4.

Levine, A. S., Morley, J. E., Gosnell, B. A., Billington, C. J. y Krahn, D. D. (1986). «Neuropeptides as regulators of consummatory behaviors». *Journal of Nutrition*. https://doi.org/10.1093/jn/116.11.2067.

Levine, A. S., Kotz, C. M. y Gosnell, B. A. (2003). «Sugars and fats: the neurobiology of preference». *Journal of Nutrition*, 133 (3), 831S-34S. https://doi.org/10.1093/jn/133.3.831S.

Levine, A. S., Kotz, C. M. y Gosnell, B. A. (2003). «Sugar and fat –from genes to culture. Sugars and Fats: The Neurobiology of Preference». *Journal of Nutrition*.

Lewis, M. E., Pert, A., Pert, C. B. y Herkenham, M. (1983). «Opiate receptor localization in rat cerebral cortex». *Journal of Comparative Neurology*. https://doi.org/10.1002/cne.902160310.

Li, L., Li, X., Zhou, W. y Messina, J. L. (2013). «Acute psychological stress results in the rapid development of insulin resistance». *Journal of Endocrinology*. https://doi.org/10.1530/JOE-12-0559.

Lieblich, I., Cohen, E., Ganchrow, J. R., Blass, E. M. y Bergmann, F. (1983). «Morphine tolerance in genetically selected rats induced by chronically elevated saccharine intake». *Science*. https://doi.org/10.1126/science.6879185.

Macdiarmid, J. I. y Hetherington, M. M. (1995). «Mood modulation by food: an exploration of affect and cravings in "chocolate addicts"». *British Journal of Clinical Psychology*. https://doi.org/10.1111/j.2044-8260.1995.tb01445.x.

Mahoney, C. R., Taylor, H. A., Kanarek, R. B. y Samuel, P. (2005). «Effect of breakfast composition on cognitive processes in elementary school children». *Physiology and Behavior*. https://doi.org/10.1016/j.physbeh.2005.06.023.

Maier, S. F. (1984). «Learned helplessness and animal models of depression». *Progress in Neuro-Psychopharmacology and Biological Psychiatry*. https://doi.org/10.1016/S0278-5846(84)80032-9.

Mangabeira, V., García-Mijares, M. y Silva, M. T. A. (2015). «Sugar withdrawal and differential reinforcement of low rate (DRL) performance in rats». *Physiology & Behavior*, 139, 468-473. https://doi.org/10.1016/j.physbeh.2014.09.017.

Markus, C. R., Olivier, B. y De Haan, E. H. F. (2002). «Whey protein rich in β-lactalbumin increases the ratio of plasma tryptophan to the sum of the other large neutral amino acids and improves cognitive performance in stress-vulnerable subjects». *American Journal of Clinical Nutrition*. https://doi.org/10.1016/B978-008044699-8/50006-1.

Markus, C. R., Olivier, B., Panhuysen, G. E., Van Der Gugten, J., Alles, M. S., Tuiten, A., Westenberg, H. G., Feffes, D., Koppeschaar, H. F. y De Haan, E. E. (2000). «The bovine protein β-lactalbumin increases the plasma ratio of tryptophan to the other large neutral amino acids, and in vulnerable subjects raises brain serotonin activity, reduces cortisol concentration, and improves mood under stress». *American Journal of Clinical Nutrition*. https://doi.org/10.1093/ajcn/71.6.1536.

Matthes, H. W., Maldonado, R., Simonin, F., Valverde, O., Slowe, S., Kitchen, I., *et al.* (1996). «Loss of morphine-induced analgesia, reward effect and withdrawal symptoms in mice lacking the μ-opioid-receptor gene». *Nature*. https://doi.org/10.1038/383819a0.

McDowell, J. y Kitchen, I. (1987). «Development of opioid systems: peptides, receptors and pharmacology». *Brain Research Reviews*. https://doi.org/10.1016/0165-0173(87)90006-3.

McGaugh, J. L., Cahill, L. y Roozendaal, B. (1996). «Involvement of the amygdala in memory storage: interaction with other brain systems». *Proceedings of the National Academy of Sciences*. https://doi.org/10.1073/pnas.93.24.13508.

Medeiros, C., Frederico, M. J., da Luz, G., Pauli, J. R., Silva, A. S., Pinho, R. A., Velloso, L. A., Ropelle, E. R., y De Souza, C. T. (2011). «Exercise training reduces insulin resistance and upregulates the mTOR/p70S6k pathway in cardiac muscle of diet-induced obesity rats». *Journal of Cellular Physiology*, 226 (3), 666-674. https://doi.org/10.1002/jcp.22387.

Meeusen, R. y De Meirleir, K. (1995). «Exercise and brain neurotransmission». *Sports Medicine*. https://doi.org/10.2165/00007256-199520030-00004.

Mehta, V. (julio/septiembre de 2018). «La adicción a la sal no es la única responsable de causar hipertensión: hipótesis sobre azúcares y grasas». *Hipertensión y riesgo vascular*, 35 (3), 136-141. https://doi.org/10.1016/j.hipert.2017.08.002.

Melchior, J. C., Fantino, M., Rozen, R., Igoin, L., Rigaud, D. y Apfelbaum, M. (1989). «Effects of a low dose of naltrexone on glucose-induced allesthesia and hunger in humans». *Pharmacology, Biochemistry, and Behavior*, 32 (1), 117-121.

Mitchell, J. E., Redlin, J., Wonderlich, S., Crosby, R., Faber, R., Miltenberger, R., Smyth, J., Stickney, M., Gosnell, B., Burgard, M. y Lancaster, K. (2002). «The relationship between compulsive buying and eating disorders». *International Journal of Eating Disorders*. https://doi.org/10.1002/eat.10053.

Mitra, A., Gosnell, B. A., Schioth, H. B., Grace, M. K., Klockars, A., Olszewski, P. K. y Levine, A. S. (2010). «Chronic sugar intake dampens feeding-related activity of neurons synthesizing a satiety mediator, oxytocin». *Peptides*, 31 (7), 1346-1352. https://doi.org/10.1016/j.peptides.2010.04.005.

Moles, A. y Cooper, S. J. (1995). «Opioid modulation of sucrose intake in CD-1 mice: effects of gender and housing conditions». *Physiology and Behavior*. https://doi.org/10.1016/0031-9384(95)00134-5.

Morgan, D. y Sizemore, G. M. (2011). «Animal models of addiction: fat and sugar». *Current Pharmaceutical Design*, 17 (12), 1168-1172.

Morley, J. E., Levine, A. S., Gosnell, B. A. y Billington, C. J. (1984). «Which opioid receptor mechanism modulates feeding?». *Appetite*, 5 (1), 61-68.

Murray, S. M., Tulloch, A. J., Chen, E. Y. y Avena, N. M. (2015). «Insights revealed by rodent models of sugar binge eating». *CNS Spectrums*, 20 (6), 530-536. https://doi.org/10.1017/S1092852915000656.

Nasser, J. A., Bradley, L. E., Leitzsch, J. B., Chohan, O., Fasulo, K., Haller, J., Jaeger, K., Szulanczyk, B. y Del Parigi, A. (2011). «Psychoactive effects of tasting chocolate and desire for more chocolate». *Physiology and Behavior*. https://doi.org/10.1016/j.physbeh.2011.04.040.

Nassis, G. P., Papantakou, K., Skenderi, K., Triandafillopoulou, M., Kavouras, S. A., Yannakoulia, M., Chrousos, G. P. y Sidossis, L. S. (2005). «Aerobic exercise training improves insulin sensitivity without changes in body weight, body fat, adiponectin, and inflammatory markers in overweight and obese girls». *Metabolism: Clinical and Experimental*. https://doi.org/10.1016/j.metabol.2005.05.013.

Navratilova, E., Xie, J. Y., Meske, D., Qu, C., Morimura, K., Okun, A., Arakawa, N., Ossipov, M., Filds, H. L. y Porreca, F. (2015). «Endogenous Opioid Activity in the Anterior Cingulate Cortex Is Required for Relief of Pain». *Journal of Neuroscience*. https://doi.org/10.1523/JNEUROSCI.3862-14.2015.

Niesink, R. J. M., Van Buren-Van Duinkerken, L. y Van Ree, J. M. (1999). «Social behavior of juvenile rats after in utero exposure to morphine: Dose-time-effect relationship». *Neuropharmacology*. https://doi.org/10.1016/S0028-3908(99)00050-7.

Nowlis, G. H. y Kessen, W. (1976). «Human newborns differentiate differing concentrations of sucrose and glucose». *Science*. https://doi.org/10.1126/science.1251200.

Nozaki, C., Vergnano, A. M., Filliol, D., Ouagazzal, A. M., Le Goff, A., Carvalho, S. *et al.* (2011). «Zinc alleviates pain through high-affinity binding to the NMDA receptor NR2A subunit». *Nature Neuroscience*. https://doi.org/10.1038/nn.2844.

Papacostas-Quintanilla, H., Ortiz-Ortega, V. M. y López-Rubalcava, C. (2017). «Wistar-Kyoto female rats are more susceptible to develop sugar binging: a comparison with Wistar rats». *Frontiers in Nutrition*, 4, 15. https://doi.org/10.3389/fnut.2017.00015.

Patrick, R. P. y Ames, B. N. (2015). «Vitamin D and the omega-3 fatty acids control serotonin synthesis and action, part 2: relevance for ADHD, bipolar disorder, schizophrenia, and impulsive behavior». *FASEB Journal*. https://doi.org/10.1096/fj.14-268342.

Pert, C. B. y Snyder, S. H. (1973). «Properties of opiate-receptor binding in rat brain». *Proceedings of the National Academy of Sciences of the United States of America*. https://doi.org/10.1073/pnas.70.8.2243.

Pessoa, L. (2008). «On the relationship between emotion and cognition». *Nature Reviews Neuroscience*, 9 (2), 148-158.

Peters, A. (2011). «Does sugar addiction really cause obesity?». *Frontiers in Neuroenergetics*, 3, 11. https://doi.org/10.3389/fnene.2011.00011.

Rada, P., Avena, N. M. y Hoebel, B. G. (2005). «Daily bingeing on sugar repeatedly releases dopamine in the accumbens shell». *Neuroscience*, 134 (3), 737-744. https://doi.org/10.1016/j.neuroscience.2005.04.043.

Rakatansky, H. (1989). «Chocolate: pleasure or pain?». *American Journal of Psychiatry*, 146 (8), 1089.

Reid, L. D., Czirr, S. A., Milano, W. C., Hubbell, C. L. y Manha, N. A. (1986). «Opioids and intake of alcoholic beverages». *NIDA Research Monograph*, 75, 359-362.

Reynolds, G. (18 de febrero de 2016). «How meditation changes the brain and body». *The New York Times*.

Rippere, V. (junio de 1979). «A little something between meals: masked addiction not low blood-sugar». *Lancet*, 313 (8130), 1349.

Ripsin, C. M., Keenan, J. M., Jacobs, D. R., Elmer, P. J., Welch, R. R., Horn, L. Van *et al.* (1992). «Oat Products and Lipid Lowering: A Meta-analysis». *JAMA: The Journal of the American Medical Association*. https://doi.org/10.1001/jama.1992.03480240079039.

Rivat, C., Richebe, P., Laboureyras, E., Laulin, J. P., Havouis, R., Noble, F. *et al.* (2008). «Polyamine deficient diet to relieve pain hypersensitivity». *Pain*. https://doi.org/10.1016/j.pain.2007.08.021.

Rosa, M. A. C. da, Slavutzky, S. M. B. de, Pechansky, F. y Kessler, F. (2008). «Desarrollo de un cuestionario para evaluar el abuso y la dependencia del azúcar». *Cadernos de saude publica*, 24 (8), 1869-1876.

Ruegg, H., Yu, W. Z. y Bodnar, R. J. (1997). «Opioid-receptor subtype agonist-induced enhancements of sucrose intake are dependent upon sucrose concentration». *Physiology and Behavior*. https://doi.org/10.1016/S0031-9384(97)00151-0.

Sampasa-Kanyinga, H., Chaput, J.-P. y Hamilton, H. A. (2015). «Associations between the use of social networking sites and unhealthy eating behaviours and excess body weight in adolescents». *British Journal of Nutrition*, 114 (11), 1941-1947. https://doi.org/10.1017/S0007114515003566.

Sampasa-Kanyinga, H., Hamilton, H. A. y Chaput, J.-P. (2018). «Sleep duration and consumption of sugar-sweetened beverages and energy drinks among adolescents». *Nutrition*, 48, 77-81. https://doi.org/10.1016/j.nut.2017.11.013.

Sassaroli, S., Romero Lauro, L. J., Maria Ruggiero, G., Mauri, M. C., Vinai, P. y Frost, R. (2008). «Perfectionism in depression, obsessive-compulsive disorder and eating disorders». *Behaviour Research and Therapy*. https://doi.org/10.1016/j.brat.2008.02.007.

Schoenbaum, G. M., Martin, R. J. y Roane, D. S. (1989). «Relationships between sustained sucrose-feeding and opioid tolerance and withdrawal». *Pharmacology, Biochemistry and Behavior*. https://doi.org/10.1016/0091-3057(89)90293-1.

Schoenbaum, G. M., Martín, R. J. y Roane, D. S. (1990). «Discontinuation of sustained sucrose-feeding aggravates morphine withdrawal». *Brain Research Bulletin*. https://doi.org/10.1016/0361-9230(90)90160-2.

Schrauwen-Hinderling, V. B., Hesselink, M. K. C., Meex, R., Van Der Made, S., Schar, M., Lamb, H. *et al.* (2010). «Improved ejection fraction after exercise training in obesity is accompanied by reduced cardiac lipid content». *Journal of Clinical Endocrinology and Metabolism*. https://doi.org/10.1210/jc.2009-2076.

Segato, F. N., Castro-Souza, C., Segato, E. N., Morato, S. y Coimbra, N. C. (1997). «Sucrose ingestion causes opioid analgesia». *Brazilian Journal of Medical and Biological Research*. https://doi.org/10.1590/S0100-879X1997000800011.

Semenova, S., Kuzmin, A. y Zvartau, E. (1995). «Strain differences in the analgesic and reinforcing action of morphine in mice». *Pharmacology, Biochemistry and Behavior*. https://doi.org/10.1016/0091-3057(94)00221-4.

Shephard, R. J. y Johnson, N. (2015). «Effects of physical activity upon the liver». *European Journal of Applied Physiology*. https://doi.org/10.1007/s00421-014-3031-6.

Shide, D. J. y Blass, E. M. (1991). «Opioid mediation of odor preferences induced by sugar and fat in 6-day-old rats». *Physiology and Behavior*. https://doi.org/10.1016/0031-9384(91)90422-K.

Sogaard, D., Lund, M. T., Scheuer, C. M., Dehlbak, M. S., Dideriksen, S. G., Abildskov, C. V. *et al.* (2018). «High-intensity interval training improves insulin sensitivity in older individuals». *Acta Physiologica*. https://doi.org/10.1111/apha.13009.

Solomon, T. P. J., Sistrun, S. N., Krishnan, R. K., Del Aguila, L. F., Marchetti, C. M., O'Carroll, S. M. *et al.* (2008). «Exercise and diet enhance fat oxidation and reduce insulin resistance in older obese adults». *Journal of Applied Physiology*. https://doi.org/10.1152/japplphysiol.00890.2007.

Spangler, R., Wittkowski, K. M., Goddard, N. L., Avena, N. M., Hoebel, B. G. y Leibowitz, S. F. (2004). «Opiate-like effects of sugar on gene expression in reward areas of the rat brain». *Brain Research. Molecular Brain Research*, 124 (2), 134-142. https://doi.org/10.1016/j.molbrainres.2004.02.013.

Toledo, F. G. S., Menshikova, E. V., Azuma, K., Radikova, Z., Kelley, C. A., Ritov, V. B. y Kelley, D. E. (2008). «Mitochondrial capacity in skeletal muscle is not stimulated by weight loss despite increases in insulin action and decreases in intramyocellular lipid content». *Diabetes*. https://doi.org/10.2337/db07-1429.

Tosh, S. M. (2013). «Review of human studies investigating the post-prandial blood-glucose lowering ability of oat and barley food products». *European Journal of Clinical Nutrition*. https://doi.org/10.1038/ejcn.2013.25.

Tryon, M. S., Stanhope, K. L., Epel, E. S., Mason, A. E., Brown, R., Medici, V. *et al.* (2015). «Excessive sugar consumption may be a difficult habit to break: a view from the brain and body». *Journal of Clinical Endocrinology and Metabolism*. https://doi.org/10.1210/jc.2014-4353.

Van Wymelbeke, V., Beridot-Therond, M.-E., de La Gueronniere, V. y Fantino, M. (2004). «Influence of repeated consumption of beverages containing sucrose or intense sweeteners on food intake». *European Journal of Clinical Nutrition*, 58 (1), 154-161. https://doi.org/10.1038/sj.ejcn.1601762.

Weaver, S. A., Diorio, J. y Meaney, M. J. (2007). «Maternal Separation Leads to Persistent Reductions in Pain Sensitivity in Female Rats». *Journal of Pain*. https://doi.org/10.1016/j.jpain.2007.07.001.

Westman, E. C., Yancy, W. S., Mavropoulos, J. C., Marquart, M. y McDuffie, J. R. (2008). «The effect of a low-carbohydrate, ketogenic diet versus a low-glycemic index diet on glycemic control in type 2 diabetes mellitus». *Nutrition and Metabolism*. https://doi.org/10.1186/1743-7075-5-36.

Westwater, M. L., Fletcher, P. C. y Ziauddeen, H. (2016). «Sugar addiction: the state of the science». *European Journal of Nutrition*, 55 (supl. 2), 55-69. https://doi.org/10.1007/s00394-016-1229-6.

Westwater, M. L., Fletcher, P. C. y Ziauddeen, H. (2016). «Sugar addiction: the state of the science». *European Journal of Nutrition*. https://doi.org/10.1007/s00394-016-1229-6.

Zajac, A., Poprzecki, S., Maszczyk, A., Czuba, M., Michalczyk, M. y Zydek, G. (2014). «The effects of a ketogenic diet on exercise metabolism and physical performance in off-road cyclists». *Nutrients*. https://doi.org/10.3390/nu6072493.

Zhang, M., Gosnell, B. A. y Kelley, A. E. (1998). «Intake of high-fat food is selectively enhanced by mu opioid receptor stimulation within the nucleus accumbens». *Journal of Pharmacology and Experimental Therapeutics*, 285 (2), 908-914.

Zubieta, J. K. y Stohler, C. S. (2009). «Neurobiological mechanisms of placebo responses». *Annals of the New York Academy of Sciences*. https://doi.org/10.1111/j.1749-6632.2009.04424.x.

RECURSOS

Sitios web

Encuentra Radiant Recovery® en las webs **www.radiantrecovery.com** y **www.radiantrecoverystore.com** o envíanos un correo electrónico a **admin@radiantrecovery.com** (en inglés). Siempre estamos encantados de recibir impresiones y comentarios. En el sitio web encontrarás una amplia variedad de herramientas que podrán ayudarte a seguir el programa. Asegúrate de suscribirte a nuestro boletín semanal y de hacer clic en la pestaña «Getting Started» ('comenzar').

Newsletter

Enviamos un boletín electrónico semanal. En él encontrarás información sobre nuevos cursos, historias personales de nuestros miembros, informes de los diversos grupos de apoyo en línea y un artículo de Kathleen. Regístrate en el sitio web **www.radiantrecovery.com**.

George's Restore®

Nuestro batido es la piedra angular del programa para muchos de los miembros de nuestra comunidad. George's® Restore es una fórmula de aislado de proteína de suero de leche puro que tiene un sabor incomparable. Todos quienes lo toman comentan lo único que es. La leche procede de vacas de Nuevo México alimentadas con pasto y a las que no se suministran hormonas. Es excelente para las mujeres embarazadas y lactantes. Es muy fácil de mezclar, por lo que es ideal para llevarlo en los viajes. Lo enviamos a todo el mundo. Visita nuestra tienda en **www.radiantrecoverystore.com**.

Herramientas motivacionales

Libros

Estos son los otros libros que ha escrito Kathleen desde la publicación de la primera edición original de esta obra:

- *The Sugar Addict's Total Recovery Program* [El programa de recuperación total del adicto al azúcar] es un manual de instrucciones para realizar el programa día a día. Incluye recetas coherentes con el programa.
- *Your Last Diet!* [¡Tu última dieta!] es nuestra biblia para bajar de peso. Cambia la relación que tienes con tu cuerpo, deja de pensar en las dietas y utiliza herramientas diseñadas para la persona sensible al azúcar.
- *Little Sugar Addicts* [Pequeños adictos al azúcar] es una guía para padres sensibles al azúcar que quieran ayudar a sus hijos sensibles al azúcar.
- *Your Body Speaks* [Tu cuerpo habla] es un diario de alimentos creado especialmente para las personas sensibles al azúcar.
- *Radiant Recipes* [Recetas radiantes] es un libro de cocina para preparar comidas deliciosas y coherentes con el programa. Los miembros de la comunidad confían plenamente en él.
- *The DUI Diet* [La dieta para los conductores ebrios] es la tesis doctoral de Kathleen, que describe una tasa de éxito inaudita del 92 % utilizando su protocolo nutricional para ayudar a los conductores ebrios reincidentes a alcanzar y mantener la sobriedad.

Audios

Potatoes Not Prozac y *The Sugar Addict's Total Recovery Program* están disponibles en CD. También tenemos otros programas de audio de Kathleen para ayudarte a seguir el programa; entre ellos estos:

- Introduction to the Biochemistry of Sugar Sensitivity [Introducción a la bioquímica de la sensibilidad al azúcar].
- The Warrior Spirit: How Your Attitude Shapes Your Program [El espíritu guerrero: cómo tu actitud configura tu programa].
- Successfully Parenting a Sugar Sensitive Child [Criar con éxito a un niño sensible al azúcar].
- What Else Is Embedded in the Steps [Qué otras cosas incluyen los pasos].

Grupos de apoyo

Proporcionamos grupos de apoyo en línea moderados para muchos de los pasos del programa y para una serie de situaciones especiales.

Pérdida de peso

Ofrecemos un programa de pérdida de peso en línea diseñado específicamente para personas sensibles al azúcar llamado *Your Last Diet Online* [Tu última dieta en línea]. Incluye clases, grupos especiales de apoyo en línea, chats en vivo en línea con Kathleen y muchos otros recursos para perder peso con éxito.

Seminarios
Kathleen imparte seminarios con regularidad. Consulta el sitio web o llama a la oficina al (505) 345 3737 para obtener más información.

Clases en línea
Nuestras clases en línea cubren una amplia variedad de temas, que incluyen cómo ejecutar cada paso del programa, la química cerebral (la serotonina, la betaendorfina y la dopamina), qué hacer en las vacaciones, cómo perder peso, temas de interés para los padres y cuestiones como la depresión o la ansiedad.

Consultas con Kathleen
Kathleen atiende por teléfono y por Skype a personas de todo el mundo. Consulta, en el sitio web, «Make Connections» para obtener más información.

Tienda Radiant Recovery®
La tienda en línea de **www.radiantrecoverystore.com** es el centro de ventas de todos nuestros productos. Kathleen revisa y selecciona personalmente todos los artículos.

ÍNDICE TEMÁTICO

B

C

D

E

Q

R

S

T

V

X

Y

Z